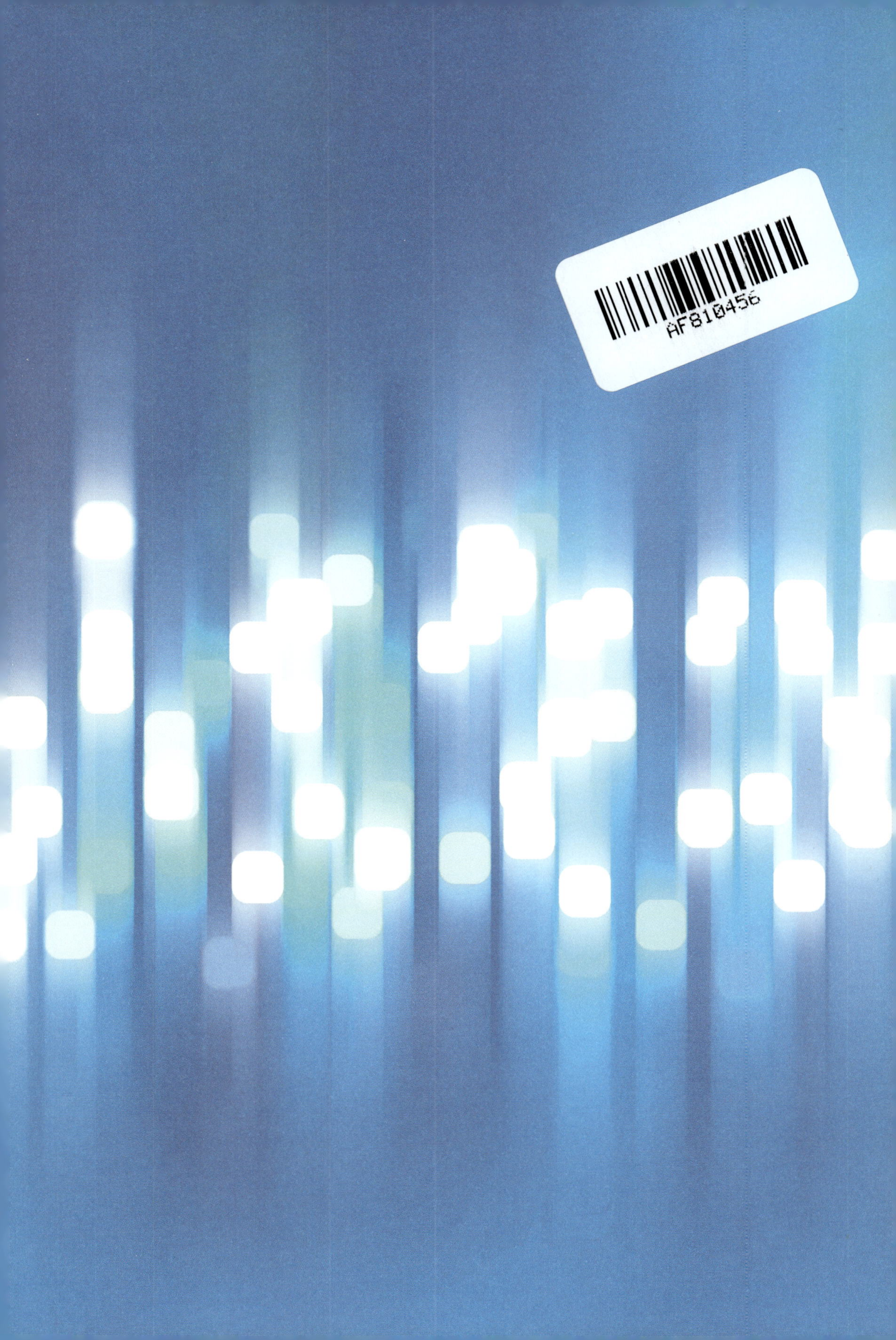

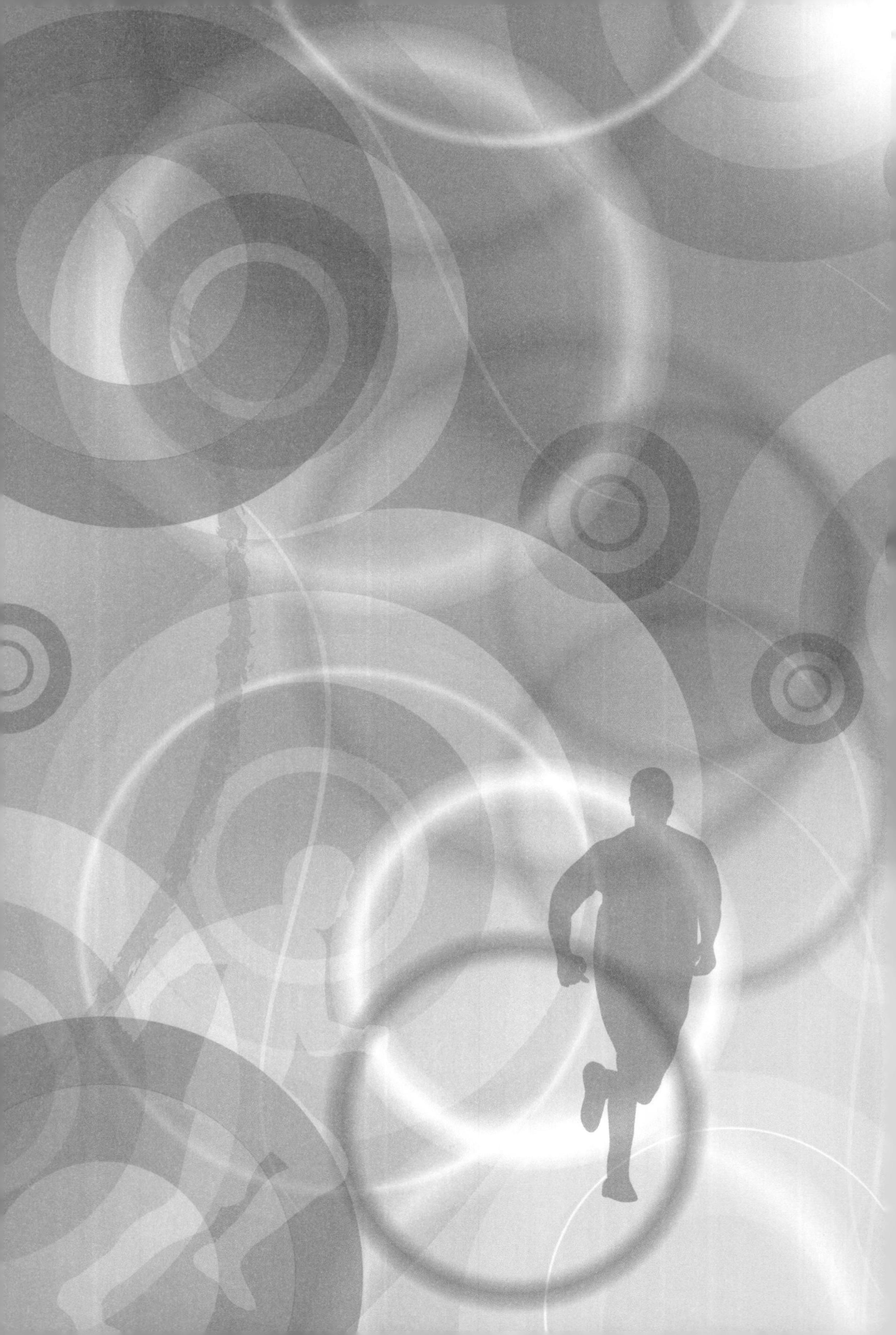

Nella Skuban

mit Ralph Skuban

BODY Principles

Die **4 Prinzipien** gesunder Bewegung

Einfache und effektive Übungen
für Alltag, Beruf, Yoga und Sport

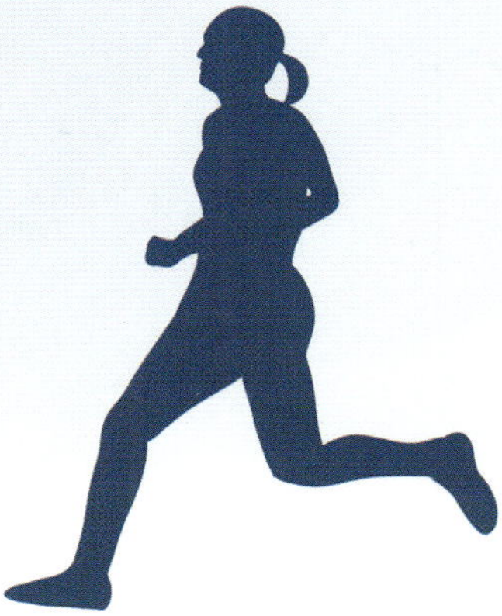

Crotona

Die Autoren dieses Buches erteilen keine medizinischen Ratschläge. Die vorgestellten Techniken verstehen sich nicht als Empfehlungen zur Behandlung körperlicher, seelischer oder medizinischer Erkrankungen im Sinne des Ersatzes einer medizinischen Therapie. Die Absicht der Autoren ist lediglich, Kenntnisse und Praktiken allgemeiner Natur weiterzugeben, die Sie auf Ihrem persönlichen Entwicklungsweg und in Ihrem Streben nach Wohlsein unterstützen können. Insoweit Sie die Übungen und Informationen für sich nutzen, übernehmen Autor und Verlag keine Haftung für Ihre Handlungen.

Deutsche Originalausgabe:
1. Auflage 2022

Kammer 11, D-83123 Amerang
www.crotona.de

Umschlaggestaltung: Annette Wagner
unter Verwendung von shutterstock.com
(Master1305: 2073534200)

Druck: Finidr

ISBN 978-3-86191-242-2

Inhalt

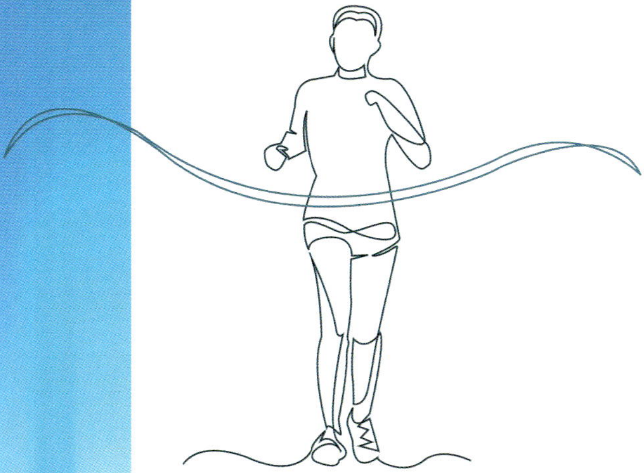

Für Lilo

Wo kämen wir hin,
wenn alle sagten,
wo kämen wir hin,

und niemand ginge,
einmal zu schauen,
wohin man käme,
wenn man ginge.

– Kurt Marti –

Über dieses Buch

Bewegung begeistert mich. Das war schon immer so, deswegen ist es wohl nicht verwunderlich, dass mein Weg mich mit dem Zirkus um die Welt führte. Seit mehr als drei Jahrzehnten beschäftige ich mich nun intensiv mit Körperarbeit und habe dabei verschiedenste Formen wie Tanz, Akrobatik, Yoga, Thai Chi und anderes mehr kennengelernt und intensiv praktiziert. Vor diesem Hintergrund werde ich immer wieder gefragt, ob es eine Bewegungsform gibt, die meiner Meinung nach besonders gut und gesund sei. Der Markt hat ja so einiges zu bieten, und das Bewegungsangebot ist vielseitig. Sollte man also Yoga oder Pilates üben? Muskelaufbautraining, Faszien-Fitness, Zumba oder Boxen? Oder wäre es vielleicht doch besser, Atem- und Entspannungstechniken zu praktizieren, denn das soll ja mindestens genauso wichtig sein? Außerdem sollte man ja auch etwas für Herz-Kreislauf tun, sich ausgewogen ernähren, mentale Stärke üben und meditieren. Die berechtige Frage lautet dann oft: „Wie soll man das denn alles in einem normalen Alltag unterbringen!?" Alles zu praktizieren, scheint zwar sinnvoll, zeitlich aber nicht umsetzbar zu sein. Ich selbst bin in meinem bewegten Leben schließlich beim Yoga gelandet, und es bereitet mir große Freude. Deshalb bin ich natürlich geneigt, diese Form der Bewegung auch weiterzuempfehlen. Dennoch muss ich ehrlicherweise sagen, dass Yoga nur *ein* Weg von vielen möglichen ist, und nur weil er für mich stimmig ist, muss das nicht für alle Menschen so sein. Die Frage lautet also: Ist es egal, welcher Bewegungsform wir nachgehen, oder gibt es neben dem reinen Spaßfaktor bestimmte Kriterien, die man berücksichtigen sollte?

Wenn man einige grundsätzliche Dinge über den Körper weiß und versteht, welche Art von Bewegung zu welchen Ergebnissen führt, dann lässt sich diese Frage leichter beantworten und das Angebot besser einordnen. In meiner langjährigen Beschäftigung mit verschiedensten Arten von Körperarbeit bin ich immer wieder auf vier *grundlegende Wirkungsprinzipien* gestoßen, die – unabhängig vor der Methode – wichtig sind, um den Körper in seinen vielfältigen Aspekten gesund und im Gleichgewicht zu halten.

Sie sind sozusagen der kleinste gemeinsame Nenner für alle Bewegungsformen. Bei diesen vier Prinzipien, auf die wir im Verlauf dieses Buches genauer eingehen werden, handelt es sich um:

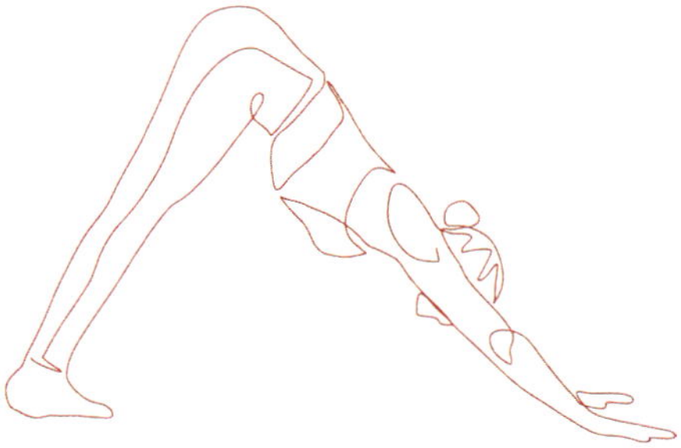

1. **Vibration/Schwingung (Lockerung/Loslassen)**
2. **Kontraktion (Anspannung/Kraft)**
3. **Expansion (Dehnung/Weitung)**
4. **Kompression (Druck/Massage)**

Da ich in meinem Beruf sowohl mit Spitzensportlern als auch mit Menschen arbeite, die noch keinerlei Erfahrung mit Körperpraxis haben (und natürlich mit allen Abstufungen dazwischen), ist es mir ein Anliegen, eine Methode weiterzugeben, mit der alle arbeiten können. Sie soll einfach und undogmatisch sein, gleichzeitig aber alles Wichtige enthalten. Mithilfe der vier Grundprinzipien ist das möglich; denn sie wirken auf unterschiedliche Weise immer und überall dort, wo Bewegung stattfindet. Ich verstehe die vier Prinzipien als eine Art Leitfaden, denn sie schaffen einerseits Klarheit, was für ein vielseitiges Bewegungsprogramm grundsätzlich wichtig ist, andererseits lassen sie große Freiheit bei der individuellen Ausgestaltung. Das heißt, ganz egal ob Sie bereits intensiv Ausdauersport treiben, Yoga, Pilates, Faszien-Fitness oder Entspannungsübungen praktizieren oder noch gar keiner speziellen Bewegungsform nachgehen: Sie können die vier Prinzipien wie eine Schablone über Ihr bereits bestehendes Bewegungsprogramm legen und feststellen, ob und wo es eventuell Ergänzungsbedarf gibt. Sie fügen also einfach hinzu, was Ihnen fehlt, und reduzieren, wovon Sie zu viel haben. Wenn Sie unter Beschwerden oder Schmerzen im Bewegungsapparat leiden, kann Ihnen diese Herangehensweise sogar dabei helfen, die Ursache des Problems herauszufinden.

In diesem Buch fasse ich in kompakter Form meine Erkenntnisse aus mehr als drei Jahrzehnten intensiver Körperarbeit zusammen. Die hier vorgestellten theoretischen und praktischen Inhalte haben nicht zum Ziel, Ihr bereits bestehendes Training zu ersetzen, sondern können eine einfache und sinnvolle Ergänzung dazu sein. Falls Sie noch keiner Körperpraxis nachgehen, können Sie über den umfassenden Praxisteil einen einfachen Einstieg dazu finden.

Im Kern soll es in diesem Buch darum gehen, wie wir eine persönliche und stimmige Körperpraxis aufbauen können, die uns gesund hält und wohltuend ist für Körper,

Atem und Geist. Sie soll uns Freude bereiten und einfach in den Alltag zu integrieren sein. Die vier Prinzipien sind mein Weg dazu. In den folgenden Kapiteln möchte ich Sie auf eine Reise mitnehmen, um dieser Idee anhand verschiedener Aspekte unseres Körpers auf den Grund zu gehen. Ich würde mich freuen, wenn Ihnen dieses Buch Inspiration und Werkzeug sein könnte, sich mit Neugierde und Lust auf Bewegung einzulassen und sich etwas näher mit Ihrem Körper zu beschäftigen. Ich wünsche mir, dass es unerfahrenen Menschen einen verständlichen Einstieg in gesunde Körperarbeit geben kann und dabei hilft, körperliche Beschwerden zu lindern oder sogar ganz loszuwerden. Für Lehrende oder Therapeuten mag es eine andere Perspektive aufzeigen und eine Ergänzung zu ihrem eigenen Schaffen sein.

Wie Sie mit diesem Buch arbeiten können

Das Buch besteht aus drei Teilen. Der **erste Teil** beschäftigt sich mit den theoretischen Hintergründen von Körperarbeit und Bewegung. Wir werden uns ansehen, worauf sich die vier Grundprinzipien gründen und wie sie ein Leitfaden zu einem vielfältigen Bewegungsprogramm sein können. Dazu tauchen wir zunächst in die Welt der Faszien, beziehungsweise des Bindegewebes ein. Die Faszien sind für uns in der Körperarbeit von besonderem Interesse, denn unter Experten etabliert sich zunehmend die Meinung, dass in ihnen sehr häufig die Ursachen für unspezifische und chronische Schmerzen des Bewegungsapparates liegen. Da sich die Faszien wie ein Netzwerk kontinuierlich durch den gesamten Körper ziehen, eignen sie sich für die Betrachtung besonders gut, wenn es darum geht, Zusammenhänge im Körper zu verstehen und zu veranschaulichen. Neueste Erkenntnisse der Faszien-Forschung fließen hier genauso mit ein wie meine persönlichen Erfahrungen aus vielen Jahren Körperarbeit.

Darüber hinaus werden wir uns im ersten Teil etwas näher mit dem Phänomen der Eigenwahrnehmung beschäftigen sowie mit dem autonomen Nervensystem, was uns in der Folge von selbst zum Thema Atem führen wird; denn durch nichts können wir unser Nervensystem direkter und schneller beeinflussen als durch unsere Atmung! Beide Themen spielen also auch bei jeder Form von Bewegung eine wichtige Rolle. Ich freue mich sehr, dass mein Mann Ralph Skuban, der als Atemexperte mehrere Fachbücher zu diesem Thema geschrieben hat und verschiedenste Menschen wie Fachärzte, Therapeuten, Opernsänger und Spitzensportler coacht, ein spannendes und wertvolles Kapitel zu diesem Buch beigesteuert hat!

Am Ende des ersten Teils wenden wir uns noch der psychologischen Komponente von Bewegung und Haltung zu und werden erfahren, wie sie unser Denken und Handeln beeinflusst. Auch hier gibt es interessante Erkenntnisse für die praktische Körperarbeit, sei es am eigenen Leib oder in der Arbeit mit Klienten. Unsere Reise wird uns also sozusagen vom Grobstofflichen (Körper) zum Feinstofflichen (Atem und Geist) führen. Auch wenn wir hier naturgemäß nur einen kleinen Ausschnitt unseres komplexen Organismus betrachten können, so möchte ich dennoch versuchen, einige wichtige Zusammenhänge darzustellen und Ihnen eine möglichst holistische Sicht auf den Körper zu vermitteln.

Es ist hilfreich, diesen theoretischen Teil des Buches zuerst zu lesen, denn dadurch wird die Systematik der Praxis verständlicher. Das ermöglicht es Ihnen, die Übungen im praktischen Teil besser einzuordnen und mit der Zeit eigenständig zu erweitern. Wenn Sie gleich mit der Praxis beginnen wollen, sollten Sie diese Lektüre zu einem späteren Zeitpunkt nachholen.

Im **zweiten Teil** werden die einzelnen Übungen, die nach den vier Grundprinzipien angeordnet sind, ausführlich erklärt. Hier fließen immer wieder kurze anatomische Anmerkungen mit ein, die für die jeweilige Übung von Bedeutung sind. Insgesamt werden nur Übungen vorgestellt, die ich am eigenen Leib als hilfreich und heilsam erfahren habe. Die Zusammenstellung ist eine kompakte Auswahl, die keinen Anspruch auf Vollständigkeit erhebt, sondern anhand der vier Grundprinzipien einen Überblick verschaffen soll, was grundsätzlich wichtig und zu beachten ist. Sie kann dementsprechend ergänzt und erweitert werden. Die Übungen dienen vor allem der Prävention. Wenn Sie unter Schmerzen im Bewegungsapparat leiden, finden Sie im letzten Kapitel des zweiten Teils unter SOS *Selbsthilfe bei spezifischen Beschwerden* einige Übungen, die sich bei speziellen Problemen als hilfreich erwiesen haben. Wenn Sie unsicher sind, ob eine Übung für Sie geeignet ist oder nicht, sprechen Sie bitte vorher mit ihrem Arzt!

Der **dritte Teil** widmet sich ganz den Übungssequenzen. Bevor Sie damit beginnen, sollten Sie die Anleitungen zu den einzelnen Übungen im zweiten Teil genau durchgelesen haben und so gut damit vertraut sein, dass Sie beim Üben der Abfolgen nicht parallel ständig ins Buch blicken müssen.

Die Sequenzen sind in sich geschlossene, kurze Abfolgen von 15 – 30 Minuten Länge mit unterschiedlichen Schwerpunkten. Die Idee ist, dass Sie sie regelmäßig und abwechselnd üben, denn erst in ihrer Gänze ergeben sie ein vollständiges Übungsprogramm, das alle im ersten Teil vorgestellten Prinzipien berücksichtigt. Suchen Sie sich aus dem Programm also bitte nicht Ihre Lieblingssequenz heraus und üben nur noch diese, sondern variieren Sie Ihre Praxis! Falls Sie noch keiner bestimmten Bewegungsform nachgehen, können Sie mithilfe dieser Abfolgen alle wichtigen Aspekte der Körperarbeit abdecken. Falls Sie bereits einer Körperpraxis nachgehen, lassen sich die Sequenzen ergänzend darin einbinden, je nachdem welches Prinzip Sie für sich verstärken möchten.

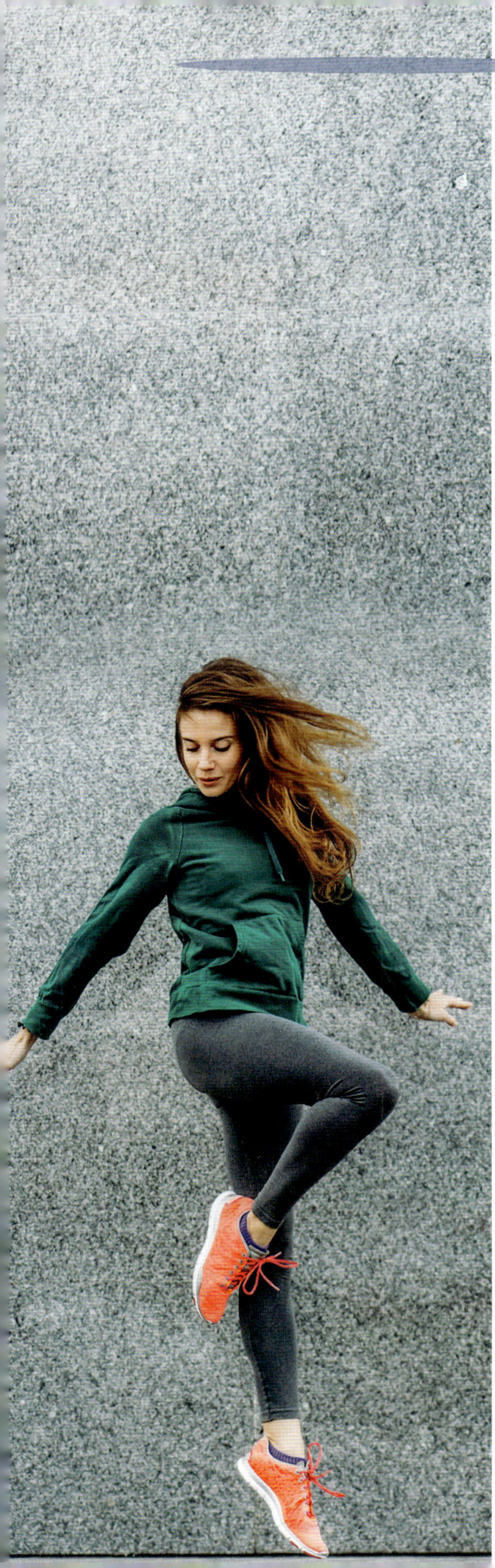

Da mich von jeher die Synthese verschiedener Herangehensweisen interessierte, ist meine Auswahl eine Mischung von Übungen aus dem Yoga, der Faszien-Fitness, der Manuellen Therapie und weiteren, die ich selbst regelmäßig praktiziere und mit der Zeit erweitert habe. Ich selbst hatte von Kindheit an mit einigen anatomischen Herausforderungen wie Hüftdysplasie und Skoliose zu tun, zudem brachte meine Tätigkeit als Artistin immer wieder Verletzungen mit sich. Manuelle Therapie war also mein ständiger Wegbegleiter, bis ich lernte, meinen Körper besser zu verstehen. Diese „Hindernisse" standen meinem Werdegang jedoch nicht im Weg, ganz im Gegenteil, sie haben mein Interesse an Bewegung noch befeuert und meinen Unterricht bereichert. Ganz nach dem Motto: Wir lehren, was wir selber lernen müssen…

Meiner Meinung nach sollte Körperarbeit immer individuell gestaltet sein, denn wir alle haben eine Geschichte, die in unserem Körper Ausdruck findet und eine entsprechende Betrachtung braucht. Die vier Grundprinzipien sind ein Werkzeug, mit dessen Hilfe Sie Ihren Körper besser verstehen lernen und sich gleichzeitig ein vielseitiges und persönliches Bewegungsrepertoire aufbauen können. Sie bieten eine einfache und undogmatische Herangehensweise an die Körper- und Atemarbeit, was meines Erachtens eine Grundvoraussetzung für eine gesunde Entwicklung ist – sei sie nun physisch oder mental.

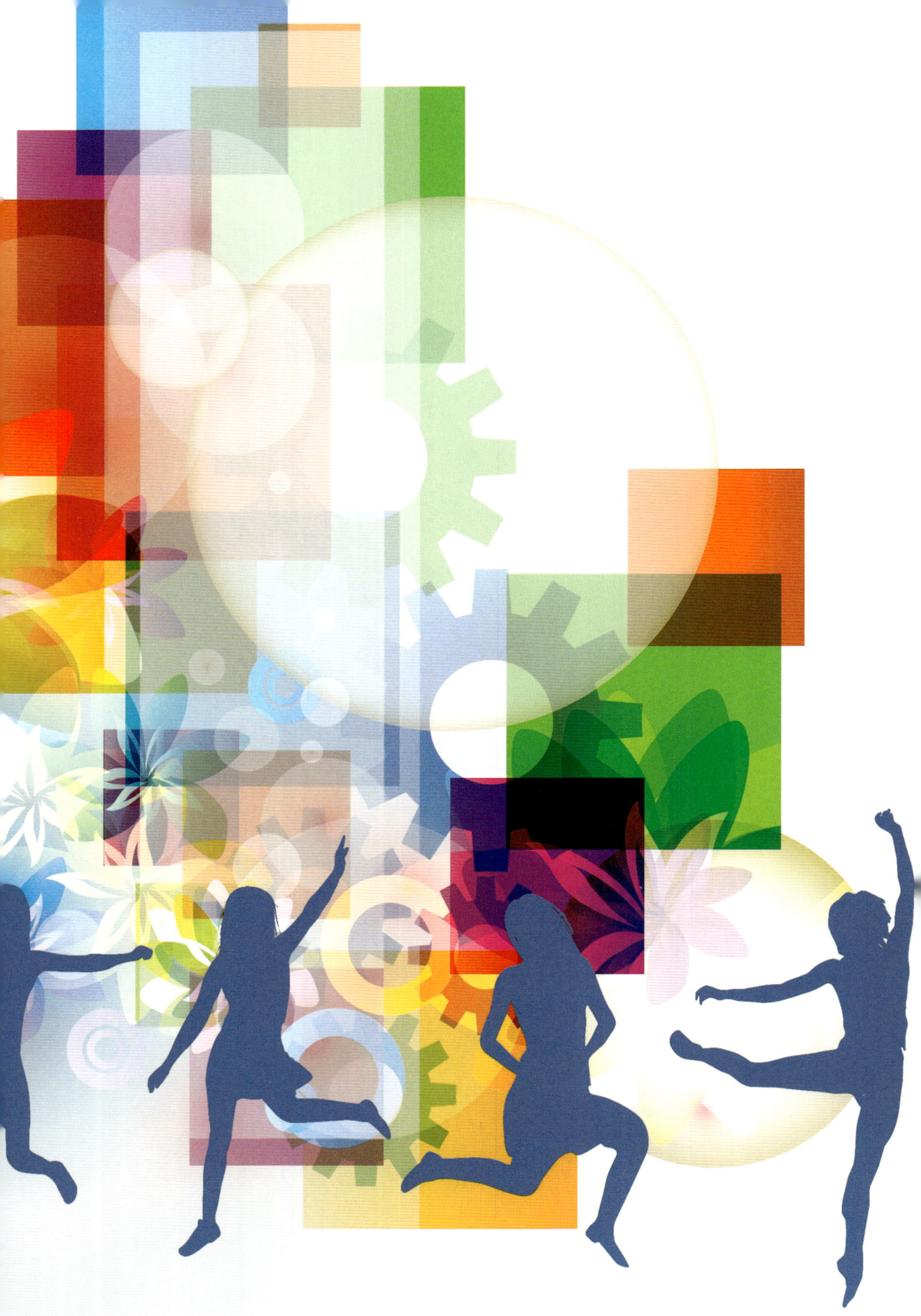

Teil I: Body Principles in der Theorie

Am Anfang war Bewegung

Sich zu bewegen, ist ein natürlicher innerer Antrieb des Menschen. Lange Zeit war Bewegung überlebenswichtig für alle grundlegenden Anforderungen, die das Leben an uns stellte: Zur Essensbeschaffung, für die Suche nach einem Partner oder die Flucht vor dem Feind, um nur einige zu nennen. Heute ist das anders: Wir fahren mit dem Auto zum Supermarkt, die Partnersuche läuft über ein Online-Portal und der Feind sitzt, wenn überhaupt, vor allem in unserem eigenen Kopf. Derweil verfügen wir als aufrecht gehende Wesen sogar über ein besonders großes Repertoire an Bewegungsmöglichkeiten! Das ist ein Geschenk, das uns von der Natur als intrinsische Bewegungsintelligenz mitgegeben wurde, denn als wir auf die Welt kamen, brauchten wir ja keine Anleitung, wie wir uns richtig bewegen – wir haben es ganz einfach und intuitiv richtig gemacht. Wir rollten, krochen, krabbelten und hockten, und irgendwann taten wir unsere ersten Schritte. Zu Beginn des 21. Jahrhunderts haben wir uns jedoch eine Welt geschaffen, aus der wir das natürliche Spektrum vielseitiger Bewegungen verbannt haben. Während noch im vergangenen Jahrhundert die meisten Menschen täglich die unterschiedlichsten Bewegungen ausführten, leben wir heute im digitalen Zeitalter mit einem sehr reduzierten Bewegungsrepertoire. Wir verbringen einen Großteil des Tages sitzend: Im Auto, bei der Arbeit am Computer, vor dem Fernseher oder auf der Couch. Technische Errungenschaften machen uns an jeder Stelle das Leben ein bisschen bequemer. Um rückwärts einzuparken, müssen wir uns nicht mehr umdrehen, sondern starren auf den Bordcomputer, der das für uns richtet. Wir tragen Uhren an den Handgelenken, die uns sagen, wie viele Schritte wir am Tag gehen sollen und wie viele Kalorien wir dabei verbrauchen, und erst kürzlich erzählte mir jemand von einer höher gelegten Spülmaschine, so dass man sich beim Ein- und Ausräumen nicht mehr bücken muss!

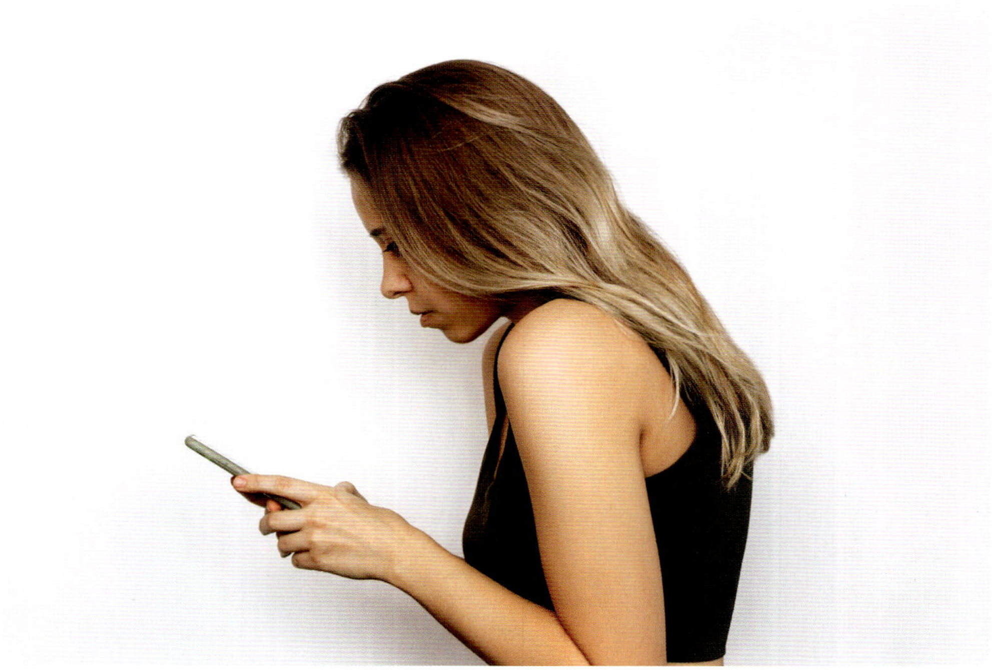

Digitale Medien und ihre Auswirkungen auf unsere Körperhaltung

Der digitale Fortschritt hat uns eine Menge an Bequemlichkeiten gebracht. Einige sind zugegebenermaßen fantastisch, und man möchte sie nicht missen, andere dagegen sind durchaus fragwürdig. Dass das in in vielerlei Hinsicht seinen Preis hat und auf Kosten der Umwelt und unserer Gesundheit geht, ist keine neue Erkenntnis. Jeder weiß, dass mangelnde Bewegung zu bedenklichen Folgeerscheinungen führt, körperlich wie mental. Laut der WHO ist ein großer Teil der Menschen übergewichtig und leidet an Bewegungsmangel. Entsprechend wächst auch das Angebot der Fitness- und Lifestyle-Industrie, alle paar Jahre kommt ein neuer Trend hinzu, der diesem gesellschaftlichen Bewegungsmangel etwas entgegenzusetzen verspricht. Während sich die einen kaum noch bewegen, machen die anderen ihre Freizeit, ganz im Geist der Zeit, zu einem körperlichen Optimierungsprogramm, das häufig genauso extrem ist, nur in die andere Richtung: Einen Halbmarathon zu laufen oder sechs Mal in der Woche im Yoga-Studio athletische Sequenzen zu üben, gehört mancherorts zum Lifestyle dazu. Doch auch das ist kein gesundes und vielseitiges Bewegungsprogramm und kann genauso zu Schäden des Bewegungsapparates führen wie zu wenig Bewegung. Bestätigt wird das durch die Tatsache, dass häufig gerade extrem sportliche Menschen regelmäßig einen Physiotherapeuten oder Osteopathen aufsuchen müssen, da sie unter Schmerzen und chronischen Verletzungen leiden. Etwas scheint also in unserem Bewegungsprogramm nicht so ganz rund zu laufen, selbst dann, wenn wir uns viel bewegen.

Die Mischung macht's

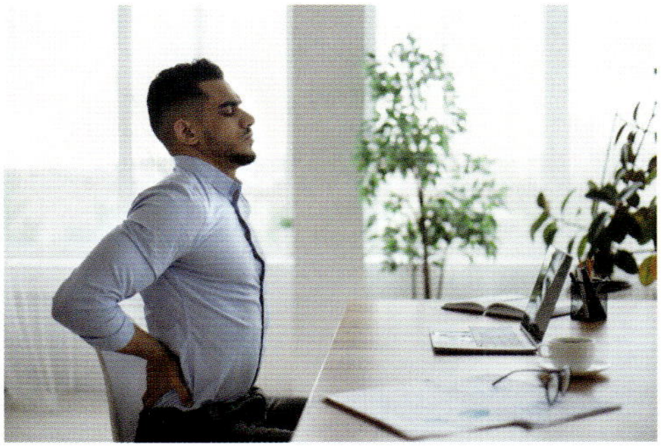

Die Welt wird krankhaft sesshaft, so der Titel eines 2018 in der Süddeutschen Zeitung erschienenen Artikels, in dem es um eine Studie der WHO ging, laut derer sich ein großer Teil der Weltbevölkerung zu wenig bewegt. Gerade weil mangelnde oder einseitige Bewegung und die daraus resultierenden Folgen zunehmend ein Problem für unsere Gesellschaft sind, müssen wir uns jetzt zum ersten Mal in der Geschichte der Menschheit überhaupt systematisch Gedanken darüber machen, wie richtige und gesunde Bewegung aussieht und wie wir sie in unseren Alltag integrieren können. Wir müssen in Bewegung kommen, aber nicht irgendwie, sondern so, dass es dem natürlichen Bewegungsspektrum möglichst nahekommt. Im Fitnessstudio Hanteln zu stemmen oder ausschließlich Joggen zu gehen, ist zwar besser, als sich gar nicht zu bewegen, dennoch deckt es nur einen kleinen Teil unseres Bewegungspotenzials ab und berücksichtigt nicht die vielseitigen Bedürfnisse unserer verschiedenen Körperstrukturen, auf die wir in den folgenden Kapiteln genauer eingehen werden. In der Folge kommt es zu einem Ungleichgewicht und zu Problemen im Bewegungsapparat.

Um mit den einseitigen und eingeschränkten Bewegungen unseres modernen Alltags richtig umzugehen, brauchen wir also keinen Leistungssport, sondern ein abwechslungsreiches Bewegungsprogramm, wie es im Leben unserer Vorfahren natürlicherweise vorkam. Laufen, Springen, Hangeln, Hocken, Kriechen, Krabbeln, Balancieren, Werfen oder Graben sind natürliche Formen der Bewegung. Diese Liste beinhaltet eigentlich all das, was man auf einem guten Spielplatz machen kann. Vielleicht schmunzeln Sie jetzt, da Sie sich selbst gerade auf einem solchen vorzustellen versuchen. Das ist kein abwegiger Gedanke! Als ich 2005 auf einer längeren Tournee in China war, habe ich zum ersten Mal eine Art *Spielplatz für Erwachsene* gesehen. Nach dem langen Flug mit Jetlag in den Gliedern spazierten wir in der Nähe des Hotels zufälligerweise an einem solchen vorbei. Das kam uns nach dem stundenlangen eingeengten Sitzen im Flugzeug gerade recht! Es fühlte sich einfach wunderbar an, an den Reckstangen zu hängen und den Körper zu dehnen und zu strecken! Zudem schien die Bewegung auch irgendwie unsere Lebensgeister zu wecken, so dass wir uns wieder wach und erfrischt fühlten. Dieser Park sah ähnlich aus wie ein normaler Kinderspielplatz, nur dass eben alles etwas größer dimensioniert war. Ich beobachtete staunend, wie sich teilweise sehr alte Menschen an den verschiedenen Geräten tummelten. Da gab es zum Beispiel einige, die sich auf eine Art kippbare Liege legten, die Füße auf der einen Seite fixiert, um dann kopfüber nach unten zu hängen. Andere hangelten sich an einem Gerät von Sprosse zu Sprosse, wieder andere übten sich in der Balance. Wenn nicht gerade geturnt wurde, dann saß man im Schneidersitz zum Mah-Jongg-Spiel beisammen oder übte in anmutigen Bewegungen Thai Chi oder Qigong auf der Wiese. Ob es das heute in China immer noch so gibt, weiß ich nicht, aber es hat mich damals nachhaltig beeindruckt. Ich kenne hierzulande kaum Menschen in diesem Alter, die solche Dinge noch tun können. Das liegt aber nicht daran, dass wir es grundsätzlich nicht können, wir haben uns einfach nur abgewöhnt, uns vielseitig zu bewegen. Selbst Kinder sind schon von dieser Bewegungsverkümmerung betroffen und lernen kaum mehr das ganze Bewegungsspektrum kennen. Beim Nachdenken darüber, wie vielseitige Bewegungen auf einfache Weise in den Alltag integriert werden könnten, kam mir die Erinnerung an diesen Park in China. Lustigerweise las ich kurze Zeit später bei dem Faszien-Experten Dr. Robert Schleip von der Idee, Parks für Erwachsene zu schaffen, in denen spielerisch alle Bewegungen geübt werden können, die in unser natürliches Bewegungsrepertoire gehören.[1] Eine wunderbare Idee, der ich durch mein Erlebnis in China voll und ganz zustimmen kann!

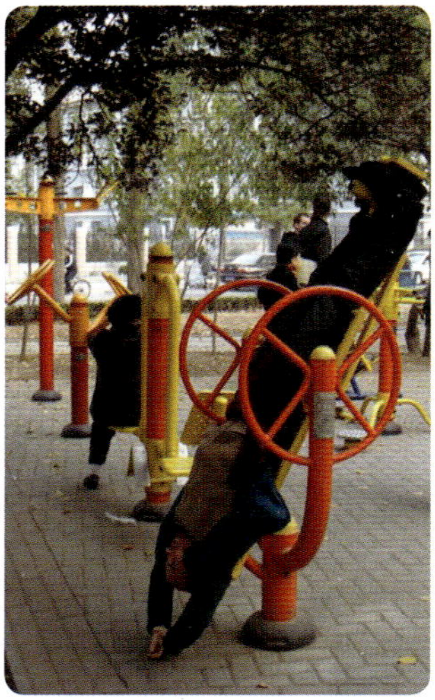

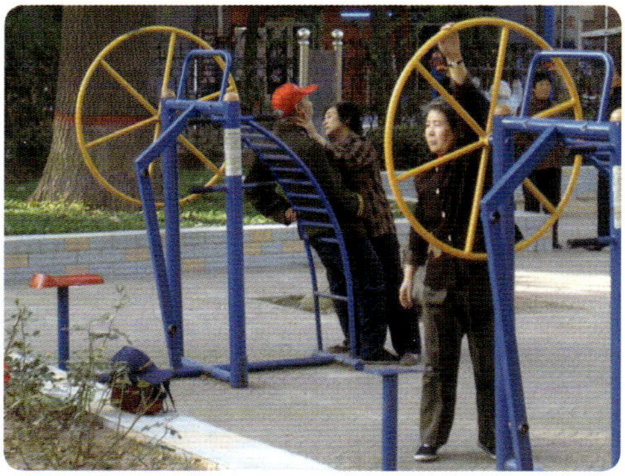

Bild links: *Ein Freund und Artist genießt nach dem langen Flug die Streckung seines Körpers*
Bild unten: *Einheimische in Peking beim Bewegungstraining*

Bewegung als Leistungsprinzip

Die längste Zeit war vielseitige Bewegung ein ganz natürlicher und selbstverständlicher Teil im täglichen Leben eines Menschen. Mit dem Einsetzen der Industrialisierung änderte sich das jedoch nachhaltig. Um den Folgen einer am Fließband produzierenden Gesellschaft begegnen zu können, in der die Bewegungen immer einseitiger wurden, begann man zwar damit, Sport oder Gymnastik zu treiben, häufig ging es dabei aber vor allem um das Wettbewerbs- und Konkurrenzprinzip, also um die gleichen „Werte" wie in der Arbeitswelt. Im Vordergrund stand also nicht gesunde und heilsame Bewegung, sondern wieder vor allem Leistung. Diese Denkweise weht bis heute durch unsere Bewegungsprogramme, sei es im Freizeit- oder im Schulsport, wo sie leider vielen Kindern schon früh und nachhaltig die Freude an Bewegung verdirbt. Selbst in so manchen Yoga-Klassen, in denen es eigentlich darum gehen sollte, wie wir uns bewusst und wohltuend bewegen können, fordern wir uns, von Ehrgeiz getrieben, häufig bis an die Leistungsgrenze, anstelle spürend wahrzunehmen, was wohltuend und richtig wäre. Wie könnte es auch anders sein? Es geht in unserer Gesellschaft ja in fast allen Bereichen darum, wie wir unsere Leistung steigern können, und so haben wir dieses Prinzip so perfekt verinnerlicht, dass wir es – ob bewusst oder unbewusst – auch in unser Bewegungsprogramm übernehmen. Wir dürfen uns also nicht wundern, wenn wir diese Haltung nicht einfach über Nacht wie einen Mantel wieder abstreifen können; denn das erfordert neben Zeit und Geduld vor allem das Bewusstsein, dass es sich so verhält. Gerade in unserer Zeit wäre es so wichtig, ein Bewegungsprogramm zu haben, das frei vom Leistungsgedanken ist und somit ein wohltuendes und gesundes Gegengewicht zu den stressigen Anforderungen des Alltags schaffen könnte. Freude an einfachen und vielseitigen Bewegungen, die uns gesund und beweglich halten – das brauchen wir!

Das innere Gleichgewicht

Regelmäßige Bewegung ist für unsere Gesundheit wichtig, wir alle wissen das. Wie wir schon gehört haben, ist es aber nicht nur wichtig, *dass* wir uns bewegen, sondern auch, *wie* und *in welchem Maße* wir das tun. Doch was ist das richtige Maß?

Der Körper ist ein lebendiger Organismus. Er besitzt die Fähigkeit, sich in jedem Moment durch Selbstregulation an veränderte äußere Begebenheiten anzupassen. Gesund zu sein bedeutet, dass alle Systeme des Körpers in einem dynamischen Gleichgewichtszustand sind, was auch als *homöostatisches Gleichgewicht* bezeichnet wird. Der Begriff *Homöostase* geht auf den Physiologen Walter Cannon (1871 – 1945) zurück und bedeutet biologisches Gleichgewicht. Damit ist die konstante Erhaltung des inneren Milieus gemeint, sei es auf Zellebene, in den Organen oder im Organismus als Ganzen. Es bezieht sich auf die Anatomie, Physiologie und Biochemie. Meines Erachtens gehört auch die Psyche in diese Liste, denn auch sie steht in permanenter Wechselwirkung mit den anderen Aspekten. Homöostase meint keinen statischen Zustand, sondern einen dynamischen Prozess als Reaktion auf die Gegebenheiten des jeweiligen Augenblicks. Gesteuert wird sie von unserem *autonomen Nervensystem*, auch *vegetatives Nervensystem* genannt, auf das wir später noch genauer zurückkommen werden.

Was auch immer also im Äußeren geschieht, unser Körper versucht unter allen Umständen, die Homöostase aufrechtzuerhalten, zum Beispiel in Bezug auf Körpertemperatur, Blutdruck und pH-Wert, um nur einige zu nennen. Gelingt ihm dies nicht, bekommen wir über unser körpereigenes Biofeedbacksystem entsprechende Signale. Wenn wir darauf nicht reagieren und nichts verändern, dann führt das auf physiologischer, biochemischer oder mentaler Ebene entstandene Ungleichgewicht früher oder später zu Unwohlsein, Schmerzen oder Krankheit. Wenn wir hingegen auf die Signale eingehen, unterstützen wir unseren Körper darin, sein inneres Gleichgewicht zu erhalten und damit aktiv zu unserer Gesundheit beizutragen.

In der Körperarbeit bedeutet Homöostase, dass wir unser Bewegungsprogramm so ausgestalten, dass es vielseitig ist und alle Systeme berücksichtigt. Was das genau heißt, darüber werden wir im weiteren Verlauf sprechen. Wichtig zu verstehen ist, dass eine einseitige und extreme Form von Bewegung zu einem aus der Balance geratenen inneren Milieu führt, jedenfalls dann, wenn wir auf der anderen Seite nicht für einen entsprechenden Ausgleich sorgen. Das heißt nicht, dass man temporär nicht auch einmal in ein Extrem gehen darf, aber unter dem Strich muss die Gesamtbilanz stimmen. Wenn unser Bewegungsprogramm zum Beispiel darin besteht, ausschließlich Joggen oder Radfahren zu gehen, dann stärken wir zwar bestimmte Muskelgruppen und unser Herz-Kreislauf-System, gleichzeitig aber verkürzen sich andere Muskelgruppen, Faszien verkleben und das autonome Nervensystem wird unter Umständen nur einseitig angesprochen. Wir trainieren also nur bestimmte Aspekte und vernachlässigen dagegen andere, die genauso wichtig wären. So verliert unser Körper sein inneres Gleichgewicht, *obwohl* wir uns viel bewegen.

Die Einheit aus Körper, Atem und Geist

Körper, Atem und Geist sind auf das Engste miteinander verbunden. Sie stehen in permanenter Wechselwirkung zueinander und tragen jeweils auf ihre Weise zu innerer Harmonie und Gleichgewicht bei. Wie wir nun wissen, nennen wie diesen Zustand Homöostase, oder einfacher ausgedrückt: Gesundheit. Gesundheit ist nichts Statisches, sondern ein dynamischer Zustand, an dem alle unsere körpereigenen Systeme in einem lebendigen Zusammenspiel beteiligt sind. In einem Buch wie diesem wäre es also zu kurz gegriffen, nur eines dieser Systeme – zum Beispiel unseren Bewegungsapparat – isoliert zu betrachten, weshalb wir auch auf andere Themen wie Atem, Nervensystem und Psyche eingehen werden.

Aus den verschiedenen Strukturen unseres Körpers und ihren jeweiligen Bedürfnissen lassen sich die vier Grundprinzipien nachvollziehbar ableiten. Aus diesem Grund ist es für die Körperarbeit hilfreich, eine grobe Vorstellung dieser Strukturen zu haben. Muskeln, Faszien und Gelenke werden nämlich nicht bei jeder Form von Bewegung automatisch auf richtige und sinnvolle Weise trainiert, sondern brauchen spezifische Anreize, damit sie gesund bleiben. Wenn wir also ein gesundes und ein vielseitiges Bewegungsprogramm aufbauen wollen, ist es wichtig zu wissen, wie diese Anreize aussehen sollten. Je besser wir verstehen, was unser Körper braucht, desto zielführender und effektiver können wir üben. Dann reichen schon 10 bis 20 Minuten am Tag, um gesund und schmerzfrei zu bleiben!

Jede Form von Bewegung hat nicht nur Einfluss auf unsere Muskeln und Knochen, sondern auch auf den Atem. Der Atem ist so basal, dass wir mit seiner Hilfe innerhalb kürzester Zeit unsere gesamte Biochemie verändern können. Das geschieht zum Beispiel bei einer akuten Hyperventilation, bei der ein Mensch so stark atmet, dass er davon im Extremfall sogar ins Koma fallen kann. Diese Reaktion ist eine Notbremse des Körpers, um die lebensbedrohlich aus der Balance geratene Biochemie wieder zurück in ein homöostatisches Gleichgewicht zu bringen. Wenn der Atem aber im Extremfall eine dermaßen mächtige Wirkung hat, müssen wir uns auch ansehen, wie es sich mit ihm unter normalen Bedingungen verhält oder verhalten sollte und was das für unsere Bewegungspraxis bedeutet.

Schließlich werden wir auch einen Blick auf den mentalen Aspekt von Körperarbeit werfen und uns ansehen, wie wichtig Konzentration und Eigenwahrnehmung beim Üben sind. Es macht einen großen Unterschied, ob wir aufmerksam bei der Sache sind oder abgelenkt, weil wir zum Beispiel auf einen Bildschirm schauen oder nebenbei ein Gespräch führen. Wenn wir fokussiert sind, trainieren wir nicht nur mentale Stärke, sondern wir verfeinern auch die Wahrnehmung unserer selbst. So lernen wir, die Signale, die uns unser Körper permanent sendet, mit der Zeit deutlicher und differenzierter wahrzunehmen.

Obgleich ich mich immer viel bewegt habe, gab es in meinem Leben öfter Phasen, in denen ich mit Beschwerden im Bewegungsapparat oder mit Erschöpfung zu kämpfen hatte. Heute weiß ich, dass der Grund dafür in einem zu einseitigen Training lag. In meiner Zeit als Artistin musste ich beispielsweise ein intensives Krafttraining absolvieren, da das Turnen am Vertikalseil in einigen Metern Höhe eine gewisse Körperkraft erfordert und das eigene Leben davon abhängt. In dieser Zeit vernachlässigte ich regelmäßige Dehn- und Lockerungsübungen bestimmter Muskelgruppen und Faszien, genauso aber auch den Teil meines Nervensystems, der für Regeneration und Entspannung zuständig ist. Mein Körper reagierte auf dieses Ungleichgewicht mit

Stress, Verletzungen und Schmerzen. In einer anderen Phase meines Lebens meditierte ich viel und übte intensiv Yin Yoga, einen sehr ruhigen Yoga-Stil, bei dem passive Dehnungen, hauptsächlich im Liegen oder Sitzen, lange gehalten werden. In dieser Zeit erfuhr ich zwar eine große Entspannung, dennoch signalisierte mir mein Körper auch hier nach einiger Zeit, dass etwas fehlte. Ich *wusste* damals zwar noch wenig über Faszien, Atemphysiologie oder das Nervensystem, aber ich *spürte* in aller Deutlichkeit, dass etwas in meinem Körper aus der Balance geraten war. Diese verschiedenen Erfahrungen führten dazu, dass ich etwas systematischer über Bewegung nachzudenken begann und mich auf die praktische Suche nach dem richtigen Gleichgewicht begab. Das Ergebnis dieser Suche sind die vier Prinzipien, die ich Ihnen auf den folgenden Seiten genauer vorstellen möchte.

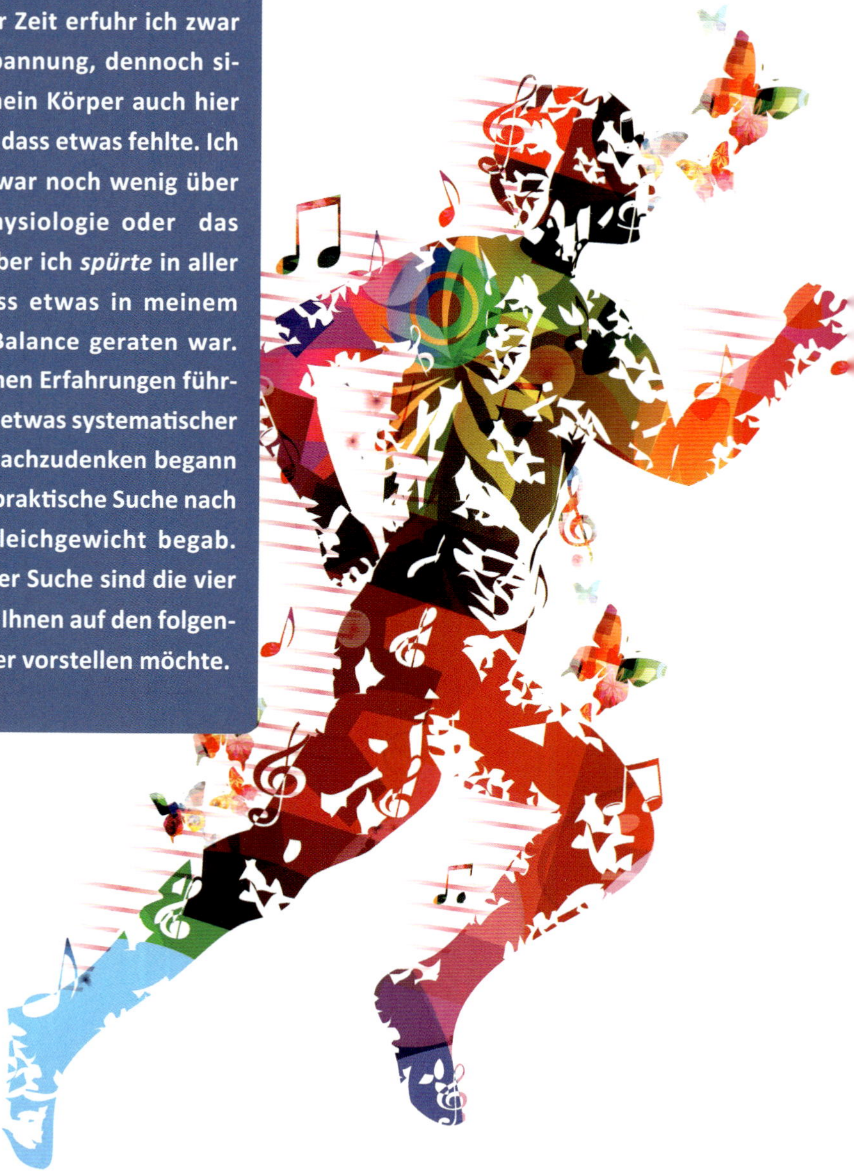

Die vier Grundprinzipien

Mit den vier Grundprinzipien geben wir dem Körper vielfältige Bewegungsimpulse, die seine verschiedenen physischen Komponenten und deren jeweilige Bedürfnisse berücksichtigt. Je nach Lebensweise und persönlicher Konstitution brauchen manche Menschen etwas mehr Impulse in die eine Richtung, manche etwas mehr in die andere Richtung. Aber alle vier Prinzipien sind grundsätzlich notwendig, um den Körper mit seinen verschiedenen Strukturen in einem dynamischen Gleichgewicht zu halten. Die vier Prinzipien sind:

1. **Vibration/Schwingung (Lockerung/Loslassen)**
2. **Kontraktion (Anspannung/Kraft)**
3. **Expansion (Dehnung/Weitung)**
4. **Kompression (Druck/Massage)**

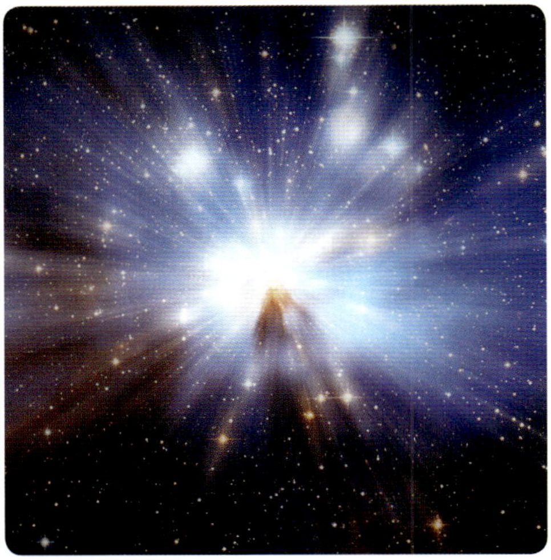

Vibration/Schwingung

„Alles im Universum ist Energie und Schwingung“, sagte der Physiker Nikola Tesla (1856 – 1943). Noch heute können wir den Urknall, der alles in Schwingung versetzte, in Form des sogenannten *Hintergrundrauschens* hören. Keine Kommunikation ist ohne Schwingung möglich: Wenn wir miteinander sprechen, werden unsere Stimmbänder in Schwingung versetzt, wenn wir summen, spüren wir ihre Vibrationen sogar physisch. Wir hören, weil unsere Trommelfelle in den Frequenzen des akustischen Reizes schwingen. Die moderne Informationsübertragung geschieht über elektromagnetische Wellen, und selbst in unserem Gehirn kommunizieren Nervenzellen mithilfe von Schwingung und Resonanz über weite Distanzen miteinander. Musik ist Schwingung! Auf mentaler Ebene kennen wir alle das Gefühl, wenn wir mit unserem Gegenüber „zusammenschwingen" und in Resonanz treten...

Um die mächtige und heilsame Kraft von Schwingung und Vibration wussten Menschen zu allen Zeiten und in allen Kulturen. Schamanen versetzen sich über rhythmisches Trommeln in einen ekstatischen Trance-Zustand, um so mit der Geisterwelt in Verbindung zu treten und hilfreiche Informationen zu erlangen. Ähnliche Zustände werden bei Trommelzeremonien indigener Völker angestrebt. Schlagen wir einen Gong oder eine Klangschale an, können wir die Schwingung nicht nur hören, sondern die Vibration auch in unserem Körper spüren. Sogenannte Klangschalen-Massagen oder -Meditationen wirken wohltuend auf unser Nervensystem und sollen dabei helfen, Blockaden zu lösen. Auch die moderne Schmerztherapie kennt das Potenzial der Schwingung. Mithilfe der sogenannten Schallwellen- oder Stoßwellen-Therapie wird die Durchblutung des Gewebes gefördert und der Stoffwechsel angeregt, wodurch Entzündungen und Schmerzen zurückgehen. Vibrationsgeräte können chronische Verspannungen lösen und Beweglichkeit wiederherstellen, sie werden auch in der Logopädie, zum Beispiel nach einer Stimmbandlähmung, angewendet. Unser Körper nutzt das Prinzip der Vibration natürlicherweise, indem er auf extreme Situationen mit dem sogenannten *Neurogenen Zittern* reagiert und auf diese Weise Stress und Spannung abbaut. Bei einem Erdbeben handelt es sich um das gleiche Phänomen, denn auch die Erde entledigt sich ihrer zu großen Spannungen mittels eines heftigen Zitterns.

Es wird erkennbar, dass es sich bei Schwingung und Vibration um ein grundlegendes Prinzip unseres Kosmos handelt. Wir können es in der Körperarbeit bewusst anwenden, um damit in Bereiche vorzudringen, die uns andernfalls gar nicht oder nur schwer zugänglich sind. Über Schwingung und Vibration können wir übermäßige Spannung abbauen oder aber fehlende Spannung wiederherstellen, was zum Beispiel beim Faszientraining eine wichtige Rolle spielt. Konkret setzen wir dieses Prinzip um, indem wir mithilfe von Schwung- und Schüttelübungen die Faszien elastisch und geschmeidig halten und die Gelenke lockern. Auch in der Stimmarbeit können wir es nutzen, wenn wir durch Summen unsere Stimmbänder in Vibration versetzen. Dadurch entspannt sich der Kehlkopf, zusätzlich wird aber auch die Produktion von Stickstoffmonoxid (NO) befördert, ein körpereigenes Gas, das wichtige Funktionen für unsere Biochemie erfüllt. Darauf werden wir im Kapitel über den Atem noch genauer eingehen.

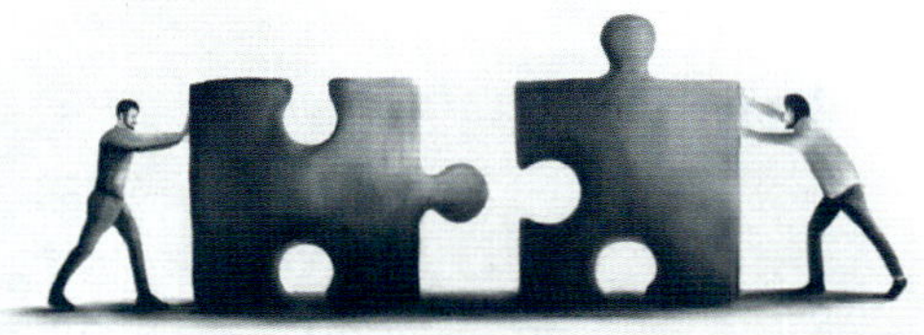

Vor vielen Jahren unterrichtete ich an einer Zirkusschule in Australien, als mir plötzlich die spontane Idee kam, mit den Schülern einfache Körperschwünge und Schüttelbewegungen zu üben. Ich dachte zunächst, dass das für die trainierten Artisten ein Leichtes sei, tatsächlich aber war das Gegenteil der Fall, viele taten sich mit den lockeren, schwingenden Bewegungen sogar schwer! In Yoga-Gruppen habe ich über die Jahre ähnliche Erfahrungen gemacht, obwohl im Yoga immer viel vom Loslassen die Rede ist. Diese Erfahrungen zeigten mir, dass diese eigentlich sehr natürliche Art der Bewegung für viele Menschen offensichtlich nicht selbstverständlich oder gar leicht ist. Seither sind Schüttel- und Schwungübungen ein fester Bestandteil meines Unterrichts, denn sie sind eine einfache und heilsame Methode, um Spannungen zu lösen und Stress abzubauen. Ich sehe diese Übungen als eine wunderbare Ergänzung zu anderen Bewegungsformen.

Kontraktion

Der Begriff Kontraktion bedeutet *Zusammenziehung*. Er leitet sich vom lateinischen Verb *contrahere* ab (*con-* = zusammen, *trahere* = ziehen). Physiologisch versteht man darunter das aktive Anspannen, die Verkürzung oder das Zusammenziehen einer **kontraktilen** Struktur, beispielsweise einer **Muskelzelle**, eines **Muskelgewebes** oder eines muskulären Organs. Kontraktion ist also ein aktiver Prozess, der immer von innen heraus geschieht. Wie grundlegend dieses Prinzip ist, zeigt sich daran, dass fast alle Systeme unseres Körpers über Anspannung und Entspannung funktionieren. Ohne Kontraktion der Muskeln kein Stoffwechsel, ohne Kontraktion des Zwerchfells kein Atemprozess, ohne Kontraktion des Herzens kein Kreislauf... Ohne Kontraktion also kein Leben!

Die Fähigkeit der Muskeln zu kontrahieren, wird vor allem durch die Proteine Aktin und Myosin bewirkt. Aber nicht nur Muskeln können sich eigenständig zusammenziehen. Neueren Erkenntnissen zufolge haben auch die Muskelhüllen, die Faszien – über die wir später noch ausführlich sprechen werden – diese Eigenschaft, womit ihnen größere Bedeutung beikommt, als man bis vor Kurzem noch annahm.

In der Körperarbeit setzen wir das Prinzip der Kontraktion um, indem wir unseren Körper stärken. Physiologisch betrachtet, unterscheidet man zwischen *isotonischer* und *isometrischer Kontraktion*, was genau darunter zu verstehen ist, werden wir uns im Praxisteil ansehen. Kontraktion ist ein lebenswichtiges Prinzip, es braucht jedoch als Gegenpol eine ausgleichende Kraft, womit wir zu unserem nächsten Prinzip kommen.

Expansion

Keine Struktur kann auf Dauer nur Anspannung aushalten. Bewegung – und damit Leben – ist erst möglich, wenn auf die Kontraktion als Gegenkraft eine *Ausdehnung* folgt, die alles zurück in ein harmonisches Gleichgewicht bringt. Bevor wir beispielsweise einen Sprung ausführen können, spannt sich das Bindegewebe vor. Doch erst wenn die Energie katapultartig entladen wird und sich das Gewebe wieder in seinen ursprünglichen Zustand ausdehnt, wird die Kraft in Bewegung umgesetzt. Auch der Atemzyklus ist erst komplett, wenn sich nach der Einatmung das Zwerchfell wieder entspannt und die Ausatmung erfolgen kann. Ebenso verhält es sich mit unserem Herzen: Vom ersten bis zum letzten Atemzug erhält es uns am Leben, indem es ohne Unterlass dem Wechsel aus Anspannung und Entspannung folgt. Selbst das Universum scheint diesem zyklischen Prozess zu unterliegen. Viele Astronomen sind der Auffassung, dass die Phase der Ausdehnung irgendwann zum Stillstand kommen wird und eine Kontraktion, also ein Zusammenziehen aller Materie, folgt. Bei Expansion und Kontraktion scheint es sich also um kosmische Prinzipien zu handeln, die folglich auch in unserem Mikrokosmos Körper wirken.

Für die Körperarbeit bedeutet das konkret, dass wir unsere Muskeln und Faszien immer wieder dehnen müssen, da sie andernfalls verhärten und es in Folge zu chronischen und schmerzhaften Verspannungen kommt. Dehnung kann auf ganz unterschiedliche Weise geschehen. Dabei ist nicht nur die Dauer entscheidend, sondern auch die Art, wie wir uns dehnen. Auch darauf werden wir im zweiten Teil dieses Buches genauer eingehen.

Kompression

Der Begriff Kompression leitet sich vom lateinischen Verb *comprimere* (= zusammendrücken) ab. In der Medizin bedeutet der Begriff die Ausübung von Druck auf ein Gewebe. Wie bei allen anderen Prinzipien auch, kommt es hier auf die richtige Dosis an. Hält der Druck zu lange an, wird das Gewebe geschädigt. Erfolgt er jedoch in gesundem Maße, so ist er heilsam. Bei Venenerkrankungen wird mithilfe der sogenannten Kompressionstherapie die Blutzirkulation in den Beinen gesteigert, indem durch Druck von außen der Querschnitt der Blutgefäße verkleinert und die Flussgeschwindigkeit des Blutes gesteigert wird. Dadurch verbessert sich der venöse Rückfluss. Bei der Lymphdrainage werden ähnliche Techniken angewendet: Durch gezielte

Kompression und nachfolgende Entlastung können Schadstoffe abtransportiert und Entzündungen reduziert werden. Seit einigen Jahren ist die Faszien-Massage in den allgemeinen Fokus gerückt. Auf dem Markt gibt es Hilfsmittel, wie zum Beispiel die Faszien-Rolle oder den Faszien-Ball, mit deren Hilfe man das Bindegewebe massieren und dadurch Stoffwechsel und Wasseraustausch anregen kann. Im Übungsteil dieses Buches setzen wir das Prinzip Druck durch diese Art von Übungen um.

Wir haben uns nun die vier Prinzipien etwas genauer angesehen und dabei festgestellt, dass es sich dabei um Kräfte handelt, die nicht nur auf unseren und in unserem Körper wirken, sondern auch jeder Bewegung des Universums inhärent zu sein scheinen. Kontraktion und Expansion verursachen Kompression und Vibration oder sind eine Konsequenz davon. Alles dehnt sich aus und zieht sich wieder zusammen. Man könnte sagen, dass die vier Prinzipien das große zyklische Ein- und Ausatmen des Kosmos widerspiegeln, welches im Makrokosmos des Weltalls genauso stattzufinden scheint wie im Mikrokosmos eines atmenden Lebewesens. Die vier Prinzipien sind somit Ausdruck der Dualität, die aus der ursprünglichen Stille am Anfang des Seins geboren wurde. Verschwinden sie, kehrt alles in die bewegungslose Stille der Einheit zurück.

Die vier Prinzipien in der Körperpraxis

Da es in diesem Buch aber nicht um Astronomie gehen soll, sondern um Körper in Bewegung, schauen wir uns nun genauer an, wie wir die vier Prinzipien in der Körperarbeit umsetzen können.

Ganz grundsätzlich gilt für den Körper, was die englische Sprache so schön mit „use it or loose it" auf den Punkt bringt: Was wir nicht benutzen, das verlieren wir! Das bedeutet, dass wir unsere Gelenke, Knochen, Muskeln und Faszien bewegen müssen, damit sie gesund und funktionsfähig bleiben, und zwar auf richtige und angemessene Weise; denn sowohl zu viel als auch zu wenig Belastung führt zu Abnutzung und Degeneration. Arthrose beispielsweise ist – entgegen der allgemeinen Auffassung – meist keine Folge von Überbelastung, sondern ganz im Gegenteil eine Folge von zu wenig Bewegung.[2] Sie tritt eher selten im Ellenbogen auf, denn dieses Gelenk bewegen wir ständig und vollumfänglich. Im Kniegelenk dagegen kommt sie sehr häufig vor, weil wir die Knie durch unsere überwiegend sitzende Tätigkeit zu wenig beziehungsweise falsch belasten. Arthrose führt allerdings nicht immer zwingend zu Schmerzen. Die entstehen erst, wenn die Spannung in den Muskeln und Faszien, die das Knie umgeben, zu groß wird und sich der Druck auf das Gelenk erhöht. Für die Gesundheit der Gelenke geht es also einerseits darum, die maximalen Bewegungswinkel zu erhalten, andererseits darum, die Spannung von Muskeln und Faszien – und damit den Druck auf die Gelenke – zu minimieren. Dabei ist zu beachten, dass jedes Gelenk über ein anatomisches und physiologisches Bewegungsausmaß verfügt, das für jeden Menschen in seiner individuellen Anatomie vorgegeben ist.

Neben dem richtigen Maß an Bewegung sind auch die richtigen Stimuli wichtig. Dazu müssen wir wissen, welche Art von Bewegung zu welchen Ergebnissen führt, das heißt, wie sie sich auf unsere verschiedenen Strukturen auswirkt. Schauen wir uns anhand von einigen Beispielen an, was das bedeutet:

1. Knochen

Knochen haben die Eigenschaft, dass sie sich je nach Beanspruchung entsprechend formen. Durch verstärkten Druck *(Prinzip Kompression)* erhöht sich ihre Dichte, bei zu wenig Druck werden sie porös. Das geschieht zum Beispiel, wenn Astronauten längere Zeit im Weltall verbringen und nicht dem Druck der Schwerkraft ausgesetzt sind. Erst nach ihrer Rückkehr auf die Erde wird die Knochendichte langsam wiederaufgebaut, denn die Knochenzellen reagieren permanent auf die äußeren Umstände und Anforderungen. Das heißt, dass wir unsere Knochen immer wieder einer angemessenen Belastung aussetzen sollten, um sie gesund und kräftig zu halten.

2. Muskeln

Damit Muskeln mit Nährstoffen versorgt werden und gesund bleiben, brauchen sie regelmäßige Anspannung *(Prinzip Kontraktion)* und Dehnung *(Prinzip Expansion)*. Wenn uns der Alltag dies nicht ohnehin abfordert, müssen wir sie mit einem gezielten Muskelaufbautraining stärken, gleichzeitig aber auch immer wieder dehnen und lockern, da sie sich sonst verkürzen. Neben Kraftaufbau und Dehnung ist auch Koordination für die Muskeln wichtig.

3. Faszien (Bindegewebe)

Faszien durchziehen unseren gesamten Körper und formen sich je nach Beanspruchung. Bei einem Muskeltraining werden sie nur sehr unspezifisch mittrainiert. Damit sie ihre mechanischen und physiologischen Funktionen erfüllen können, brauchen sie deshalb andere Anreize als Muskeln. Federnde Schwungbewegungen *(Prinzip Schwingung/Vibration)* erhalten die elastische Speicherkapazität der Faszien (eine wichtige Eigenschaft, auf die wir noch zu sprechen kommen), langsame Dehnungen *(Prinzip Expansion)* und Massagen *(Prinzip Kompression)* verbessern deren Gleitfähigkeit. Beide Eigenschaften sind für die Gesunderhaltung der Faszien wichtig.

4. Gelenke und Knorpel

Wenn wir uns bewegen, sind unsere Gelenke mit dem Wechsel aus Druck *(Prinzip Kompression)* und Entlastung ausgesetzt. Durch Druck wird die in der Membran der Gelenkkapsel produzierte Gelenkflüssigkeit in den Knorpel hineingepresst, durch den Zug werden durch Unterdruck Abfallstoffe aus ihm herausgesogen. Druck und Zug ermöglichen also den Stoffwechsel. Damit Gelenke gesund bleiben, müssen sie regelmäßig bis an ihre Endpunkte bewegt werden und einer angemessenen Belastung ausgesetzt sein. Nach einer stärkeren Belastung sind Schüttelbewegungen *(Prinzip Vibration)* hilfreich, denn sie lockern die Gelenke und helfen dabei, dass die Gelenkflüssigkeit im Gelenk verteilt wird.

In dieser kurzen Liste sind die Prinzipien benannt, die für die jeweilige Struktur von besonderer Bedeutung sind. Für unsere Praxis bedeutet das konkret, dass Muskelaufbau, Dehn- und Lockerungsübungen sowie Faszien-Massage die Grundlage der Übungen bilden. Aber auch auf unsere anderen Systeme, wie zum Beispiel das Nervensystem oder den Atemprozess, haben die vier Prinzipien Auswirkungen.

Unterschiedliche Bewegungsformen haben unterschiedliche Wirkung auf den Körper:

- **Laufen zum Beispiel stärkt die Knochen, das Herz-Kreislaufsystem sowie bestimmte Muskelgruppen. Auch bestimmte Eigenschaften der Faszien werden hier trainiert, andere hingegen vernachlässigt.**
- **Schwimmen bringt ebenfalls das Herz-Kreislauf-System in Schwung und kräftigt die großen Muskelgruppen bei gleichzeitiger Entlastung von Wirbelsäule und Gelenken. Faszien werden dabei über die Muskelaktivität zwar mittrainiert, allerdings nur sehr unspezifisch und daher nicht ausreichend.**
- **Fußball, Basketball oder Radfahren stärken ebenfalls bestimmte Muskelgruppen, die Faszien werden hier jedoch kaum angesprochen.**
- **Im Yoga werden Muskeln und Faszien gestärkt und gedehnt. Doch andere wichtige Eigenschaften der Faszien werden vernachlässigt, wie beispielsweise ihre** *elastische Speicherkapazität*. **Das wiederum geschieht vollumfänglich in der Faszien-Fitness.**

Der Vergleich in dieser kurzen Liste zeigt, dass jede Form der Bewegung etwas anders auf unseren Bewegungsapparat wirkt. Grundsätzlich lassen sich folgende Arten des Trainings unterscheiden. Bei den Sportarten, die in den ersten drei Punkten genannt sind, handelt es sich um sogenannte *sportart-spezifische Übungsformen*. Das bedeutet, dass der Fokus hier auf spezifischen Bewegungsabläufen liegt, die für die jeweilige Sportart wichtig sind. Anders verhält es sich beim *funktionellen Körpertraining*, womit wir es zum Beispiel im Yoga zu tun haben. Hier werden grundlegende Bewegungsmuster trainiert und die allgemeine physische Kapazität sowie Koordination verbessert. Idealerweise sollte ein funktionelles Körpertraining einem sportart-spezifischen vorgelagert sein.

Wenn wir eine regelmäßige Bewegungsform in unseren Alltag integrieren wollen, dann ist es zunächst einmal wichtig, dass sie uns Freude bereitet, zumindest aber nicht widerstrebt, andernfalls werden wir sie nach kurzer Zeit wieder aufgeben. Darüber hinaus sollte sie uns aber auch längerfristig guttut. Woher aber wissen wir, ob sie uns guttut? Ein Training kann sich monatelang gut anfühlen, doch plötzlich kommen Beschwerden, weil wir vielleicht zu einseitig trainiert, uns überlastet oder aber einen Aspekt, der uns gar nicht bewusst war, vernachlässigt haben. Damit dies nicht geschieht, ist es wichtig, dass wir funktionell trainieren und dem Körper alle wichtigen Impulse geben, die er braucht. Dazu müssen wir etwas über seine verschiedenen Systeme wissen und wie wir mithilfe der vier Prinzipien auf sie einwirken können – und zwar am besten, bevor es überhaupt zu Beschwerden kommt!

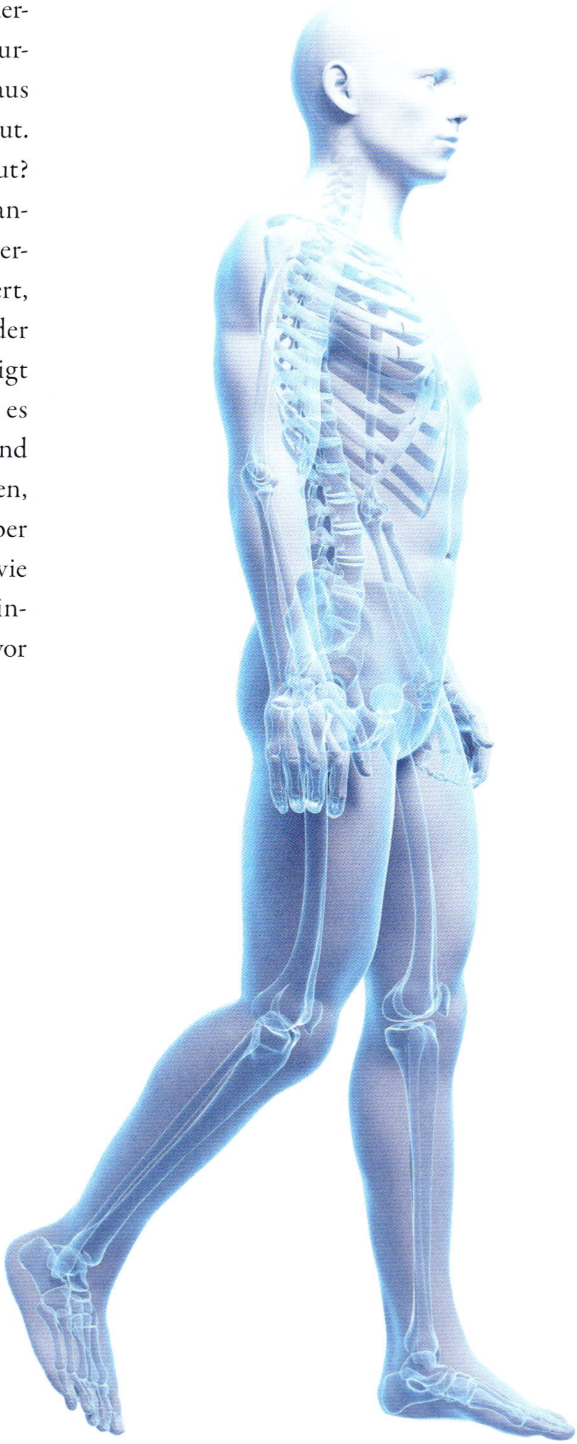

Die Architektur unseres Körpers

Fluide Geometrie

Bevor wir in die feineren Strukturen eintauchen, wollen wir uns zunächst die grobe „Architektur“ unseres Körpers ansehen. Den Begriff Architektur verwendet man normalerweise nicht im Zusammenhang mit dem Körper, sondern in Bezug auf einen planvoll gestalteten und gebauten Raum. Man denkt dabei an stabile Gebäude, bei denen Stein auf Stein in einer wenig beweglichen Konstruktion aufeinandergeschichtet sind. Solche Objekte bezeichnet man als *Kompressionsstruktur*: Der oberste Stein drückt auf den nächst darunter liegenden, auf dem untersten lastet folglich das gesamte Gewicht aller darüber liegenden Steine. Man könnte meinen, dass unser Körper nach demselben Prinzip aufgebaut ist, doch so ist es nicht. Das Skelett ist kein in sich geschlossenes, tragendes Gerüst, und es sind es auch nicht die Knochen, die den Körper aufrecht halten. Ein Skelett könnte von alleine nicht stehen, es würde, anders als die übereinander gestapelten Ziegelsteine, in sich zusammenfallen. Das kann man sogar spüren: Wenn wir aufrecht stehen, muss der Körper permanent kleine Ausgleichsbewegungen ausführen, damit wir in Balance bleiben.

Was also hält den Körper aufrecht und in seiner Form? Es ist ein dreidimensionales, unter kontinuierlicher Zugspannung stehendes Netzwerk aus Muskeln und Faszien. Hier kommt uns die Architektur mit einem anschaulichen Modell zu Hilfe, der sogenannten *Tensegrity-Struktur*. Sie ist eine Erfindung des Architekten Richard Buckminster Fuller (1895 – 1983) und des Künstlers Kenneth Snelson (1927 – 2016). Der Begriff *Tensegrity* setzt sich aus den beiden englischen Worten *tension* (= Spannung) und *integrity* (= Einheit, Zusammenhalt) zusammen und beschreibt eine unabhängige und in sich geschlossene Struktur, die aus stabilen und elastischen Elementen besteht und durch ein dynamisches Gleichgewicht von Zug und Druck zusammengehalten wird. Da die festen Elemente einander nicht berühren, sondern lediglich durch Zugelemente miteinander verbunden sind, wird Kraft hier nicht als Druck, sondern als Zugspannung auf die gesamte Struktur verteilt. Buckminster sprach daher manchmal auch von *fluider Geometrie*.

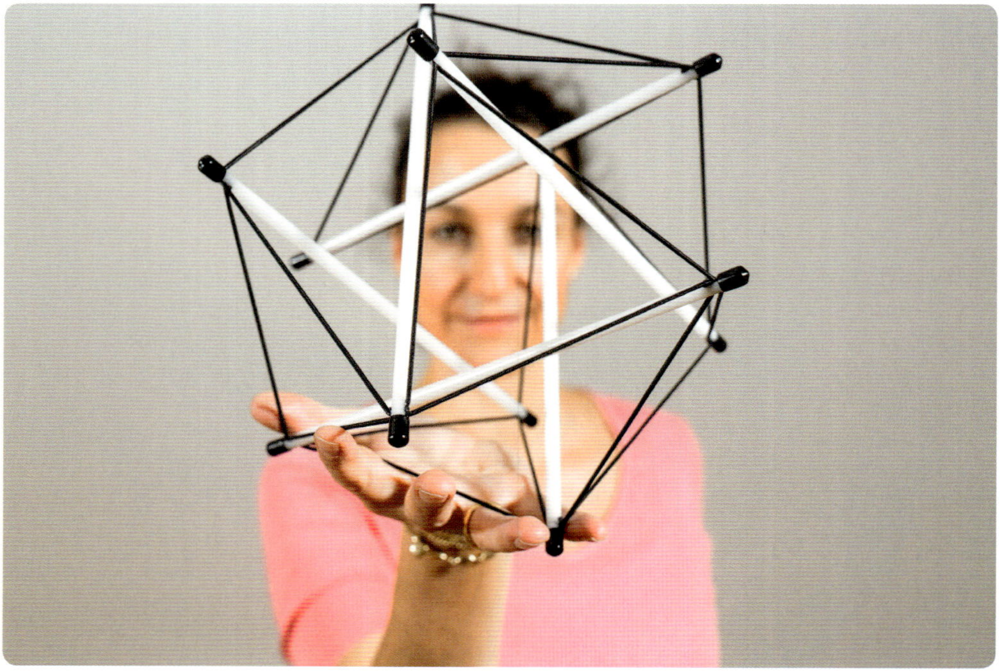

Eine Tensegrity-Struktur besteht aus stabilen und elastischen Elementen, Druck und Zug sind in einem perfekten Gleichgewicht.

Unser Körper ist ganz ähnlich aufgebaut. So fungiert unser Skelett nicht als Gerüst, an dem die Muskeln aufgehängt sind, sondern die Knochen scheinen im Körper zu „schweben". Tatsächlich berührt in unserem Körper kein Knochen den anderen, dazwischen liegen immer verschiedene Arten von Bindegewebe. Lange Faszien-Bahnen, in die die Muskeln eingebettet sind und die über jeweils mehrere Körperteile verlaufen, stützen und halten das Skelett zusammen.[3] Die Knochen entsprechen also den festen Elementen einer Tensegrity-Struktur und die Faszien den elastischen Spannungselementen. Die Inspiration für diese originellen Strukturen fanden Buckminster und Snelson übrigens in der Natur, denn alle biologischen Strukturen sind nach diesem Prinzip aufgebaut.

Mit dem Tensegrity-Prinzip gelingt es der Natur, optimale Voraussetzungen für ein Leben in Bewegung zu schaffen: Gute Beweglichkeit bei gleichzeitig verhältnismäßig hoher Stabilität. Unter diesem Aspekt betrachtet, ist auch der Begriff *Wirbelsäule* etwas irreführend, handelt es sich doch genau genommen nicht um eine Säule, sondern eher um eine bewegliche *Wirbelschlange*, die aus zahlreichen einzelnen Elementen besteht und von Bändern, Muskeln und Faszien zusammengehalten wird.[4] Sie funktioniert nach dem gleichen Prinzip aus Druck und Zug: Kommt Druck auf die Wirbelsäule, wird ihr weicher Kern – die Bandscheiben, die wie gut gefüllte Polster zwischen den Wirbelkörpern liegen – zusammengedrückt. Der sie umschließende feste Faserring hält sie jedoch zusammen und bewirkt, dass der Druck in Zugkraft umgewandelt wird. So ist sie beweglich und stabil zugleich.

Tensegrity-Strukturen sind gegenüber Kompressionsstrukturen zwar weniger stabil, haben aber den Vorteil, dass sie sehr flexibel und dynamisch reagieren können. Setzt man eine solche Struktur einer Belastung aus, so wirkt diese nie nur lokal, sondern wird entlang der Spannungslinien über die gesamte Struktur verteilt und lässt sie nachgeben. Auf den Körper übertragen heißt das, dass Verletzungen oder Schmerzen häufig nicht dort auftreten, wo eine lokale Belastung vorliegt sondern an ganz anderer Stelle im Körper. Das ist insofern eine wichtige Erkenntnis, da es die Sicht, wie wir mit der Behandlung von Verletzungen oder Beschwerden umgehen müssen, grundlegend verändert. Es reicht demnach nicht, wenn wir isoliert den Ausschnitt betrachten, wo ein Problem auftritt, sondern wir müssen immer die Struktur als Ganzes im Blick haben. Während die westliche Schulmedizin häufig sehr punktuell auf ein Problem blickt, ist diese ganzheitliche Betrachtungsweise für viele östliche Heilmethoden eine Selbstverständlichkeit. Die Faszien leisten da inzwischen einen wichtigen Beitrag, denn sie wurden von der Forschung als ein einheitliches, körperweites und umfassendes Regulationssystem identifiziert, das eine wichtige Rolle für die gesamte Biomechanik spielt, sowohl auf der Zellebene als auch für den Organismus als Ganzen.[5]

Anhand des Tensegrity-Modells können wir sehr gut sehen, wie die Grundprinzipien in Bewegung zusammenwirken: Wirkt Kraft auf eine Struktur ein, so wird sie durch Schwingung auf alle ihre Elemente verteilt. Die Struktur komprimiert und dehnt sich schließlich wieder in ihren ursprünglichen Zustand aus. Sind alle vier Prinzipien im Gleichgewicht, herrscht die perfekte innere Harmonie.

Die Faszien – ein komplexes Netzwerk

Es gibt immer wieder Menschen, die Zusammenhänge sehen, welche anderen verborgen bleiben. Alexander von Humboldt war so ein Mensch. Als er vor mehr als 200 Jahren Südamerika bereiste und auf beschwerliche Weise den Chimborazo bestieg, den höchsten Berg Ecuadors, da erkannte er in der Vegetation Übereinstimmungen zur alpinen Pflanzenwelt, die er in den Schweizer Bergen gesehen hatte. Daraus zog er seine Schlüsse, dass die Natur eine alle Kontinente umspannende globale Kraft sein müsse. Humboldt verfügte weder über Satellitendaten noch gab es ein Telefon, das einen schnellen Informationsaustausch möglich gemacht hätte. Dennoch schaffte er es mit Akribie, Intuition und unendlicher Geduld, die Welt „heranzuzoomen“ und überall Verbindungen zu sehen. Nichts betrachtete er separat, sondern sah alles in seinem Kontext, selbst den winzigsten Organismus. „In der großen Verkettung der Ursachen und Wirkungen“, so sagte er, „darf kein Stoff, keine Tätigkeit isoliert betrachtet werden.“[6] Es war Humboldt, der mit dem „Netz des Lebens“ den Begriff der Natur schuf, so wie wir ihn heute verstehen. Man könnte diesen schönen Begriff „Netz des Lebens“ auch auf unser Bindegewebe, die Faszien, übertragen, denn wie wir im Verlauf der kommenden Kapitel sehen werden, hat es vielfältigste und erstaunliche Funktionen. Es ist das Gewebe, *das alles mit allem verbindet*.

Auch in der Körperarbeit gab und gibt es immer wieder Menschen, die aufgrund ihrer praktischen Erfahrung Zusammenhänge sehen und zu Erkenntnissen gelangen, lange bevor die Wissenschaft diese bestätigt. Andrew Taylor Stil (1828 – 1917), der Begründer der Osteopathie, oder auch Ida Rolf (1896 – 1979), Begründerin der Rolfing-Methode, erkannten schon früh die Bedeutung der Faszien und begannen, sie in ihre Heilmethoden miteinzubeziehen.

Doch was genau meinen wir eigentlich, wenn wir von Faszien sprechen? *Fascia* kommt aus dem Lateinischen und bedeutet *Band* oder *Bandage*. Jeder, der schon einmal einen Braten zubereitet hat, kennt Faszien als die weiße und zähe Schicht, die das rote Muskelfleisch umhüllt und durchzieht. Tatsächlich umhüllen die Faszien nicht nur Muskeln, sondern durchziehen den Körper in mehreren Schichten aus faserigem Bindegewebe. Sie können hauchdünn sein oder mehrere Millimeter dick, mal fester, mal lockerer, je nachdem wo im Körper sie sich befinden und welche spezifischen Funktionen sie dort zu erfüllen haben. Eine neuere Definition der Faszien, auf die man sich 2007 beim ersten Kongress zur Faszien-Forschung in Boston verständigte, versteht unter Faszien sogar alle Bindegewebsstrukturen des menschlichen Organismus, wie Unterhautgewebe, Gelenkkapseln, Bänder, Sehnen, Muskelhüllen und Organkapseln. Faszien sind nicht fragmentiert über den Körper verteilt, sondern durchziehen ihn als ein zusammenhängendes Netzwerk in kontinuierlich verlaufenden Bahnen. Wenn wir mit den Faszien arbeiten, dann ist es so, als würden wir die Spannungselemente einer Tensegrity-Struktur neu justieren und damit eine Veränderung der gesamten Statik herbeiführen. Anders als lange Zeit angenommen, handelt es sich bei den Faszien aber nicht bloß um passive Hüllen, die unsere Muskeln und Organe umschließen, sondern um ein aktives Gewebe, das sich, ähnlich wie Muskeln, auch eigenständig zusammenziehen kann. Darauf werden wir später noch zu sprechen kommen.

Wir können die Faszien als ein eigenes System betrachten, als eine Art Behältnis, in das andere körperliche Systeme wie das Muskel-Skelett-System, das Nervensystem, das lymphatische System oder das kardiovaskuläre System eingebettet sind. Diese verschiedenen Systeme trennen wir zwar begrifflich voneinander, wir müssen uns aber klarmachen, dass sie faktisch in permanenter Wechselwirkung zueinander stehen. Jedes Stück des Bindegewebes ist ein Teil des Gesamtnetzes und mit ihm verbunden. Das heißt, dass alles, was in diesem Gewebe geschieht, nie nur lokale Wirkung hat, sondern einen Effekt auf das gesamte Netzwerk und damit auf alle mit diesem in Verbindung stehenden Systeme.[7]

Eine Aufgabe des Faszien-Netzes besteht darin, für strukturelle Integrität zu sorgen, das heißt, den Körper und alle seine Teile zu stabilisieren und als ein Ganzes zusammenzu halten. Was das im Groben bedeutet, konnten wir uns schon mithilfe des Tensegrity-Modells veranschaulichen. Wenn wir mehr ins Detail gehen, kann man sich das in etwa wie bei einer Zitrusfrucht vorstellen, denn auch sie hält eine große Menge an Flüssigkeit und losem Material in einer festen Form zusammen: Nicht nur die Frucht als Ganzes ist von einer Hülle aus Zellulose umgeben, sondern auch jede einzelne Scheibe und Fruchtfaser. Ähnlich verhält es sich in unserem Körper, wo die faszialen Hüllen nicht nur Muskeln und Knochen, sondern auch den gesamten Körpersaft in einzelnen „Päckchen" zusammenhalten und „verhindern, dass er sich, der Schwerkraft erliegend, am tiefsten Punkt des Körpers sammelt".[8]

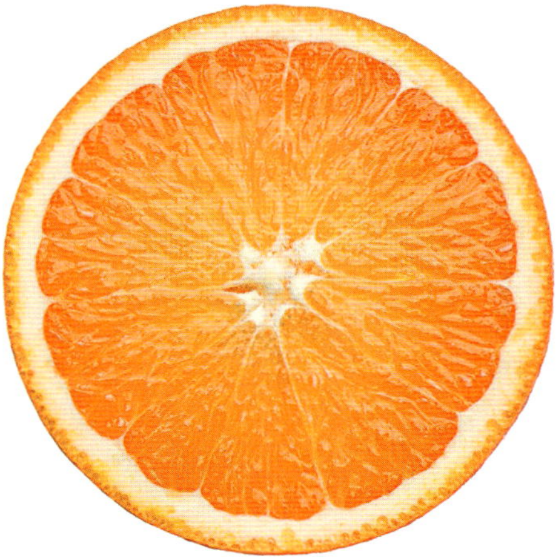

Ähnlich wie bei einer Zitrusfrucht halten die Faszien in unserem Körper alles zusammen und in seiner Form

Verschiedene Schichten von Faszien

Man unterscheidet zwischen unterschiedlichen Faszien, je nachdem wo sie im Körper liegen. Direkt unter der Haut verläuft die oberflächliche Faszie, auch *Fascia superficialis* genannt. Sie besteht hauptsächlich aus lockerem Binde- und Fettgewebe und grenzt die Muskeln des Bewegungsapparates von der Unterhaut ab. Sie hat eine stützende und stoßdämpfende Funktion und umhüllt den ganzen Körper wie eine Art Anzug, nur an den Fußsohlen, im Gesicht und an den Händen fehlt sie. Über senkrechte Bindegewebsstränge *(Retinacula)* ist die *Fascia superficialis* mit den tieferliegenden Faszien-Schichten des Bewegungsapparates verbunden.

Die tieferliegende Schicht bezeichnet man als *Fascia Profunda*. Darunter versteht man dichte, faserreiche Bindegewebsstränge, die als ein dreidimensionales System Knochen, Muskeln, Nervenbahnen, Blutgefäße, Organe und Drüsen umschließen und durchziehen. Diese faszialen Hüllen haben je nach Lage unterschiedliche Namen. So spricht man bei den Knochen von der Knochenhaut (*Periost*), die Hüllen der Muskeln nennt man *Epimysium*, die der Muskelbündel *Perimysium* und die der einzelnen Muskelfasern *Endomysium*. Bei allen aber handelt es sich immer um fasziales Gewebe, das den ganzen Körper durchzieht, stützt und schützt. Je nach Beanspruchung verdichten und organisieren sich die Faszien an manchen Stellen im Körper zu festen Sehnen, Bändern oder auch größeren Flächen, wie zum Beispiel die *Fascia thoracolumbalis* im Lendenbereich.

Schließlich gibt es noch die *viszeralen Faszien* (viszeral = die Eingeweide betreffend), die in einer Doppelschicht aus Membranen der Aufhängung und Einbettung der inneren Organe dienen.

Betrachtet man die knöcherne Struktur eines Menschen, also das Skelett, so bekommt man eine vage Vorstellung seines Aussehens. Würde man hingegen das gesamte fasziale Netz aus dem Körper herauslösen, so sähe man schon eine deutlich exaktere Abbildung des Menschen, denn es gibt kaum Stellen im Körper, wo keine Faszien zu finden sind. Als zusammenhängendes Netzwerk sind sie omnipräsent, wir treffen sie überall und auf allen Ebenen unseres Körpers an. Dabei bestehen sie gerade einmal aus zwei Bausteinen, nämlich Protein (hauptsächlich Kollagen und Elastin) und Wasser. Wie sie sich genau zusammensetzen und aus welcher Art von Fasern sie bestehen, ist abhängig von der Funktion, die sie im Körper haben, und vom Organ, zu dem sie gehören.[9] Elastin – das sind Fasern die besonders dehnbar sind – findet man vermehrt dort, wo das Bindegewebe elastisch sein muss, also zum

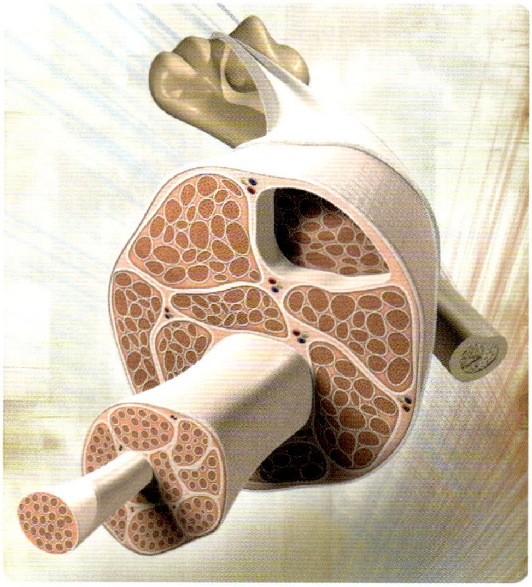

Beispiel in der Blase, die sich ausdehnen und wieder zusammenziehen muss. Kollagenfasern hingegen sind sehr stark und können hervorragend Bewegungsenergie speichern, deshalb finden wir sie zum Beispiel verstärkt in den Sehnen. Das deutet bereits an, dass die Faszien ganz unterschiedliche Aufgaben zu erfüllen haben. Bevor wir jedoch genauer auf ihre Funktionen eingehen, wollen wir uns ansehen, wie sich das Thema der Faszien vor dem Hintergrund der gängigen Lehrmeinung einordnen lässt.

Theoretisches Wissen und praktische Umsetzung

Den Faszien gestehe ich in diesem Buch viel Platz zu, denn es handelt sich dabei um ein sehr lebendiges Forschungsfeld, das ständig neue Erkenntnisse hervorbringt. Das liegt unter anderem daran, dass ihre systematische Erforschung erst wenige Jahre alt ist. Doch die Ergebnisse sind so beeindruckend, dass das Thema schnell ins allgemeine Bewusstsein gerückt ist. Fast jeder hat inzwischen schon einmal *irgendwie* von den Faszien gehört, sei es während der Physiotherapie, der Massage oder im Yoga. Auf dem Markt gibt es Bücher dazu und Hilfsmittel für die Eigenbehandlung. Fitnessstudios bieten spezielle Formen von „Faszien-Fitness" oder auch „Faszien-Yoga" an. Auch in vielen Bereichen der manuellen Therapie ist die Behandlung der Faszien nicht mehr wegzudenken. Das alles mag den Anschein erwecken, dass die Faszien in jedem Bereich, der etwas mit Bewegung zu tun hat, angekommen seien. Doch ganz so ist es nicht. Als ich vor Kurzem an einer renommierten internationalen Zirkusschule unterrichtete – an einem Ort also, wo Körperarbeit täglich auf Leistungssportniveau praktiziert wird – war ich höchst erstaunt, dass die Faszien im Training dort kaum eine Rolle spielten. Ähnliche Beobachtungen schilderte mir kürzlich ein befreundeter Manual-Therapeut aus seinem Bereich.

Tatsächlich wusste man auch vor zwanzig Jahren noch relativ wenig über die Faszien. Die Erkenntnisse, die es gab, beruhten vor allem auf persönlicher Erfahrung und klinischer Praxis von Manual-Therapeuten. Einige der Pioniere unter den Faszien-Forschern mussten sehr darum kämpfen, dass die Faszien ihren Weg in die wissenschaftsbasierte Forschung fanden. Ihre Theorien, die der gängigen Lehrmeinung widersprachen, fanden zunächst kaum Gehör oder wurden sogar bekämpft (so verhält es sich ja häufig mit revolutionären Ideen…). Die Faszien betreffend, hat sich das in den letzten Jahren glücklicherweise geändert, und vieles von dem, was anfänglich nur Theorie war, wurde inzwischen wissenschaftlich bestätigt. Das Thema ist also auf dem Vormarsch, dennoch scheinen viele Erkenntnisse noch nicht wirklich in der Praxis angekommen zu sein. Bei Rückenschmerzen werden beispielsweise immer noch häufig Operationen an der Wirbelsäule vorgenommen, obwohl man inzwischen weiß, dass die Ursachen meist nicht in der knöchernen Struktur liegen, sondern im weichen Gewebe, und man mit einer entsprechenden Therapie sehr gute Erfolge erzielen könnte. *The issue is in the tissue – das Problem liegt im Gewebe*, nicht etwa in den Knochen, wie es die englische Sprache schön auf den Punkt bringt. Die Techniker-Krankenkasse geht davon aus, dass acht von zehn Operationen überflüssig sind oder konservativ behandelt werden könnten.[10]

Die Kluft zwischen theoretischem Wissen und angewandter Praxis ist also sehr groß. Warum aber dauert es so lange, bis wichtige Erkenntnisse wie diese ihren Weg in die praktische Umsetzung finden? Wenn man einmal potenzielle wirtschaftliche Interessen ausklammert, müssen wir uns zur Beantwortung dieser Frage ansehen, wo wir herkommen, denn die Vergangenheit kann uns hier Aufschluss über die Gegenwart geben.

Das Ganze ist mehr als die Summe seiner Teile

Die gängige Lehrmeinung war und ist teilweise immer noch stark von dem mechanistisch-reduktionistischen Weltbild geprägt, wie es sich zunehmend ab dem 17. Jahrhundert durch Vertreter wie René Descartes etablierte: *Der Mensch als weiche Maschine.* So bezeichnete man das Herz als Pumpe, die Lungen als Blasebalg, das Gehirn als Denkmaschine, die Knochen als Träger, die Muskelstränge als Kabel und die gesamte Konstruktion als ein System von Hebeln und Flaschenzügen.[11] Wenn man diese Maschine nur in allen Einzelheiten verstünde, so könne man sie auch beherrschen, so die damalige Auffassung. In der Anatomie beispielsweise führte dieses Weltbild dazu, Muskeln und Knochen isoliert zu betrachten, also ohne ihre Verbindungen nach unten und oben oder zu benachbarten Strukturen zu untersuchen. Muskelfunktionen wurden ausschließlich anhand eines einzelnen Muskels am Skelett dargestellt, Faszien fehlten in solchen Abbildungen vollständig, denn man kannte ihre Funktion nicht und

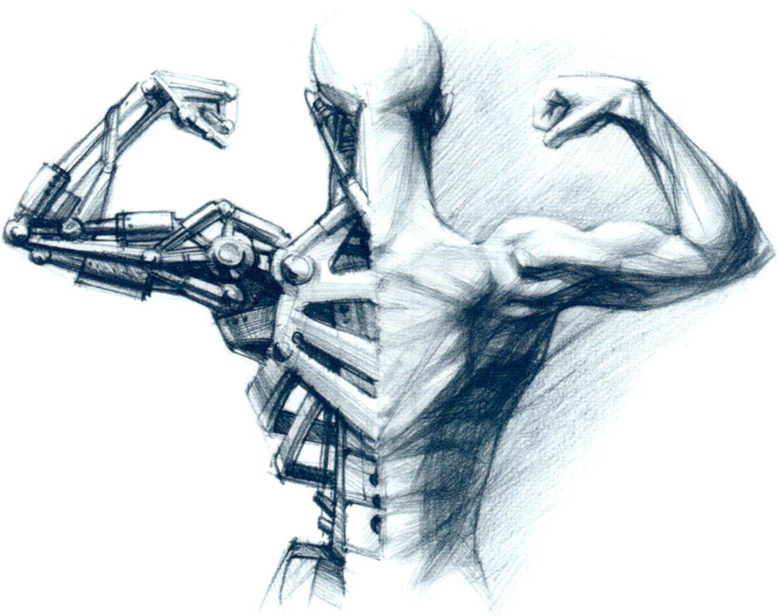

ignorierte sie daher einfach. Sie führten bis in die jüngste Vergangenheit ein Aschenputtel-Dasein und wurden lediglich als wertlose Verpackung betrachtet oder bei Operationen sogar ganz entfernt! Dieses fragmentierte und mechanistische Weltbild prägt unsere Denkweise seit Jahrhunderten und wirkt bis in die heutige Zeit. Ein Großteil der manipulativen Behandlungsmethoden ist nach wie vor stark von ihr beeinflusst, ein Umdenken findet nur langsam statt. So fehlt auch heute noch in so manchem großen Anatomie-Atlas eine systematische Darstellung der Faszien, oder sie werden, wenn überhaupt, nur am Rande erwähnt.

Doch auch wenn die Erkenntnisse der Faszien-Forschung nur langsam Eingang in die Lehrbücher finden, verändern sie die Praxis der gesamten manuellen Therapie beziehungsweise Bewegungslehre bereits nachhaltig. Es ist also Bewegung in die Sache gekommen, und unsere herkömmliche Sicht auf den Körper ist infrage gestellt. Dem weiter oben beschriebenen mechanischen Ansatz sind wertvolle Einsichten zu verdanken, doch lassen sich damit offensichtlich nicht ganze Bewegungsabläufe zufriedenstellend erklären[12]. Das Ganze ist eben mehr als die Summe seiner einzelnen Teile!

Der US-amerikanische Manual-Therapeut und Faszien-Forscher Thomas Myers, ein ehemaliger Schüler von Ida Rolf, zieht zur Erklärung von Bewegungsabläufen das Tensegrity-Modell heran sowie die von ihm entwickelte Theorie der sogenannten *myofaszialen Leitbahnen*. Damit sind Muskel-Faszien-Bahnen gemeint, die sich in unterschiedlichen Verläufen über den ganzen Körper erstrecken. Myers identifizierte verschiedene solcher funktionellen Bahnen im Körper – die inzwischen größtenteils wissenschaftlich nachgewiesen werden konnten – und leistete damit Pionierarbeit auf dem Gebiet der Faszien-Forschung. Seine Erkenntnisse befördern ein Denken weg von einer fragmentierten, hin zu einer holistischen, ganzkörperlichen Betrachtungsweise.

Das Konzept der myofaszialen Leitbahnen ist noch relativ neu und steht in der Tradition der westlichen Anatomie. Interessant ist jedoch, dass es zwischen diesem Konzept und den Akupunktur-Meridianen der asiatischen Medizin in großen Teilen Übereinstimmungen gibt. Myers selbst spricht von „unübersehbaren engen Beziehungen" dieser beiden Systeme im Angesicht neuerer wissenschaftlicher Befunde.[13] Mich persönlich überrascht das nicht, denn auch wenn es hinsichtlich der Methoden, wie man zu Erkenntnissen gelangt, große Unterschiede gibt, so geht es doch immer um den *einen* Körper.

Wer tiefer in das Konzept der myofaszialen Leitbahnen einsteigen will, für den finden sich im Literaturverzeichnis entsprechende Hinweise. Für uns reicht hier die Erkenntnis aus, dass wir unseren Körper nicht als eine Summe von Einzelteilen betrachten, sondern als einen komplexen Verbund, und wir mit einer lokalen Einwirkung immer das Ganze beeinflussen. Konkret auf die

Körperarbeit bezogen heißt das, dass wir mit den Übungen nie nur einzelne Muskeln trainieren, sondern, wenn möglich, Ganzkörperbewegungen ausführen, die Muskeln und Faszien als eine Einheit sehen und über ihre ganze Länge bewegen, kräftigen, dehnen und massieren.

Eine der von Thomas W. Myers beschriebenen Muskel-Faszien-Bahnen, die sogenannte *oberflächliche Rückenlinie*, verläuft von den Fußsohlen über die gesamte Körperrückseite und Kopfhaut bis zur Stirn. Um die Kontinuität dieser Faszien-Bahn konkret zu erfahren, probieren Sie doch einmal folgende Übung aus:
Lassen Sie sich mit gestreckten Beinen vornüber hängen und schauen Sie, wie weit Sie mit den Händen vom Boden entfernt sind. Die Dehnung werden Sie dabei wahrscheinlich vor allem an der Rückseite Ihrer Oberschenkel, im unteren Rücken und im Nacken spüren. Richten Sie sich nun wieder auf und massieren mit einem Tennisball sehr langsam Ihre Fußsohlen, wie das in der Übung auf S. 167 beschrieben ist. Wenn Sie sich anschließend wieder nach vorne beugen, dürfte der Abstand der Hände zum Boden geringer ausfallen. Sie haben zwar nur an einer Stelle auf die Faszien-Bahn eingewirkt, aber über die gesamte Länge etwas verändert!

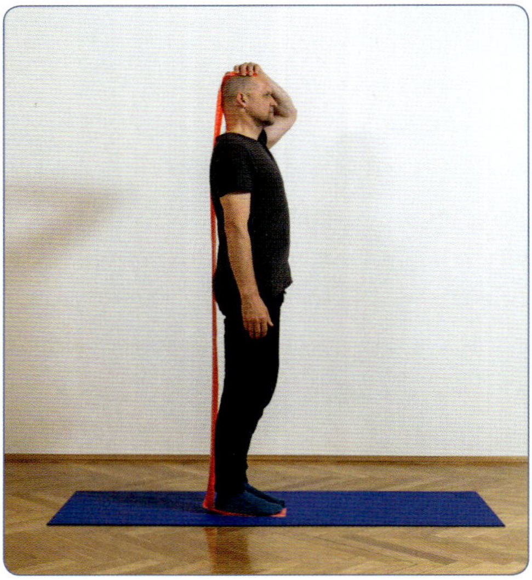

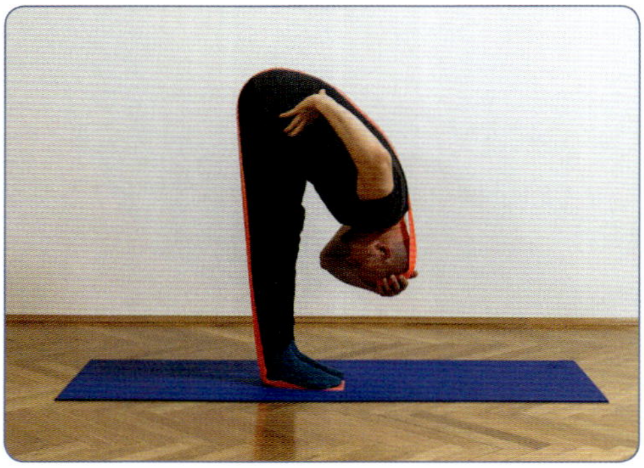

Die oberflächliche Rückenlinie verläuft von den Fußsohlen über die gesamte Körperrückseite bis hin zur Stirn.

Eigenschaften der Faszien

Faszien sind ein erstaunliches Gewebe, denn sie besitzen sehr unterschiedliche und vielfältige Eigenschaften. Sie übertragen Kräfte von Muskeln auf Knochen, verfügen über elastische Speicherkapazität, sind gleitfähig und lassen sich bis zu einem gewissen Grad plastisch verformen. Dank ihrer viskosen oder zähflüssigen Konsistenz verfügen sie

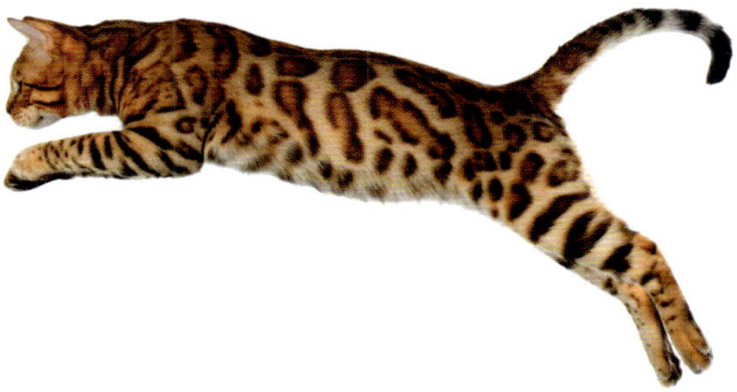

über stoßdämpfende Eigenschaften und besitzen große Anpassungsfähigkeit an äußere Belastungen. Außerdem fungieren sie im Körper als großer Wasserspeicher. Schauen wir uns diese Eigenschaften etwas genauer an.

Muskeln müssen einen Anschluss an die Knochen haben, damit die Kraftübertragung auf die Gliedmaßen möglich ist. Diese Rolle übernehmen die Faszien. Sie geben die Spannung aus den Muskelzellen über die faszialen Hüllen weiter, also über Endomysium, Perimysium und Epimysium, über die wir im Kapitel *Verschiedene Schichten von Faszien* gesprochen haben. Dann leiten sie die Spannung von den Muskeln an die Sehnen und schließlich an die Knochen weiter. Auch wenn wir Knochen, Knorpel, Knochenhaut, Sehnen, Faszien und Muskeln begrifflich voneinander trennen, müssen wir uns doch klarmachen, dass sie faktisch ein Kontinuum von faszialem Gewebe mit fließenden Übergängen darstellen. Muskeln und Faszien arbeiten immer als Einheit zusammen. Myers drückt es zugespitzt so aus: „Es gibt in unserem Körper nicht 600 Muskeln, sondern **einen** Muskel, der in 600 Taschen des Faszien-Netzes gegossen wurde." Diese Darstellung unterstreicht, dass wir das Bindegewebe als System begreifen müssen, das in engem Verbund mit anderen Systemen zusammenarbeitet.

Faszien besitzen große elastische Speicherkapazität. Was das bedeutet, kann man gut am Beispiel einer Katze sehen. Bevor die Katze zum Sprung ansetzt, zieht sie sich sichtbar zusammen. Dies ist der Moment der *Vorspannung*. Die Muskeln kontrahieren, wodurch das sie umgebende Bindegewebe gedehnt wird und Spannung aufnimmt. Dann schnellt die Katze scheinbar mühelos und ohne großen Kraftaufwand noch oben, da sich die im Bindegewebe gespeicherte Spannungsenergie explosionsartig wieder entlädt und zurückschnellt. Nur so sind diese enormen Sprünge aus dem Stand zu erklären, einzig durch Muskelkraft wäre dies nicht möglich. Katzen sind ja keine wandelnden „Muskelberge", sondern eher zierliche Tiere! Die Sehnen und Faszien werden also wie eine Art Gummiband vorgespannt, das anschließende Loslassen der darin gespeicherten Energie ermöglicht den enormen Sprung. Das nennt man den *Katapult-Effekt*.[14] Es handelt sich hierbei um ein universelles biomechanisches Prinzip, denn beim Menschen verläuft es ganz ähnlich.[15] Wir nutzen bei vielen Bewegungen wie Springen, Laufen, Werfen, ja selbst beim Gehen, einen erheblichen Teil der Bewegungsenergie aus dieser dynamischen Vorspannung. Je gesünder die Faszien sind, desto besser können sie Bewegungsenergie speichern. Dies ermöglicht nicht nur federnde, effiziente und die Gelenke schonende Bewegungen, sondern ist auch bei der Prävention von Verletzungen wichtig. Bei Stürzen zum Beispiel können gesunde Faszien die Energie aufnehmen und wieder abgeben und verhindern so, dass die knöcherne Struktur beschädigt wird. In Perfektion kann man die Speicherung von Spannungsenergie übrigens bei Kängurus oder Gazellen beobachten: Sie springen vollkommen mühelos über weite Strecken, denn die in ihrem Bindegewebe gespeicherte Energie beziehungsweise der Katapult-Effekt erlaubt es ihnen, sich mit einem Minimum an Kraft fortzubewegen.

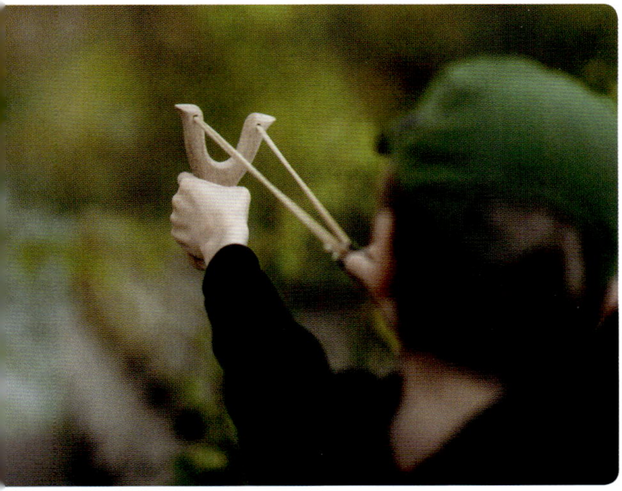

Eine weitere wichtige Eigenschaft der Faszien ist ihre Gleitfähigkeit. Durch Bewegung wird in den Faszien *Hyaluronsäure* produziert (nach neuerer Nomenklatur auch *Hyaluronan* genannt). Sie ist nicht nur ein hervorragender Wasserspeicher, sondern wirkt auch wie ein Gleitgel, so dass die verschiedenen Faszien-Schichten reibungslos übereinander gleiten können. Die Gleitfähigkeit der Faszien spielt auch bei der Kraftübertragung von Muskel auf Knochen eine wichtige Rolle.

Faszien scheinen bis zu einem gewissen Grad plastische Eigenschaften zu haben. Plastische Verformung bedeutet, dass das Bindegewebe bei langsamer und anhaltender Dehnung seine Länge verändert und auch beibehält (anders als Muskeln, die sich elastisch verhalten, das heißt, dass sie sich unter Dehnung wieder auf ihre ursprüngliche Länge zusammenziehen wollen). Findet der Dehnimpuls allerdings zu schnell statt, kann die Faszie reißen, was ein häufiger Grund für Verletzungen des Bindegewebes ist. Dehnungen der Faszien sollten also immer langsam und achtsam geschehen. Die Wissenschaft ist sich momentan noch nicht ganz einig, ob es sich bei einer Dehnung tatsächlich um eine plastische Verformung des Gewebes handelt oder um eine größere Stretch-Toleranz des Nervensystems. Wahrscheinlich ist, dass es sich um eine Mischung aus beidem handelt.

Im Vergleich mit dem Tensegrity-Modell und der Zitrusfrucht haben wir bereits gesehen, dass Faszien eine stützende Funktion haben und unseren Körper in seiner Struktur zusammenhalten. Durch ihre visköse Beschaffenheit haben sie zudem stoßdämpfende Funktion. Darüber hinaus dienen sie als großer Wasserspeicher, was auf der Zellebene etwas augenscheinlicher wird, über die wir im übernächsten Kapitel genauer sprechen werden.

Faszien passen sich auch an äußere mechanische Belastungen an und formen sich entsprechend aus. So haben Läufer beispielsweise eine stärker entwickelte Faszien-Schicht an der Außenseite der Oberschenkel, während bei Reitern die Innenseite der Oberschenkel ausgeprägter ist.

Faszien können verkleben

Gesunde Faszien verfügen über die oben beschriebenen Eigenschaften. Durch mangelnde Bewegung, Stress, Überbelastung, Entzündung und Verletzung, aber auch durch schlechte Ernährung und falsche Atemmuster können die Faszien jedoch verhärten und mit der Zeit sogar „verkleben". Was das genau bedeutet, kann man unter dem Mikroskop anhand ihrer Mikrofasern erkennen: Ähnlich wie ein Netzstrumpf haben gesunde Faszien eine zweidimensionale ordentliche Anordnung und weisen eine starke Wellenstruktur, auch *Crimp* genannt, auf. Man kann darin ihre Fähigkeit zu federn förmlich sehen. Ganz anders sehen verklebte Faszien aus. Ihre Mikrostruktur wird unordentlich und multi-dimensional. Die einzelnen Fasern weisen dann kaum mehr Crimp auf und sehen ausgeleiert aus. Keine gute Voraussetzung also, um Energie zu speichern! Denn Form und Funktion gehen, wie so oft, auch hier Hand in Hand: Wenn die Wellenstruktur der Crimp nicht mehr vorhanden ist, dann verlieren die Faszien ihre Elastizität und können Bewegungsenergie nicht mehr richtig speichern. Sind sie verklebt, verlieren sie zudem ihre Gleitfähigkeit, so dass die einzelnen Muskel-Faserbündel nicht mehr richtig übereinander gleiten können und die Kraftübertragung von Muskel zu Muskel nicht reibungslos funktioniert. Da der Zustand der Crimp auch die Fähigkeit der Eigenwahrnehmung beeinflusst, leidet unter den Verklebungen auch die Koordination.[16]

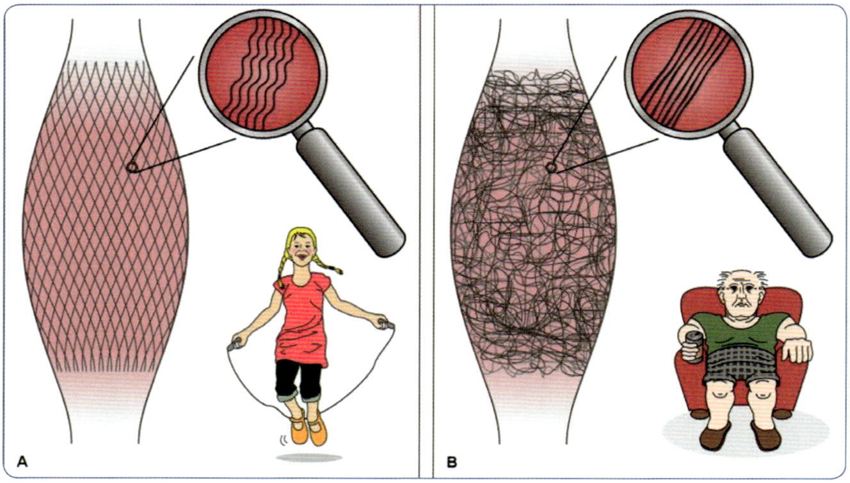

Faszien verkleben aus den oben genannten Gründen, allerdings auch in Folge des natürlichen Alterungsprozesses. Die gute Nachricht ist, dass wir mit den richtigen Übungen unser Faszien-Gewebe positiv beeinflussen können und verloren gegangene Eigenschaften wiederherstellen können – und zwar unabhängig von unserem Alter! So können wir die Wellenstruktur der Mikrofasern durch spezifische Impulse verbessern, zum Beispiel indem wir wippende und federnde Bewegungen wie Körperschwünge oder aktiv-dynamische Dehnungen üben. Verklebungen lassen sich durch Gewebe-Massagen mit der Faszien-Rolle und länger gehaltene passive Dehnungen lösen, so dass die Gleitfähigkeit der Faszien verbessert wird. Wir können also aktiv etwas für die Gesundheit unserer Faszien tun, allerdings brauchen wir dafür etwas Geduld. Anders als Muskelgewebe, das sich relativ schnell auf- und abbaut, strukturieren sich Faszien nur langsam um, das kann 6 – 24 Monate dauern. Lassen Sie sich von diesen Zahlen jedoch nicht abschrecken, denn meistens sind positive Veränderungen, wie verbesserte Beweglichkeit und geringere Verspannungen, schon innerhalb kürzester Zeit spürbar – manchmal schon nach der ersten Übungseinheit!

Faszien besitzen aber nicht nur mechanische Eigenschaften, sondern auch physiologische, die wir uns im Folgenden etwas genauer ansehen werden. Um das zu verstehen, müssen wir etwas tiefer in die Bindegewebsstrukturen vordringen.

Die Faszien auf Zellebene

Wenn wir die Faszien als System begreifen wollen, dann sollten wir uns auch ansehen, welche Rolle sie auf der Zellebene spielen, denn dort haben sie maßgebliche Stoffwechselfunktionen. Zellen sind ursprünglich im Ozean entstanden, sie brauchen ein feuchtes Klima, damit Stoffwechsel überhaupt stattfinden kann. Trockene Zellen sterben ab! In gewisser Weise tragen wir diesen Ozean noch immer in uns. So besteht ein erwachsener Mensch zu etwa 70% aus Wasser (wovon etwa ein Drittel in den Faszien gespeichert ist), auch wenn wir mit zunehmendem Alter an Flüssigkeit verlieren. Die Pflege dieses inneren Ozeans ist wichtig, denn von seinem Zustand hängt die Qualität des Stoffwechsels ab. Genügend zu trinken, ist zwar wichtig, aber nicht ausreichend, denn die Flüssigkeit muss auch an die richtigen Orte gelangen. Wie gut das gelingt, ist im entscheidenden Maße davon abhängig, ob und wie wir uns bewegen.

Bindegewebe besteht im Wesentlichen aus zwei Elementen, nämlich erstens aus Zellen und zweitens aus der Zell-Umgebung, die auch als *Extrazelluläre Matrix (EZM)* bezeichnet wird.

Bei den Zellen handelt es sich hauptsächlich um Bindegewebszellen, auch *Fibroblasten* genannt. Sie schwimmen in der EZM und sorgen für deren Aufbau und Erhalt, indem sie eine Vielzahl von strukturbildenden Substanzen in sie einschleusen.[17]

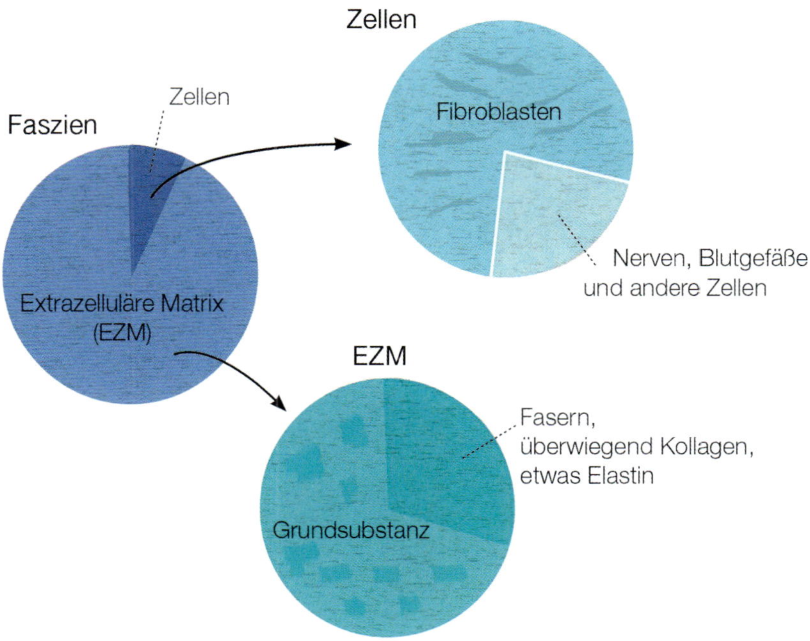

Aufbau einer Faszie. Die genaue Zusammensetzung und die Art der Fasern sind davon abhängig, wo im Körper sie sich befindet und welche Funktion sie dort zu erfüllen hat.

Die EZM besteht aus zwei Komponenten: Zum einen aus der *Grundsubstanz*, einer gallertartigen, klebrigen Masse, die je nach Art des Bindegewebes mehr oder weniger dünn- oder dickflüssig sein kann; zum anderen aus feinsten Fasern, hauptsächlich *Kollagensträngen*.

Beide – Kollagenstränge und Grundsubstanz – werden von den Fibroblasten produziert. Diese schaffen sich damit selbst ihre eigene Umgebung, die sie zusammenhält und stabilisiert. Zunächst schwimmen die Kollagenstränge unorganisiert in der EZM, erst durch Bewegung richten sie sich ordentlich aus. Bewegung also organisiert die Faszien auf Zellebene. Die EZM wirkt durch ihre zähflüssige Beschaffenheit als starke Verbundstruktur, die darüber hinaus stoßdämpfende Wirkung hat. Sie sorgt also für optimale mechanische Festigkeit bei multidirektionaler Belastung.[18] Gleichzeitig hat sie die Fähigkeit, Flüssigkeiten im Körper zu lenken und zu organisieren.[19] Mit anderen Worten: Es ist die EZM, die uns im Innersten zusammenhält.

Die Extrazelluläre Matrix hat aber noch eine andere, erstaunliche Aufgabe: Die Zellen schwimmen in ihr nämlich nicht wie „Inseln“ in einem „toten Meer“, vielmehr *kommunizieren* Zellen und EZM miteinander und reagieren auf die mechanischen oder biochemischen Reize, die sie voneinander erhalten.[20] Die EZM ist also keine passive Zellumgebung, sondern ein sehr lebendiges Umfeld, das für Struktur und Kommunikation sorgt.

Stoffwechsel

Wie aber vollzieht sich nun der Stoffwechsel genau? Kleinste Blutgefäße (Kapillaren) transportieren das Blut in die Nähe der Zellen. Durch die Kapillarwände gelangen Sauerstoffmoleküle, Nährstoffe und Botenstoffe in die EZM und werden dort über die Zellwände aufgenommen. Dabei müssen die Stoffe beide Komponenten der EZM passieren, also Grundsubstanz und Kollagenstränge, was bei einem gesunden Bindegewebe kein Problem ist. Ist die Grundsubstanz allerdings stark dehydriert oder zähflüssig – was unter anderem dann passiert, wenn wir uns zu wenig bewegen – werden die Kollagenstränge dicht und starr und wirken wie eine Barriere. Der Stoffwechsel kann sich dann nicht mehr optimal vollziehen, so dass die Zellen weniger mit Sauerstoff und Nährstoffen versorgt werden.[21] Umgekehrt können aber auch die Abfallprodukte aus den Zellen nicht mehr richtig abtransportiert werden und lagern sich in der Grundsubstanz ab, was diese noch zäher werden lässt und zu einer weiteren Verhärtung der Kollagenstränge führt. Aufgrund dieses blockierten Zu- und Abstroms sind die Zellen nicht mehr in der Lage, ihre Funktionen vollumfänglich zu erfüllen.

Wie aber beeinflusst Bewegung den Stoffwechsel? Dazu sollten wir uns nochmals vor Augen führen, dass Faszien-Gewebe zu etwa zwei Dritteln aus Wasser besteht.[22] Durch Muskelspannung wird Flüssigkeit aus einem Areal gedrückt, wodurch dieses austrocknet. Durch Dehnung oder lokale Kompression hingegen werden Stoffwechsel und Wasserversorgung angeregt. Deshalb ist es so wichtig, dass Muskeln einen regelmäßigen Wechsel aus Anspannung und Entspannung erfahren! Man kann sich das ähnlich wie bei einem Schwamm vorstellen: Drückt man diesen zusammen, wird das Wasser herausgepresst. Löst man den Druck anschließend wieder, strömt frisches Wasser aus der Umgebung zurück ins Gewebe und befeuchtet es wieder – und zwar stärker, als das vorher der Fall war.[23] In einer aktiven Körperregion, also da, wo regelmäßig Bewegung stattfindet, verändert sich der Zustand der Grundsubstanz permanent. In einer wenig bewegten Körperregion hingegen tendiert die Grundsubstanz dazu, auszutrocknen oder zähflüssig zu werden, so dass der Flüssigkeits- und Stoffwechsel dort nur noch reduziert stattfindet und sich Ablagerungen ansammeln.[24]

Zusammenfassend: Die Qualität der Extrazellulären Matrix – also einerseits die Dichte der Kollagenstränge, andererseits der Feuchtigkeitsgehalt der Grundsubstanz – ist von entscheidender Bedeutung für den Stoffwechsel. Beides wird durch Bewegung positiv beeinflusst.

Korrelation mit Krankheiten

Unter anhaltender mechanischer Zugspannung können sich die normalerweise freischwimmenden Bindegewebszellen (Fibroblasten) zu sogenannten *Myofibroblasten* umwandeln.[25] Das sind Zellen, die eigentlich an der Wundheilung beteiligt sind. Wie die Fibroblasten produzieren sie Kollagen für die Grundsubstanz, besitzen darüber hinaus aber kontraktile Eigenschaften, das heißt, sie können sich eigenständig zusammenziehen. Das kann so weit gehen, dass sie Teile der EZM in ihre innere Zellstruktur hineinsaugen. Auf diese Weise kann der Körper bereits auf Zellebene eine Art „Feinjustierung" des Faszien-Netzes und einen Ausgleich von Zug und Druck vornehmen. Myers spricht hier von *Mikro-Tensegrity* (Zellebene), die analog ist zur *Makro-Tensegrity* (Knochen und Gewebe), über die wir bereits gesprochen haben.[26]

Bestimmte Faktoren, wie Stress oder emotionales Leid, können das Säure-Basen-Gleichgewicht der Grundsubstanz stören. Ein niedriger pH-Wert der Grundsubstanz lässt die Myofibroblasten verstärkt kontrahieren, wodurch mehr Kollagenstränge produziert werden als eigentlich notwendig wäre. In der Folge verdichten sich die Kollagenstränge und lassen das tiefe Faszien-Netz insgesamt verhärten.[27] Forscher fanden auffallend viele Myofibroblasten in der großen Lendenfaszie, was erklären würde, warum viele Menschen auf Stress mit Rückenschmerzen reagieren.[28] Man vermutet, dass eine Versteifung der tiefen Faszien nicht nur die Ursache für chronische Schmerzen, sondern auch für zahlreiche Krankheiten sein könnte, zumindest aber deren Verlauf negativ beeinflusst.

Interessant ist in diesem Zusammenhang eine Publikation der Kanadierin Helene Langevin für die *American Association for Cancer Research* zum Thema Faszien und Krebserkrankungen. Darin geht es um die positiven Auswirkungen, welche manuelle Therapie auf die tiefen Faszien und damit auf die Tumorbildung und den Krankheitsverlauf insgesamt haben kann. Entzündungen und Fibrose – darunter versteht man die krankhafte Vermehrung von Bindegewebsfasern im Gewebe – sind anerkanntermaßen an der Entstehung von Krebs beteiligt. Die Steifheit des Bindegewebes erweist sich dabei als treibender Faktor für das Tumorwachstum. Langevin konnte zeigen, dass es bei einem aggressiven Tumor in weicher Bindegewebsumgebung zu einer Verbesserung, bei einem leichten Tumor in steifer Umgebung hingegen zu einer Verschlechterung des Krankheitsverlaufs kommt. Physikalische Therapien verringern Entzündungen und Fibrosen des Bindegewebes und können somit eine direkte und positive Auswirkung auf die Ausbreitung und Metastasierung von Krebs haben.[29] Durch Vibration beispielsweise können Blockaden in den tiefen Faszien gelöst werden.[30]

Physikalische Therapie in Form von mechanischer Einwirkung ist also eine Form der Faszien-Therapie. Wir können aber auch auf biochemischer Ebene etwas für unsere Faszien-Gesundheit tun. Das im Körper gebildete Stickstoffmonoxid (NO) zum Beispiel hat eine relaxierende Wirkung und scheint einer übermäßigen Kollagenproduktion, wie sie zum Beispiel bei einer Fibrose der Fall ist, entgegenzuwirken.[31] Unser Körper bildet dieses Gas unter anderem dann, wenn wir uns bewegen, aber auch dann, wenn wir durch die Nase atmen. Vor diesem Hintergrund bekommen Atemübungen nochmals eine ganz andere Bedeutung. Im Kapitel über die Atmung werden wir darauf noch genauer eingehen.

Die Faszien – unser sechstes Sinnesorgan?

Bevor wir das Thema der Faszien hinter uns lassen, wollen wir noch auf eine weitere wichtige Eigenschaft dieses erstaunlichen Gewebes eingehen, das Experten auch als unser größtes Sinnesorgan bezeichnen. Wie ist das zu verstehen? Haben wir Augen und Ohren in unseren Faszien? In gewisser Weise ja, denn die Faszien sind von einer Fülle von Nervenenden durchzogen. Etwa 250 Millionen sollen es sein, weit mehr als jedes andere unserer Sinnesorgane besitzt! Faszien sind auch deutlich stärker von Nerven durchzogen als Muskeln, weshalb wir schmerzhafte Verletzungen in erster Linie dort spüren und nicht im roten Muskelfleisch.[32] Der berühmte Muskelkater müsste daher eigentlich korrekterweise *Faszien-Kater* heißen, denn das was schmerzt, sind kleine Entzündungen in den Faszien, die nach Überbelastung der Muskeln entstehen. Wie wir bereits wissen, tun wir gut daran, unsere Faszien zu pflegen, denn ein gesundes Faszien-Netz ist weitaus weniger anfällig für Verletzungen und regeneriert sich viel schneller als ein verklebtes und steifes.

Verschiedene Arten von Rezeptoren, sogenannte *Mechanorezeptoren* oder auch *Propriozeptoren*, sitzen überall in den Faszien und sind auf die Wahrnehmung ganz unterschiedlicher Reize spezialisiert.[33] Diese Rezeptoren reagieren auf aktive und passive Reize wie Bewegung, Veränderung von Spannung und Druck, Vibration, Dehnung oder Berührung und leiten diese Informationen über Muskeln und Organe an das zentrale Nervensystem weiter. Anhand dieser **Reize**, welche die Rezeptoren an das Gehirn senden, entscheidet das Gehirn über notwendige Positionsanpassungen und sendet entsprechende Befehle an die Muskeln. Unser Gehirn ist auf diesen permanenten Informationsfluss angewiesen, denn die Wahrnehmung des Körpers über sich selbst, die man als *Propriozeption* oder auch *Interozeption* bezeichnet, scheint eine Voraussetzung dafür zu sein, Bewegung, Ausrichtung und Lage im Raum genau einordnen zu können.[34]

Der Begriff der Propriozeption leitet sich vom lateinischen *proprius* = eigen und *cipere* = nehmen ab, geprägt wurde er von dem britischen Neurophysiologen Charles Scott Sherrington (1857 – 1952). Manche Autoren bezeichnen die Fähigkeit der Propriozeption als eine Art sechster Sinn, denn in unserem täglichen Lebensvollzug sind wir auf sie mindestens genauso angewiesen wie auf alle anderen Sinne auch. Wie wichtig diese Fähigkeit tatsächlich ist, wird wie immer besonders dann deutlich, wenn sie verloren geht. Dies ist bei einer sehr seltenen Nervenerkrankung der Fall, die Jonathan Cole, Berater für klinische Neurophysiologie in Poole/England, anhand eines eindrücklichen Falls in seinem Buch *Losing touch. A man without his body* beschreibt.[35] Menschen, die unter dieser Krankheit leiden, haben ihre Propriozeption verloren, ihnen fehlt also jede Wahrnehmung über sich selbst. Sie sind zwar nicht gelähmt, doch die Ausführung von Bewegungen ist ihnen nur sehr eingeschränkt und unter größter Konzentration möglich, da ihr Gehirn sozusagen sein inneres Navigationssystem verloren hat und keinerlei Feedback über Lage und Bewegung erhält. Man spricht hier auch von *Bewegungsblindheit.*

Wenn die Propriozeption beziehungsweise der innere Informationsaustausch hingegen gut funktioniert, wie das bei den meisten Menschen glücklicherweise der Fall ist, bewegen wir uns ganz selbstverständlich. Die meisten Bewegungen laufen dann sogar komplett unterbewusst ab, denn wir überlegen uns ja nicht bei jedem Schritt, was genau zu tun ist. *Es läuft einfach.*

Bewusste Propriozeption

Ein Großteil der Propriozeption läuft also unbewusst ab. Dennoch haben wir die Möglichkeit, Bewusstheit in die automatisch ablaufenden Prozesse, wie zum Beispiel unsere Atmung, zu bringen. Sie vollzieht sich normalerweise ganz von selbst und ohne unser

Zutun, doch wir können auch bewusst in sie eingreifen und sie steuern.

Viele Menschen glauben, dass das, was der Körper von alleine macht, auch automatisch richtig ist. So ist es aber nicht, denn unser Körper macht einfach nur ganz brav das, was wir ihm antrainieren, im Positiven wie im Negativen. Wenn wir ständig mit rundem Rücken dasitzen, dann trainieren wir, dass sich bestimmte Muskeln in unserem Körper verkürzen und schwach werden. Wenn wir viel Zucker essen, haben wir dauernd Lust auf Süßes. Wenn wir immer durch den Mund atmen, dann werden wir irgendwann zu chronischen „Mundatmern", mit all den unguten Folgeerscheinungen, über die wir im Kapitel über den Atem noch hören werden. Das alles sind Beispiele für schlechte Angewohnheiten und die Folge eines unbewussten Trainings. Über richtige Impulse können wir uns aber genauso auch wieder zum Positiven „umprogrammieren". Hier kommt die *bewusste Propriozeption* ins Spiel: Wenn wir uns darin üben, Bewegung und Atem aufmerksam und spürend wahrzunehmen, dann erfahren wir nicht nur deutlicher ihre Wirkungen, sondern es verbessert sich mit der Zeit auch unsere Tiefensensibilität beziehungsweise die Bandbreite unseres Spürens. Sensibilität und Spüren sind also nicht Gaben, die wir haben oder nicht, sondern Fähigkeiten, die wir entwickeln können.

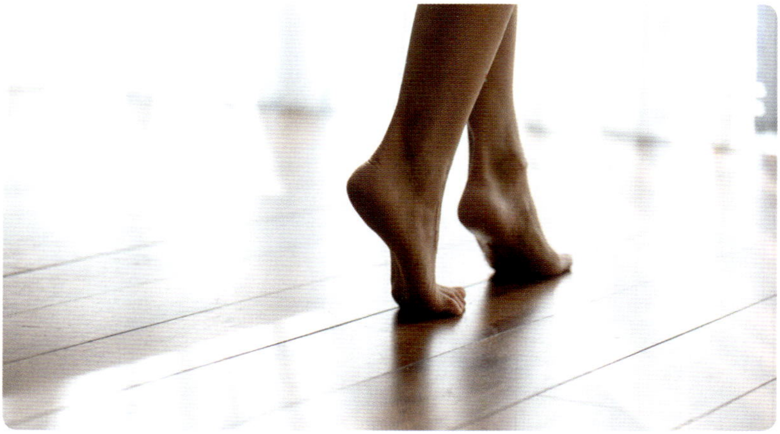

Auch unsere Fußsohlen sind von einer Fülle von Rezeptoren überzogen.#

Vor Kurzem erzählte mir ein Freund von einem Erlebnis, das großen Eindruck auf ihn machte. Sein klassischer Bürojob hatte ihm chronische Rückenschmerzen eingebracht, weshalb er nun seit zwei Jahren regelmäßig Pilates übt. Seine Pilates-Trainerin sprach wohl immer wieder davon, dass er die vorderen Rippen nach innen ziehen solle. Er tat sein Bestes, *wusste* aber nie so recht, was damit gemeint war. Bis zu dem Tag, als er es plötzlich *spürte*. Dieses Erlebnis des Spürens, der erweiterten Wahrnehmung, beglückte ihn sichtbar. Fragen Sie mich nicht warum, aber es stimmt, dass solche Erlebnisse glücklich machen. Ich erlebe es immer wieder in der Arbeit mit Klienten und an mir selbst! Sicherlich gibt es auf biochemischer Ebene eine Begründung dafür, vielleicht liegt es aber auch einfach daran, dass wir in solchen Momenten vermeintliche, beziehungsweise selbst gesteckte Grenzen überschreiten.

Was aber genau hat es mit der bewussten Propriozeption auf sich? Wenn wir mit ihr arbeiten, dann sind wir während unseres Trainings präsent und aufmerksam bei der Sache. Wir nehmen bewusst wahr, was gerade geschieht und welche Wirkung das auf uns hat, ohne in Gedanken ständig woanders zu sein. Auf diese Weise verbessern wir uns im Spüren und erfahren mit der Zeit Bereiche, die uns zuvor verschlossen waren. Im Übrigen funktioniert die bewusste Propriozeption umso besser, je ausgeprägter die Crimp, also die Wellenform, in der Mikrostruktur der Faszien ist, denn dort sitzen die Mechanorezeptoren.

Je mehr wir uns darin üben, aufmerksam wahrzunehmen, desto klarer spricht dieses körpereigene Feedbacksystem zu uns. Ein Beispiel: Haben wir in einer Dehnung vorher nur einen diffusen Schmerz verspürt, der uns vielleicht sogar Sorge bereitet hat, so nehmen wir ihn jetzt, da wir bewusst hinspüren, differenzierter wahr. Wir können ihn als einen *positiven* Dehnungsschmerz einordnen, der zu einer Verbesserung der Gesamtsituation führt, oder als einen *negativen* Schmerz, der uns schadet. Auf diese Weise treten wir in einen Dialog mit unserem Körper, was eine ganz andere Situation ist, als wenn wir ihm unseren Willen aufzwingen. Indem wir zuhören, lernen wir, den Körper zu verstehen und einen Weg einzuschlagen, der heilsam für uns ist. Denn anders als der Verstand, kann uns der Körper nichts vormachen. Er ist immer im Hier und Jetzt und bezieht die Grundlage seiner Signale nicht aus dem Denken, sondern aus der körpereigenen Sensorik. Es ist an uns, ob wir zuhören wollen oder nicht.

Bewusste Propriozeption im Alltag

Viele Menschen üben einen Beruf aus, in dem sie in ständiger Interaktion mit anderen Menschen sind, sei es als Lehrer, Therapeut, Manager oder in einer anderen Funktion. Häufig nehmen sie ihre Arbeit mit der Zeit als erschöpfend wahr, selbst dann, wenn ihnen die Tätigkeit grundsätzlich Freude bereitet. Ich kenne das aus eigener Erfahrung aus meinen ersten Jahren als Yoga-Lehrerin, in denen ich sehr viel unterrichtete. Das Unterrichten machte mir zwar grundsätzlich große Freude, doch nach einiger Zeit fühlte ich mich abends immer komplett erschöpft. Meiner Meinung nach liegt die Ursache dieser Erschöpfung aber nicht vorrangig in den vielen Stunden, die man arbeitet, sondern darin, dass man sich komplett verausgabt. Wir werden von der Außenwelt so absorbiert, so dass für das bewusste Spüren der inneren Bedürfnisse kein

Raum mehr bleibt. Der Körper schaltet in solchen Momenten auf Autopilot. Wir fallen zurück in Gewohnheiten wie schlechte Körperhaltung und ungesunde Atemmuster und spüren manchmal sogar nicht einmal mehr unsere ganz fundamentalen Bedürfnisse wie Hunger- oder Durstgefühl. Dass man sich folglich nach kurzer Zeit physisch und mental erschöpft fühlt, ist nicht weiter verwunderlich.

Die Frage ist also, wie wir auch bei hoher, nach außen gerichteter Konzentration ein Stück weit *bei uns* bleiben können, also unser Gewahrsein nach innen nicht verlieren. Der Schlüssel dazu liegt in der bewussten Propriozeption, das heißt, dass wir uns die Zeit nehmen, immer wieder innezuhalten, um Körper und Atem wahrzunehmen. Das kann ein bewusster Atemzug durch die Nase während einer Rede sein, ein ausgiebiges Strecken nach spätestens sechzig Minuten Schreibtischarbeit oder das bewusste Schmecken und Genießen des Essens in der Pause. Es geht darum, solche Momente so oft wie möglich in den Alltag zu integrieren. Je mehr wir die bewusste Propriozeption in unseren Alltag integrieren, desto feiner wird unser Spüren und desto besser werden wir mit der Zeit den Drahtseilakt zwischen innerer und äußerer Wahrnehmung meistern. In spirituellen Traditionen wird hier oft von Achtsamkeit gesprochen. Leider ist dieses Wort aufgrund seines inflationären Gebrauchs so beliebig geworden, dass viele Menschen schon mit den Augen rollen, wenn sie es nur hören. Im Grunde meint es aber dasselbe wie bewusste Propriozeption: Präsent zu sein im Inneren wie im Äußeren und bewusst das wahrzunehmen, was gerade ist.

Geprägt von einer Gesellschaft, in der Leistung und Vorankommen das Maß aller Dinge sind, lassen wir uns immer wieder zu Handlungen hinreißen, die nicht von Spüren getragen sind, sondern von Ehrgeiz und Ego. Das schadet meist mehr als es nutzt. Ich sehe die Körperarbeit als ein wunderbares Lernfeld, in dem wir unseren mentalen Mustern und schlechten Gewohnheiten auf die Spur kommen können. Die physiologischen Aspekte wie der Aufbau von Muskeln, bessere Beweglichkeit, gesunde Gelenke und elastische Faszien sind zwar wichtig für unseren Lebensvollzug, dennoch würde ich so weit gehen, sie als einen positiven Nebeneffekt zu bezeichnen. Ich verstehe die Körperarbeit vor allem als einen Weg, zu mehr Bewusstheit und Präsenz zu gelangen. Bewegung ohne Eigenwahrnehmung ist wie eine Verpackung ohne Inhalt. Sie führt nicht zum besten Ergebnis, jedenfalls nicht im Sinne der Homöostase. Es geht in der Körperarbeit – wie im Leben ganz allgemein – vor allem um Beziehung. Erst durch Zuhören und Zusehen treten wir in einen Dialog mit unserer Umwelt und mit uns selbst. Unsere Handlungen sind dann nicht mehr von einem oberflächlichen *„Mag ich"* oder *„Mag ich nicht"* getragen, sondern von einer feineren und tieferen Wahrnehmung im Sinne von *„Was tut mit gut oder Was tut mir nicht gut?"*

Es ist also nicht nur wichtig, *was* wir tun, sondern vor allem auch, *wie* wir es tun. Legen Sie deshalb im praktischen Teil Ihren Fokus nicht nur darauf, wie gut Sie eine Übung können oder wie viele Wiederholungen Sie schaffen! Viel wichtiger ist es, dass Sie beginnen, die bewusste Propriozeption in Ihre Praxis einzubinden. Treten Sie in einen wirklichen Dialog mit sich selbst und schärfen Sie Ihr Bewusstsein für Körper, Atem und Geist! Das ist ein wichtiger Schritt zur Gesundheit – körperlich wie mental.

Wie wichtig die bewusste Propriozeption ist, habe ich schmerzlich am eigenen Leib erfahren müssen. Während meiner Zeit als Artistin stellte ich mir nie die Frage, was mir guttat. Der Trainingsplan wurde einfach abgearbeitet, ohne Rücksicht darauf, ob sich das im jeweiligen Moment richtig anfühlte. Spüren war ein Luxus, vom dem ich glaubte, ihn mir nicht leisten zu können. Diese geistige Haltung brachte mir immer wieder Verletzungen ein, die mich für einige Zeit ausbremsten. Neben den körperlichen Schmerzen empfand ich in solchen Momenten Bedauern und auch manchmal Wut darüber, in einer „Zwangspause" zu sein. Aber schon nach kurzer Zeit stellte sich noch ein anderes Gefühl ein, das ich als ein Aufatmen, ein Loslassen, ein Gefühl von der Richtigkeit der Auszeit beschreiben möchte. Damals konnte ich dieses Gefühl nicht richtig reflektieren. Ich verstand nicht, dass der Körper mir genau das Richtige verordnet hatte und ich das im Grunde meines Herzens auch spürte. Stattdessen ging es, sobald die Verletzung ausgeheilt war, im alten Tempo weiter. Bis zur nächste Zwangspause…

Heute weiß ich, dass es eine gesunde Mitte gibt und man in Bewegung sein kann – auch intensiv in Bewegung sein kann – wenn man dabei die tieferen Bedürfnisse des Körpers respektiert. Das geschieht neben dem Wissen, was die verschiedenen Strukturen brauchen, vor allem, indem wir in der bewussten Wahrnehmung des eigenen Körpers bleiben und uns nicht scheuen, den Trainingsplan anzupassen, wenn es notwendig ist. Im Spüren zu sein, ist meines Erachtens nicht ein „nice to have", sondern eine Voraussetzung, wenn man lange Freude an Bewegung – und am Leben überhaupt – haben möchte. Das gilt besonders für Menschen, die sich sehr intensiv bewegen.

Seitdem die bewusste Propriozeption zum wichtigsten Aspekt meiner Körperarbeit geworden ist, bin ich trotz der verschiedenen Verletzungen, die ich aus meiner Artistenzeit mitgebracht habe, beschwerdefrei bei

gleichzeitig größerer Beweglichkeit. In meinem Unterricht beobachte ich, wie sie die Menschen zu größerer Konzentrationsfähigkeit und mentaler Stärke führt.

Zusammenfassung

Wir haben in den letzten Kapiteln über die vielfältigen Funktionen der Faszien gesprochen. Zusammenfassend können wir festhalten, dass sie eine zentrale Rolle für unseren Organismus spielen. Sie ziehen sich als ein Kontinuum durch den gesamten Körper und haben zahlreiche Aufgaben:

In ihrer *mechanischen Funktion* sind sie zuständig für Struktur, Schutz und Stabilität. Sie halten uns zusammen, formen, umhüllen, stützen, schützen, verbinden, grenzen ab und dienen zur Speicherung und Übertragung von Kräften. In ihrer *physiologischen Funktion* sind sie für Stoffwechsel und Flüssigkeitsaustausch zuständig und leisten einen wesentlichen Beitrag zur körperinternen Kommunikation. Faszien reagieren sowohl auf mechanische als auch auf biochemische Reize. Wenn wir sie pflegen, arbeiten nicht nur unsere Muskeln effizienter, auch unser Stoffwechsel verbessert sich, wodurch unsere Leistungsfähigkeit insgesamt steigt.

Mangelnde Bewegung, aber auch Stress, säurebildende Nahrungsmittel, emotionales Leid und schlechte Atemmuster lassen den pH-Wert unseres inneren Milieus sinken und tragen zu einer Versteifung der Faszien bei.[36] Wenn es um die Gesundheit unserer Faszien geht, müssen wir daher einen ganzheitlichen Ansatz verfolgen. Schüttel- und Dehnübungen, elastische Körperschwünge und Massagen sind für die Faszien wichtig, ebenso aber auch, dass wir Atembewusstheit entwickeln und uns um regelmäßige Entspannung kümmern. Darüber hinaus trägt eine überwiegend pflanzliche und basische Ernährung zur Faszien-Gesundheit bei. Vor allem aber sollten wir eine Lebensweise kultivieren, in der wir Stress möglichst vermeiden.

Man nimmt an, dass Spannungen in den Faszien durch das autonome Nervensystem beeinflusst und reguliert werden. Umgekehrt haben auch die Faszien einen Einfluss auf das autonome Nervensystem, wie wir im nächsten Kapitel erfahren werden. Wir bewegen uns daher in der Arbeit mit den Faszien immer an der Schnittstelle von Anatomie und Nervensystem, denn beide Systeme stehen in permanenter Wechselwirkung zueinander und lassen sich nicht separat betrachten. Nach Auffassung des AnatomieProfessors Jochen Staubesand (1921 – 2012), der jahrelang intensiv die Faszien erforschte, bedeutet jeder Eingriff in die Faszien auch einen Eingriff in das autonome Nervensystem. Mit dieser Aussage liefert er uns die perfekte Überleitung zum nächsten Kapitel.

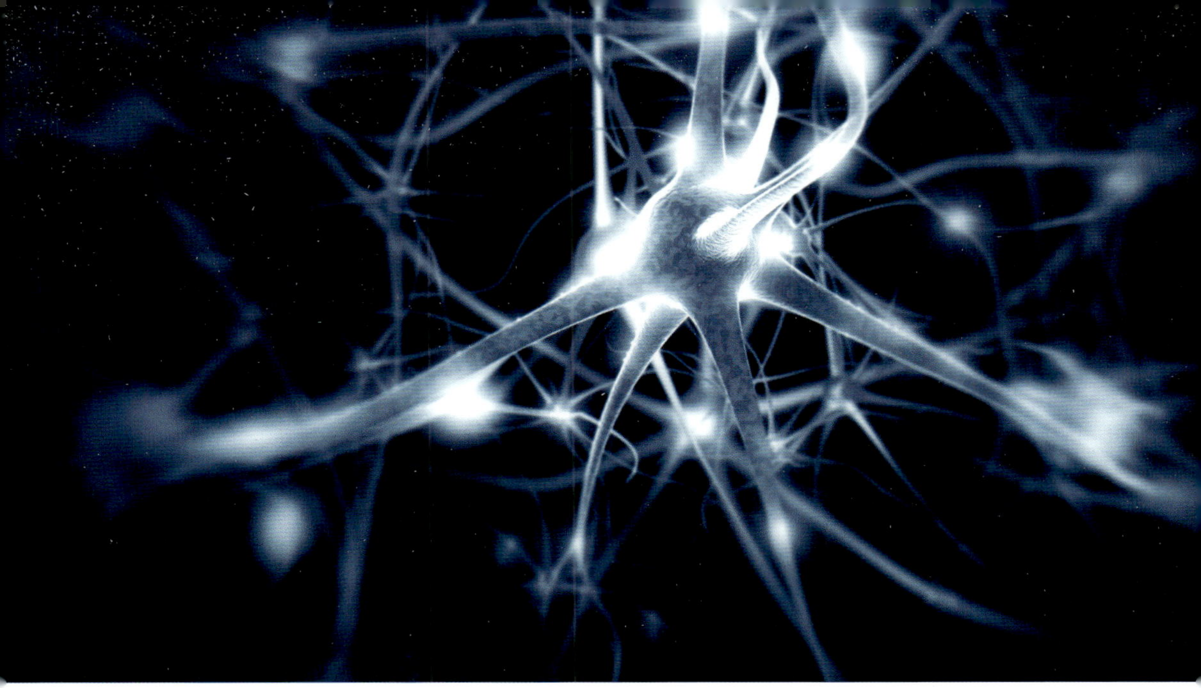

Das autonome Nervensystem

Laut Weltgesundheitsorganisation (WHO) gilt Stress als das größte Gesundheitsrisiko unserer Zeit. Wir alle kennen ihn und wissen, wie es sich anfühlt, gestresst zu sein. Aber was genau ist Stress? Der Begriff Stress leitet sich vom lateinischen Wort *stringere = anspannen* ab und bezeichnet die psychische und physische Reaktion eines Lebewesens auf spezifische äußere Reize (Stressoren) und die dadurch entstehende körperliche und geistige Belastung. Biologisch gesehen, besteht der Sinn dieser Reaktion darin, sich an veränderte äußere Umstände anzupassen und entsprechend reagieren zu können. Einfach ausgedrückt bedeutet das, dass uns unser Nervensystem im Angesicht einer Bedrohung auf Kampf oder Flucht vorbereitet, indem es zusätzliche Energien zur Verfügung stellt. Das ist ein Vorgang, der überlebenswichtig ist, jedenfalls dann, wenn man sich Auge in Auge mit dem sprichwörtlichen Säbelzahntiger sieht! Diese Reaktion unseres *autonomen Nervensystems* bezeichnet man als *Kampf-oder-Flucht-Reaktion* (fight or flight response). Geprägt wurde der Begriff vom U.S.-Amerikaner Walter B. Cannon (1871 – 1945), dem wir im Zusammenhang mit der Homöostase bereits begegnet sind. Er beschreibt damit die Reaktion von Lebewesen auf eine Alarmsituation.[37] Inzwischen wurde der Begriff erweitert, und man spricht heute auch von der *fight, flight and freeze response*, da in manchen bedrohlichen Situationen, denen nicht durch Kampf oder Flucht entkommen werden kann, das Opfer in Schockstarre verfällt, also sozusagen „einfriert".[38]

Das autonome Nervensystem ist Teil unseres *peripheren Nervensystems*, worunter man die Gesamtheit aller Nervenbahnen versteht, die außerhalb von Gehirn und Rückenmark (*zentrales Nervensystem*) liegen. In einem permanenten Regulationsprozess ist das autonome Nervensystem für die Aufrechterhaltung der Homöostase verantwortlich. Es kontrolliert und steuert alle lebenswichtigen Funktionen wie Herzschlag, Atmung, Verdauung und Stoffwechsel. Seine ausführenden Anteile sind der *Sympathikus* und der *Parasympathikus*, die in gegenseitiger Ergänzung und ständiger Regulation den Organismus an die Erfordernisse seiner Umwelt anpassen. Der Sympathikus ist dabei für alle leistungsfördernden Impulse zuständig. Bei Verdacht auf Gefahr sendet er an die Nebenniere das Signal, Adrenalin auszuschütten, was einen schnellen Zugriff auf die Reserven im Körper ermöglicht. Unsere Herzfrequenz erhöht sich, und der Blutzuckerspiegel steigt, da die Leberzellen durch die Adrenalinausschüttung mehr Glucose freisetzen. Wir sind hochkonzentriert und im „Überlebensmodus". Zur besseren Orientierung vergrößern sich unsere Pupillen, die Bronchien weiten sich und die Atmung wird stark beschleunigt, um das Abatmen des bei verstärkter Anforderung vermehrt anfallende CO_2 zu ermöglichen.[39] Die Magen-Darm-Aktivität, die Bauchspeicheldrüse, die Speichelsekretion und der Gallenfluss hingegen werden gehemmt, denn die Verdauung ist im Angesicht der Gefahr untergeordnet.[40] Der Sympathikus tut alles dafür, dass unsere Leistungsfähigkeit temporär gesteigert wird und der Körper schneller reagieren kann. Wenn die Gefahr dann vorüber ist, fällt der Adrenalinspiegel in unserem Körper wieder, und in der Regel macht sich Erschöpfung breit. Der Parasympathikus übernimmt und sorgt für Erholung und Ressourcenaufbau im Körper. Puls und Blutdruck werden langsamer, die Muskeln entspannen und die Atmung normalisiert sich. Die Verdauungsorgane nehmen ihre Arbeit wieder auf, und auch unser aktives Denken schaltet vom Überlebensmodus zurück auf Normalzustand. Durch diesen parasympathischen Ausgleich kann sich der Körper regenerieren und die Homöostase wiederherstellen.

Die Krankheit des 21. Jahrhunderts

Heute gibt es den Säbelzahntiger zwar nicht mehr, doch begegnen wir ihm weiterhin in etwas anderer Gestalt: Leistungsdruck, Ängste, Lärm, Reizüberflutung, Zeitmangel, Termindruck, Perfektionismus und seelische Probleme sind nur einige Beispiele. Tatsächlich macht es physiologisch keinen Unterschied, ob wir dem Tiger real gegenüberstehen oder ob er als mentale Bedrohung in unserem Kopf sitzt, denn das autonome Nervensystem setzt seine Mechanismen in beiden Fällen gleichermaßen in Gang. Der Unterschied – und auch das Fatale – an unserem Alltagsstress ist, dass wir ihm nicht durch Kampf oder Flucht entkommen können, denn er ist nicht nur ein kurzfristiger, vorübergehender Zustand, sondern permanent da und hält uns in einer Sympathikus-Schleife gefangen. Der Parasympathikus kommt kaum zum Einsatz, so dass sich unser System nicht mehr regenerieren kann. Kurzfristig kann unser Organismus zwar gut mit Stresssituationen umgehen, wenn sie allerdings zu einem Dauerzustand werden, brennen wir aus, denn es kommt zu einer Spannungsverschiebung zugunsten des Sympathikus. Man spricht hier manchmal auch von *vegetativer Dystonie* (fehlregulierte Spannung). Burn-out, Erschöpfung, Depression, Krankheit und so weiter sind die Folgen.

Use it or loose it – was wir nicht benutzen, das verkümmert oder wird krank, über dieses Prinzip haben wir schon gesprochen. Es gilt nicht nur für unsere Gelenke, Muskeln und Faszien, sondern auch für unser Nervensystem. In einem gesunden Organismus reagieren Sympathikus und Parasympathikus in einem höchst lebendigen Zusammenspiel innerhalb von Millisekunden auf jeden einzelnen Moment. Das geht so weit, dass sich diese in jedem Augenblick stattfindende Regulation sogar in unserem Herzschlag widerspiegelt. Entgegen der allgemeinen Meinung, ein Herz müsse wie ein Metronom gleichmäßig schlagen, variiert ein gesundes Herz die Abstände von Herzschlag zu Herzschlag. Bei der den Sympathikus aktivierenden Einatmung beschleunigt sich der Herzschlag, bei der den Parasympathikus aktivierenden Ausatmung verlangsamt er sich. Dieses Phänomen lässt sich bei einem gesunden Menschen sogar am Puls fühlen. Man spricht hier von der *Herzratenvariabilität*. Sie ist messbar und gibt uns Aufschluss darüber, wie es um unseren Parasympathikus bestellt ist. Je flexibler der Herzrhythmus ist, je mehr also die Herz-Rate variiert, desto gesünder ist der Parasympathikus beziehungsweise die Fähigkeit zur Regeneration. Um diese elementare Bedeutung der Herzratenvariabilität wussten schon die Ärzte im alten China, als sie sagten: „Schlägt das Herz gleichmäßig wie ein Uhrwerk, so ist der Patient nach drei Tagen tot." Die Fähigkeit unseres Herzens, sich permanent flexibel anzupassen, lässt mit dem Alter natürlicherweise etwas nach. Vor allem aber sind es unsere Lebensumstände – und unser damit

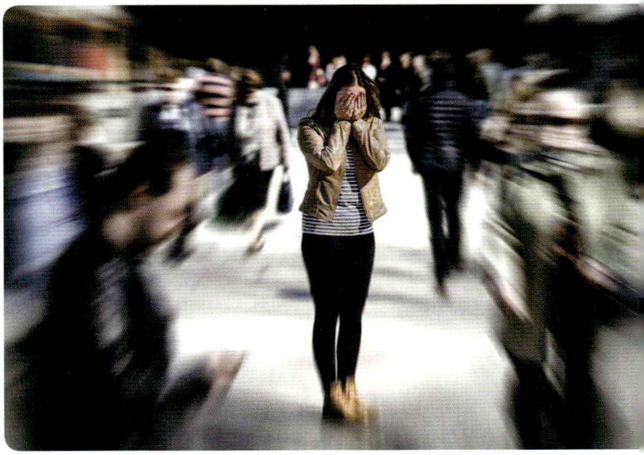

einhergehendes Atemverhalten – welche die Herzratenvariabilität und die Fähigkeit zur Regeneration entscheidend beeinflussen.

Wenn sich Stress negativ auf die Parasympathikus-Tätigkeit auswirkt, so müsste das im Umkehrschluss bedeuten, dass wir durch Entspannung positive Impulse setzen können. Und genau so ist es auch. Wir können aktiv in die regulativen Vorgänge des autonomen Nervensystems eingreifen, zwar nicht auf unmittelbare Weise – denn wir können beispielsweise unsere Herzfrequenz nicht willentlich verändern – mittelbar aber schon. Der schnellste und direkteste Weg, auf die beiden vegetativen Anteile, also Sympathikus und Parasympathikus, einzuwirken, ist über die Atmung. Sanfte Atem- und Körperübungen, Entspannungstechniken und Meditation stärken den Parasympathikus und beeinflussen die Herzratenvariabilität positiv. Das allerdings braucht Zeit und Geduld; denn ist der Parasympathikus erst einmal geschädigt, was in der Regel durch eine jahrelange stressige Lebensführung geschieht, kann er sich nicht innerhalb von Tagen wieder regenerieren. Es verhält sich ähnlich wie mit den Faszien, für deren Regeneration häufig ebenfalls viele Monate erforderlich sind.

Wenn wir morgens und abends eine Atem- oder Meditationsübung in unseren stressigen Alltag quetschen, dann ist das zwar in jedem Fall besser, als wenn wir gar nichts tun, meistens müssen wir für eine nachhaltige Veränderung aber das Problem an der Wurzel anpacken. Das kann in manchen Fällen bedeuten, die eigene Lebenssituation grundsätzlich zu hinterfragen und zu verändern.

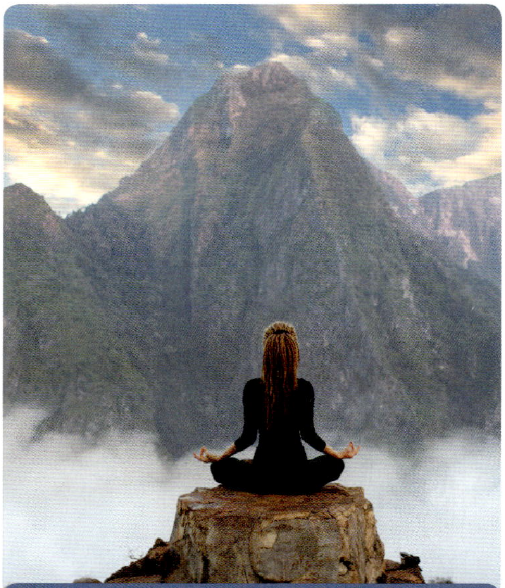

Wie es sich anfühlt, wenn der Sympathikus überstimuliert wird, erlebte ich am eigenen Leib am Höhepunkt meiner Artistenlaufbahn. Wir wurden mit unserer Nummer zum renommierten internationalen Zirkusfestival in Monte Carlo eingeladen – eine große Ehre in der Zirkuswelt. Einerseits waren wir natürlich stolz auf diese Einladung, andererseits spürte ich sofort großen Druck, denn das Festival ist ein Wettbewerb. Die gesamte Zirkus- und Eventbranche trifft sich dort, Fernsehteams aus aller Welt sind da, und Verträge werden teilweise noch vor Ort abgeschlossen. Kurzum: Das Festival abzusagen, schien keine Option zu sein. Bereits in der ersten Nacht schlief ich nicht mehr als zwei Stunden, und da ich auch tagsüber keine Erholung fand, war ich schon voll-

kommen erschöpft, noch bevor der eigentliche Wettbewerb begann. Ich hatte in diesen Tagen ständig kaltschweißige Hände, meine Verdauung funktionierte nicht mehr und mir war häufig schwindelig. Mit viel Willenskraft absolvierte ich die erste Vorstellung, vor der zweiten Vorstellung bekam ich jedoch einen Kreislaufkollaps. Während die Sanitäter mir eine Infusion gaben, kam der Programmchef in die Garderobe gestürmt und sagte, dass wir jetzt entweder in die Manege müssten oder der Wettbewerb für uns vorbei sei. Ich weiß noch, wie ich kurz vor dem Auftritt hinter dem Vorhang stand, mit beiden Fäusten auf meine Brust trommelte und dabei aus vollem Leibe schrie (was allerdings aufgrund der lauten Musik niemand hören konnte). Heute weiß ich, dass das eine intuitive Handlung war, um die letzten Reserven zu mobilisieren. Hinter dem Brustbein liegt die Thymusdrüse. In der Kinesiologie geht man davon aus, dass sie sich durch Klopfen aktivieren lässt, was fokussierend wirken soll. Wie auch immer, es funktionierte. Die Vorstellung erlebte ich zwar wie in Trance, aber alles ging gut, und wir gewannen am Ende sogar eine Auszeichnung. Diese enorme Willensanstrengung hatte jedoch ihren Preis, noch Monate nach dem Festival war ich in einer tiefen Erschöpfung.

Doch am Ende bewirkte dieses Erlebnis etwas Positives, denn es führte mich zu einem Umdenken, weg von der leistungsorientierten Performance hin zu heilsamer Körperarbeit, so wie ich sie in meinem heutigen Beruf praktiziere. Wahrscheinlich wäre ich mit der Situation in Monte Carlo damals besser klargekommen, wenn ich die Atem- und Meditationstechniken gehabt hätte, die heute ein fester Bestandteil meines Lebens sind. Dennoch hätten auch sie das Problem nicht an der Wurzel lösen können; denn im Grunde genommen wurde mir durch dieses Erlebnis erst bewusst, dass mich das Bühnenleben grundsätzlich stresste und mich in einem Zustand von permanenter Nervosität gefangen hielt. Erst als mir das klar wurde, konnte ich meinen Weg in eine für mich heilsamere Richtung umlenken. Meine Freude an Bewegung ist nach wie vor ungebrochen. Ich musste sie für den Schritt, mein Bühnenleben hinter mir zu lassen, nicht aufgeben. Das hingegen, was mich stresste, konnte ich loslassen. Dafür bin ich dankbar, denn ich denke, dass es mich früher oder später krank gemacht hätte. In meinem jetzigen Beruf bin ich zwar auf weniger glamourösen Pfaden unterwegs, doch fühle ich mich heute im Einklang mit mir selbst und von innen heraus genährt und gestärkt.

Trauma

Wir alle haben die angeborene Fähigkeit, uns von Stress zu erholen. Das gilt auch für stärkere Emotionen wie zum Beispiel Angst, Schrecken, Entsetzen, Wut und Hilflosigkeit, wie sie in traumatischen Situationen oft eine Rolle spielen.[41] Im letzten Kapitel haben wir gehört, dass solche Emotionen in unserem Körper bestimmte Mechanismen in Gang setzen, die uns auf Kampf, Flucht oder Erstarren vorbereiten, was sich in unserem Körper durch Ducken, Zurückweichen oder Versteifen ausdrückt.[42] Diese Haltung und der damit verbundene kontrahierte Zustand dienen dazu, unsere empfindlichsten Stellen zu schützen. Wir begegnen dieser Körperhaltung in unserer heutigen Gesellschaft übrigens häufig: Hochgezogene Schultern und ein runder Rücken sind nicht nur die Konsequenz einer schwachen Muskulatur und unbewussten Lebensweise, sondern vor allem Ausdruck einer ängstlichen Grundhaltung.

Wie also kann sich unser autonomes Nervensystem von starkem Stress oder sogar Trauma erholen? Mit dieser Frage beschäftigte sich der U.S.-amerikanische Psychologe und Trauma-Therapeut Peter Levine und beobachtete, wie Tiere in freier Wildbahn mit traumatischen Erlebnissen umgehen. Die Tiere sind dort einer permanenten Lebensbedrohung durch andere Raubtiere ausgesetzt oder müssen mitansehen, wie Mitglieder der eigenen Gruppe vor ihren Augen zerrissen werden. Der Schrecken ist also ihr ständiger Begleiter. Dennoch werden sie von diesen Erlebnissen nicht traumatisiert, sondern haben offensichtlich die Fähigkeit, sich immer wieder schnell davon zu erholen. Levine beobachtete, dass Tiere den Schrecken im wahrsten Sinne des Wortes abschütteln, indem sie nach Momenten der Todesgefahr zu ihrer Gruppe zurückkehren und in einen Zustand des Zitterns verfallen. Diese körpereigene Reaktion dient der Selbstheilung des Organismus und der Wiederherstellung des inneren Gleichgewichts.

Der Mensch kann Schock und Schrecken auf die gleiche Weise verarbeiten, indem er auf traumatische Erlebnisse mit Zittern oder Weinen reagiert (Weinen ist oft von starken Schüttelbewegungen begleitet). Häufig aber wird beides unterdrückt, wie das zum Beispiel durch eine Beruhigungsspritze nach einem Unfall geschieht. Nach Auffassung Levines kommt es dadurch zu Blockaden im Körper, denn der *begonnene Prozess* kann nicht zu Ende gebracht werden, und der Körper bleibt im Stresszustand gefangen. Was genau steckt hinter diesem Prozess?

In einer sehr stressigen oder traumatischen Situation mobilisiert unser Körper viel Kraft und Energie, um unsere Muskeln auf entsprechendes Handeln vorzubereiten. Wenn wir auf diese Weise „aufgeladen" sind, jedoch daran gehindert werden, den Vorgang zu Ende zu bringen, weil Kampf oder Flucht nicht möglich sind, dann erstarren wir. Führen Sie sich dazu nochmals den weiter vorne beschriebenen Katapult-Effekt vor Augen, bei dem es in Erwartung einer Anstrengung zur Vorspannung der Muskeln und Faszien kommt. Die aufgebaute und gleichzeitig ungenutzte Spannung kann sich jetzt jedoch nicht wieder entladen, sondern bleibt im Gewebe stecken. In diesem angespannten Zustand erhält unser Gehirn fortwährend Nervenimpulse, die signalisieren, dass wir über das eigentliche Ereignis hinaus in einer Gefahrensituation sind und bedroht werden. Wir sind in einer Sympathikus-Schlaufe gefangen – einem Zustand, der auf Dauer krank macht. Bei den Tieren scheinen diese Blockaden gar nicht erst zu entstehen, da die in einer Schrecksituation aufgebaute Spannung über das Zittern gleich wieder abgebaut und der begonnene Vorgang zu Ende gebracht werden kann. Weiter vorne haben wir bereits über die heilsame Kraft von Vibrationen gesprochen und wie wir mit ihrer Hilfe Blockaden in den tiefen Faszien lösen können. Die Natur macht sich dieses Prinzip ganz selbstverständlich zunutze.

Auf Grundlage seiner Beobachtungen entwickelte Levine eine Methode zur Traumatherapie, das sogenannten *Somatic Experiencing*, was in etwa „körperliches Erleben" bedeutet. Die Idee dieser Methode ist, dass angefangene Prozesse zu Ende gebracht und gespeicherte Energien wieder freigesetzt werden können. Im Mittelpunkt steht das Auf- und Nachspüren von starken Körperempfindungen (Tracking), was durch bewusste Propriozeption und somatische Wahrnehmungsübungen erreicht werden soll. Die Emotionen sollen dann über intuitive Bewegungen ausgedrückt werden, so dass sich physische Blockaden lösen können. Bei diesem ganzheitlichen Ansatz wird die natürliche Selbstregulation des autonomen Nervensystems stimuliert, so dass die Balance von Sympathikus und Parasympathikus wiederhergestellt werden kann.

Der U.S.-amerikanische Trauma-Therapeut David Berceli entwickelte Levines Idee mit seiner sogenannten TRE-Methode (*Tension and Trauma Releasing Excercises* – Übungen zur Lösung von Spannung und Trauma) noch weiter. Ihr zentrales Element besteht aus einer Abfolge von Übungen, die ein Zittern im Körper hervorrufen. Es geht also um die gleiche Idee: Die Übungen sollen physische Spannungen lösen und Nervenimpulse an das Gehirn senden, die signalisieren, dass die Gefahr vorüber ist. Auf diese Weise können nicht abgeschlossene traumatische Prozesse zu Ende gebracht und auf physischer und psychischer Ebene verarbeitet werden.[43] Therapeuten, die nach der TRE-Methode arbeiten, berichten interessanterweise, dass sich das Zittern häufig entlang der Faszien-Bahnen und insbesondere an deren Schwachstellen beobachten lässt, also dort, wo die Faszien verkürzt und verklebt sind.[44] Das könnte ein Indiz dafür sein, dass sich Blockaden, wie sie durch Traumata hervorgerufen werden, besonders in den Faszien festsetzen.

Warum sprechen wir in einem Buch wie diesem über Trauma? Wie wir auf den letzten Seiten gesehen haben, handelt es sich bei Traumata um eine starke Form von Stress.

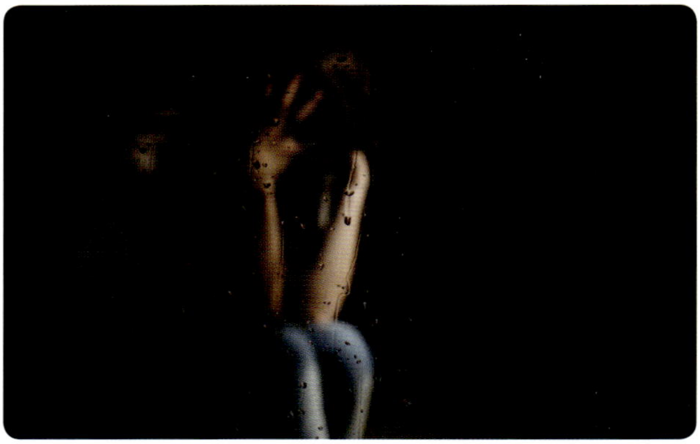

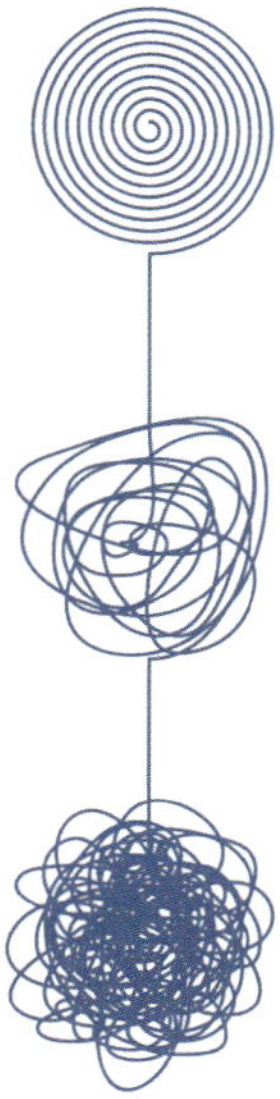

Physiologisch betrachtet, laufen bei beiden die gleichen Mechanismen ab, wenn auch in unterschiedlicher Stärke. Die Erkenntnisse und Methoden der Trauma-Therapie sind für uns insofern interessant, da wir in der Körperpraxis sehr häufig mit Stress und manchmal sogar mit tiefsitzenden Traumata konfrontiert werden. Nicht verarbeitete Emotionen sitzen als physische Blockaden in den tieferen Gewebeschichten unseres Körpers. Über die Übungen erreichen wir diese Schichten, wodurch manchmal plötzliche und starke Emotionen ausgelöst werden können. Wenn Sie solche Erfahrungen an sich selbst oder in der Arbeit mit Ihren Klienten machen, dann brechen Sie den Prozess nicht ab, sondern lassen ihn geschehen. Vertrauen Sie darauf, dass unser Körper immer nur das freisetzt, was wir im Moment auch aushalten können. Seien Sie ein geduldiger und einfühlsamer Zuhörer dessen, was sich abspielt, ohne zu beurteilen oder zu psychologisieren. So helfen Sie dabei, dass sich physische Blockaden lösen und Prozesse zu Ende gebracht werden können.

An dieser Stelle möchte ich die Grundidee der vier Prinzipien nochmals aufgreifen, denn wir können jetzt sehen, dass sie im Physischen gleichermaßen wirken wie im Mentalen. Wenn wir gestresst sind – also mentalen Druck erfahren – dann zieht sich unser Körper zusammen. Wir können diese Spannung jedoch durch entsprechende Übungen wieder lösen, so dass sich Körper und Geist zurück in ihren entspannten Ursprungszustand ausdehnen. Sind die vier Prinzipien im Gleichgewicht, dann sind wir mental ausgeglichen und in einem Zustand von innerer Entspannung. Damit sich Spannung und Stress gar nicht erst in unserem Körper festsetzen, integrieren wir in unsere Körperpraxis einfache Schüttel- und Schwungübungen. Ebenso wichtig sind eine bewusste Atmung und regelmäßige Entspannungsübungen. Hilfreiche Atem-Übungen finden Sie auf Seite 66, 68 und 74.

Am Ende meines zweiten Ausbildungsjahres an der Theaterschule hatte ich einen Unfall, der mein Leben dramatisch hätte verändern können. Es war am späteren Abend. Wir waren müde, denn wir probten schon seit Stunden für die Diplomarbeit einer Freundin aus der Abschlussklasse. Das war immer wieder mit Wartezeiten verbunden, weshalb wir in den Pausen herumzualbern begannen und allen möglichen Unsinn machten. In dem Raum gab es ein Trapez, das etwa 2,5 Meter über dem Boden hing. Irgendwann zog ich mich auf das Trapez und hängte mich kopfüber nach unten in den sogenannten *Fußhang*. Das ist eine Haltung, bei der man sich nur mittels Kraft der Füße hält. Die Fußrücken liegen dabei auf der Reckstange, der Rest des Körpers hängt senkrecht nach unten. Rein muskulär betrachtet, ist das zwar keine sonderlich schwierige Übung, jedoch sollte man sie immer nur höchst konzentriert ausführen. Was ich nicht tat....

Ich weiß nicht mehr, was genau geschah, ich muss wohl die Spannung aus meinen Füßen gelöst haben, jedenfalls fiel ich aus fast einem Meter Höhe ungebremst und mit dem Kopf zuerst auf den Boden. Der Moment spielte sich für mich wie in Zeitlupe ab. Ich hörte meine Nackenwirbel knacksen und hatte das Gefühl, dass ich Wirbel für Wirbel auf dem Boden zum Liegen kam. Danach war ich wohl für einen Moment bewusstlos, denn als Nächstes nahm ich wahr, dass meine Freunde um mich herum knieten und mich aufgeregt fragten, ob ich meine Zehen bewegen könne. Ich konnte es glücklicherweise. Es grenzt für mich heute noch an ein Wunder, dass ich mir damals nicht das Genick gebrochen habe.

Am nächsten Tag war mein Nacken wie in einem Schraubstock eingespannt, ich konnte meinen Kopf kein Stück nach rechts oder links drehen. Zudem fühlte ich mich wie in Watte gepackt, alles wirkte dumpf und weit weg. Ich hatte damals das große Glück, in sehr gute Hände in den Schweizer Bergen zu kommen.

Als ich in Margheritas Haus eintrat, fragte sie mich nichts, sondern führte mich direkt zu einer Liege, auf der sie mich zwei Stunden lang behandelte. Dabei berührte sie meinen Kopf und Nacken kaum, und wenn, dann nur sehr sanft. Sie sagte, dass sie zuerst das Trauma auf energetischer Ebene lösen müsse, erst dann könne auch der physische Körper wieder loslassen.

Das war das nächste Wunder für mich, denn nach diesen zwei Stunden konnte ich den Nacken wieder vollständig bewegen, und der Nebel in meinem Kopf war wie weggeblasen. Dafür hatte ich in den Tagen darauf den wohl heftigsten Nackenmuskelkater meines Lebens!

Margherita schaffte es durch ihre besondere Technik, das Trauma zu lösen, bevor es sich in meinem Körper und Geist festsetzen konnte. Zwei Wochen später stieg ich wieder auf das Trapez. Der Körper vergisst nichts, so sagt man. Das sehe ich auch so, denn der Nacken ist seither eine Schwachstelle in meinem Körper. Ich neige zu Verspannungen in diesem Bereich und muss mich aktiv um sein Wohlbefinden kümmern. Das mache ich gerne, denn er ist für mich ein sanfter „Reminder", wie schnell sich das Leben von einem Moment auf den anderen ändern kann, und wie kostbar jeder Moment ist...

Absichtslose Absicht

Auch wenn uns das alltägliche Leben normalerweise nicht traumatisiert, so sind wir doch alle mehr oder weniger starkem Stress ausgesetzt und haben mit den entsprechenden biologischen und mentalen Folgen zu kämpfen. Durch die Aktivierung des sympathischen Nervensystems wird Adrenalin und Cortisol freigesetzt, was zur Versteifung und Kontraktion der Faszien beiträgt, unsere Atmung beschleunigt und die Aktivität des Parasympathikus zurückdrängt. Cortisol wirkt sich aber auch negativ auf unser Erinnerungsvermögen aus, denn es verhindert nachweislich das Abrufen von Wissen aus dem Gedächtnis.[45] So erklärt sich zum Beispiel das Phänomen des *Black-outs*, das immer in Stresssituationen auftritt und unser Gedächtnis plötzlich versagen lässt. Der Einfluss von Stress und Cortisol auf unser Erinnerungsvermögen ist ein gutes Beispiel dafür, wie eng Körper und Geist miteinander verbunden sind und sich wechselseitig bedingen.[46] Durch Stress leidet also sowohl unsere physische als auch unsere mentale Leistungsfähigkeit.

In einem unserer Ausbildungsformate veranschaulichen wir, wie wir mit gezielten Entspannungstechniken auf den Parasympathikus einwirken können und damit unsere mentale Leistungsfähigkeit verbessern. Das geschieht mithilfe eines Biofeedback-Programms, das in verschiedene unterhaltsame Computerspiele integriert ist. Von einer Person werden über Fingerklammern und Ohrklipps körpereigene Biosignale wie Puls, Atmung, Muskelspannung und Hautwiderstand gemessen und in das Programm eingespeist. Das Biofeedback-System verwertet alle diese Signale in jedem Moment und bildet sie ab. Die Aufgabe besteht nun zum Beispiel darin, in einem Autorennen einen Rennwagen möglichst schnell fahren zu lassen. Je entspannter die Person ist, desto schneller fährt das Auto. Wenn der Stresspegel steigt und der Pulsschlag sich erhöht, wird das Auto langsamer oder bleibt sogar ganz stehen. Es funktioniert also anders als erwartet: Nicht die gespannte Anstrengung ist zielfördernd, sondern die konzentrierte Entspannung. Zunächst gelingt es den meisten ganz gut, das Auto zum Fahren zu bringen, oft aber wird es schon nach kurzer Zeit langsamer und bleibt ganz stehen. Das geschieht deshalb, weil man zwar unbewusst den Parasympathikus ansteuern, diesen Zustand jedoch nicht halten kann – schon gar nicht, wenn die ganze Gruppe zuschaut und man das Rennen gewinnen möchte! Wenn wir die Person dann aber während des Spiels darauf hinweisen, ihren Atem zu beobachten oder den Körper bewusst wahrzunehmen und zu entspannen, dann werden die Biosignale meist nach kurzer Zeit besser, und das Auto beginnt wieder zu fahren.

Die Arbeit mit dem Biofeedback zeigt, wie direkt und effektiv entspannende Methoden wie Atemarbeit oder Meditation auf unser Nervensystem wirken. Wir können den Parasympathikus trainieren, indem wir mithilfe der bewussten Propriozeption einen Teil unserer Aufmerksamkeit nach innen gerichtet lassen. So können wir einer Tätigkeit nachgehen – auch intensiv nachgehen – ohne dabei in den Stressmodus zu verfallen.

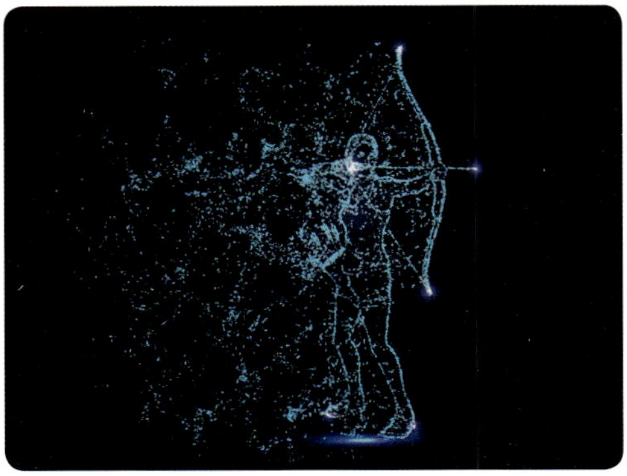

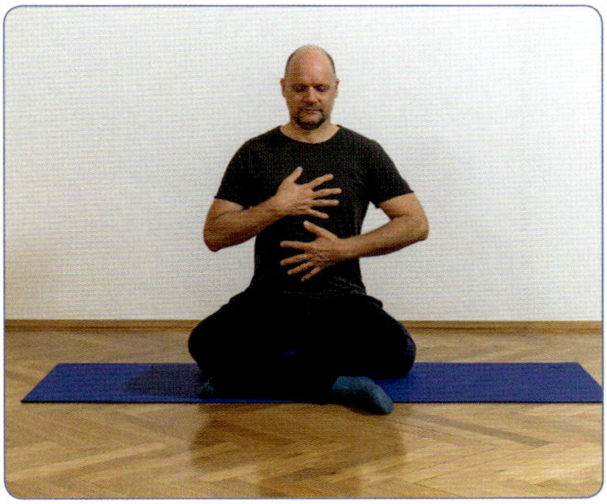

An dieser Stelle drängt sich mir ein Bezug zum *Tao Te King* auf, einer sehr alten chinesischen Spruchsammlung, die von dem Weisen *Laotse* im 6. Jahrhundert v. Chr. verfasst wurde. Laotse spricht darin von dem Prinzip *Wu Wei*, was so viel bedeutet wie „Tun im Nicht-Tun“. Das meint, das wir zwar handeln und unseren Tätigkeiten nachgehen sollen, dabei aber im Geiste entspannt und offen für das Ergebnis und die sich ergebenden Entwicklungen sein sollen. Diese Idee findet sich in vielen östlichen Traditionen wieder, wie zum Beispiel auch im Zen-Buddhismus. In dem Klassiker *Zen in der Kunst des Bogenschießens* beschreibt der Autor den geistigen Zustand, den der Schütze beim Abschuss des Pfeils haben sollte, ganz ähnlich. Er nennt ihn *absichtslose Absicht.*[47]

Übermäßiger Ehrgeiz und blinder Aktivismus stressen nicht nur unser System, sondern stehen auch einem tieferen Spüren entgegen. Sie versperren den Zugang zu einem intuitiven Handeln und bereiten den

Weg für Verletzungen, körperlicher wie seelischer Natur. Innerer Antrieb, Ehrgeiz und Forschergeist sind wichtige Eigenschaften, die uns voranbringen und uns dabei helfen, Dinge zu realisieren. Doch genauso wichtig sind Fähigkeiten wie Fantasie, Intuition, Spüren und Hingabe, sind es doch vor allem diese, die es uns erlauben, unsere Erfahrungen zu integrieren und in einem größeren Kontext zu sehen. Wir brauchen also eine gute Balance aus beidem. Um es mit den Worten von Alexander von Humboldt zu sagen: „Intuition und Fantasie lindern die tiefen Wunden, die die reine Vernunft manchmal schlägt."[48]

In der Ruhe liegt die Kraft

Es liegt in unserer eigenen Hand, eine entspannte geistige Haltung zu kultivieren. Körperarbeit ist ein Mittel dazu, aber auch jede Alltagssituation kann ein guter Lehrmeister sein, da wir ständig vor die Wahl gestellt sind, wie wir auf etwas reagieren. Ob uns etwas stresst oder nicht, ist allerdings sehr subjektiv. Während manche Menschen in einer lebensbedrohlichen Situation erstarren, bewahren andere einen klaren Kopf und bleiben handlungsfähig. Nicht alles stresst also jeden im gleichen Maße. Wie gut wir mit Stress klarkommen, hängt von verschiedenen Faktoren wie mentaler Stärke, Emotionen und erblichen Faktoren ab, aber auch von antrainierten Verhaltensmustern und der persönlichen *Stressresilienz*. Der Begriff leitet sich vom lateinischen Verb *resilire* (= zurückspringen, abprallen) ab und meint psychische Widerstandsfähigkeit. Sie lässt sich trainieren – und unsere Eigenwahrnehmung spielt dabei eine wichtige Rolle!

Die meisten Stress-Situationen, denen wir in unserem täglichen Leben begegnen, sind nur scheinbar bedrohlich, aber nicht wirklich. Wir bewerten sie aufgrund der Erfahrung, die wir in der Vergangenheit gemacht haben, ordnen sie in eine Schublade ein und reagieren emotional. Damit sind wir zu einer *offenen* Beobachtung nicht mehr in der Lage. Das Problem liegt also nicht so sehr in der Situation an sich, sondern vielmehr darin, was wir aus ihr machen. Der österreichische Neurologe und Psychiater Viktor Emil Frankl (1905 – 1997), Begründer der Logotherapie und Existenzanalyse, sagt es so: „Zwischen Reiz und Reaktion gibt es einen Raum. In diesem Raum haben wir die Freiheit und die Macht, unsere Reaktion zu wählen. In unserer Reaktion liegen unser Wachstum und unsere Freiheit."[49] Dieser Satz ist umso bemerkenswerter, wenn man weiß, dass Frankl in der Zeit des Nationalsozialismus mehrere Konzentrationslager überlebt hat. Er hat also an Leib und Seele erfahren, was es heißt, Stress in Form von existenzieller Bedrohung ausgesetzt zu sein. Selbst vor diesem Hintergrund, sagt er, haben wir immer die Wahl.

Wenn wir lernen, im Sinne einer Wertung offen zu bleiben und nicht unseren Emotionen das Steuer zu überlassen, dann machen *wir* etwas aus der Situation, und nicht umgekehrt, die Situation etwas aus uns. Dann können wir einen Schritt zurücktreten, unsere Aufmerksamkeit für einen Moment nach innen richten, unseren Atem beruhigen und versuchen, uns zu entspannen. So werden wir beispielsweise auf eine aggressive verbale Attacke anders reagieren, als wenn wir sofort zurückfeuern. Das geht nicht von selbst, sondern fordert mentale Stärke und Geistesgegenwärtigkeit. Unter mentaler Stärke verstehe ich die Fähigkeit, selbst zu bestimmen, wo man die eigene Aufmerksamkeit haben möchte, und sich nicht davon beeindrucken zu lassen, was im Äußeren am lautesten darum buhlt. Das lernt man zum Beispiel, indem man in der Körperarbeit übt, den Fokus immer wieder bewusst auf das Spüren oder die Atmung zu lenken, auch in Haltungen, die uns physisch fordern. Aber auch jede andere bewusst ausgeführte Alltagshandlung stärkt diese Fähigkeit. Wenn wir mentale Stärke entwickeln, dann haben wir Zugang zu dem Raum, von dem Frankl spricht. In ihm lernen wir etwas über uns selbst. Darin liegt das Potenzial und die Chance zu innerem Wachstum.

Zusammenfassung

Wir wissen nun, dass Stress eine natürliche und sinnvolle Reaktion unseres Körpers ist, um uns in lebensbedrohlichen Situationen durch eine Kaskade von biochemischen Reaktionen auf Kampf- und Fluchtsituationen vorzubereiten. Hält dieser Ausnahmezustand allerdings an, dann werden wir überspannt und krank, denn alle Systeme leiden darunter. Das Herz wird schwächer, der Faszien-Körper steifer, der Stoffwechsel schlechter, der Atem beschleunigt sich, und wir werden psychisch labiler. Wir verlieren die Homöostase auf allen Ebenen. Stress zu vermeiden – sei es dadurch, dass wir lernen, besser damit umzugehen, sei es durch eine Änderung unserer Lebensweise – ist von grundlegender Bedeutung, wenn wir unsere gesundheitliche Situation verbessern wollen.

Schön und gut, werden Sie sich jetzt vielleicht denken, aber was hat das jetzt nochmal konkret mit der Körperpraxis zu tun, um die es in diesem Buch ja vor allem gehen soll? Ganz einfach: Ich möchte Ihnen mit diesem kleinen Exkurs die Wichtigkeit von regelmäßiger Entspannung deutlich machen! Das gilt natürlich für das Leben im Allgemeinen, aber auch für die Körperarbeit. In der Stille, wenn die äußeren Reize wegfallen, können sich Körper und Geist besonders gut erholen. Aus diesem Grund empfehle ich, jede Übungssequenz mit einer Schlussentspannung zu beenden. Dazu legt man sich bequem auf den Rücken, wenn gewünscht, mit einer Decke zugedeckt. Im Yoga ist diese einfache, fünf- bis zehnminütige Entspannung ein fester Bestandteil jeder Stunde. Der Sinn besteht darin, Körper, Atem und Geist in eine heilsame Stille zu führen, wodurch sich unsere Systeme regenerieren und die in der Praxis gesetzten Impulse integriert werden können. Wundern Sie sich nicht, wenn Ihr Bauch in der Schlussentspannung zu glucksen und gurgeln beginnt, das ist ein Zeichen dafür, dass Ihr Parasympathikus aktiv und die Verdauungstätigkeit wieder aufgenommen wird!

In der Stille der Schlussentspannung tanken wir Kraft, so dass wir uns nach der Praxis erfrischt fühlen, selbst wenn sie körperlich fordernd war. Meiner Meinung nach sollte die Schlussentspannung ein fester Bestandteil jeder Art von Körperpraxis sein!

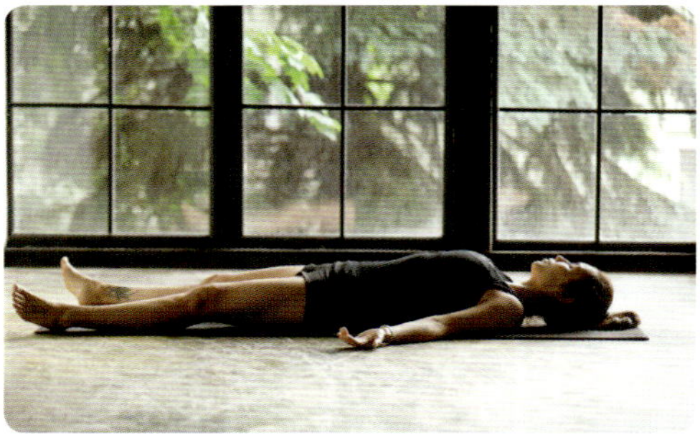

In der Ruhe der Schlussentspannung können sich unsere Systeme wieder regenerieren.

Als ich mit Yoga begann, war ich immer noch aktiv auf der Bühne tätig. Zu diesem Zeitpunkt trainierte ich viel am Vertikalseil – eine körperlich sehr fordernde Disziplin in einigen Metern Höhe. Normalerweise dehnte ich mich zwar nach jedem Training oder Auftritt noch eine Weile, hauptsächlich geschah das aber, um Muskelkater zu vermeiden. Irgendwann begann ich, ganz am Ende noch eine Entspannung hinzuzufügen, genau wie ich es nach jeder Yoga-Praxis auch tat. Der Effekt war frappierend: Während mir das bloße Dehnen zwar guttat, bewirkte die Schlussentspannung zusätzlich, dass ich mich körperlich wieder erfrischt und geistig wach fühlte, selbst wenn das Training oder der Auftritt zuvor anstrengend waren. Das war eine Offenbarung für mich, die mir das Tourneeleben deutlich leichter machte!

Heute weiß ich, dass Bewegung nie nur einen physischen Effekt hat, sondern immer auch auf das Nervensystem wirkt. Das können wir in der Körperpraxis ganz gezielt nutzen, indem wir regenerierende Übungen darin einbinden. Ich empfehle daher, sich nach jeder sportlichen Betätigung Zeit für einige Minuten der Entspannung zu nehmen. Probieren Sie es aus, Sie werden den Unterschied spüren!

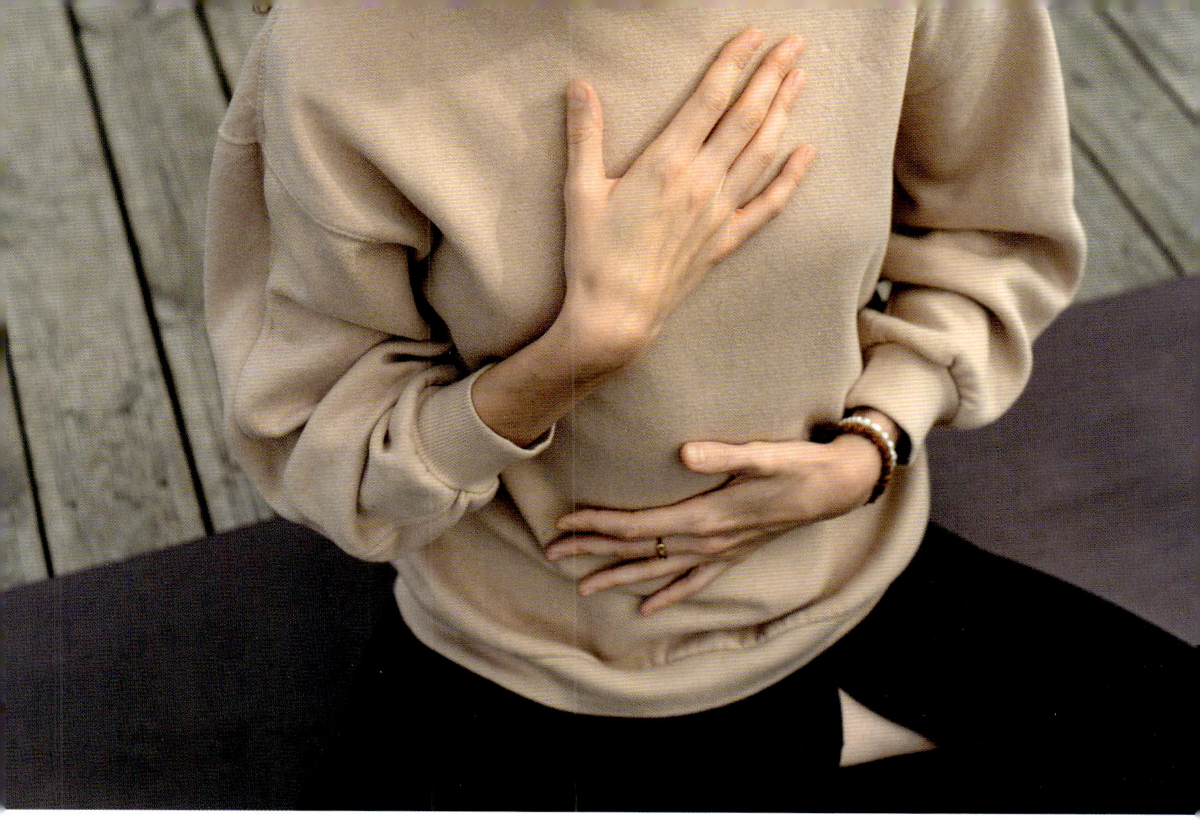

Der Atem (von Ralph Skuban)

An den Beginn dieses Buches hat Nella das Kapitel *Am Anfang war Bewegung* gestellt. Nun, ich denke, mit gleichem Fug und Recht könnte man sagen: *Am Anfang war der Atem*, ist er doch der fundamentale Lebensprozess überhaupt. Unser Leben beginnt bekanntlich mit einem ersten Schrei, der zugleich unser erster Atemzug ist. Und wenn wir noch genauer hinschauen, müssen wir sogar sagen, dass am Anfang *beides*, also Atem *und* Bewegung, stehen, denn das Erste ist ohne Letzteres nicht denkbar, ist der Atem doch zutiefst ein körperliches Geschehen, verbunden mit Bewegung: Bewegt sich die Atemmuskulatur nicht, gibt es auch keinen Atemprozess.

Gleichzeitig geht der Atem über den Körper hinaus und wirkt unmittelbar auf unser seelisches Befinden, mehr noch: Er spiegelt es nach außen. So wie es eine *Körper*sprache gibt (von der noch zu reden sein wird), gibt es also auch eine *Sprache des Atems*. Jeder Gemütszustand hat seine ihm eigene Atmung: Freude oder Traurigkeit, Gelassenheit oder Aufregung, Zorn oder liebevolle Zuwendung; auch Gesundheit oder Krankheit, seien sie körperlicher oder psychischer Natur. Deshalb nenne ich den Atem eine

Brücke, die das Körperliche mit dem Seelischen verbindet. Auch diese Eigenschaft hat er mit der Bewegung gemeinsam, denn er ist, wie schon gesagt, selbst Bewegung, *Atem*bewegung.

Zwei innigst miteinander verwobene Themenstränge ziehen sich wie ein roter Faden durch dieses Buch: Gesundheit und die damit in Verbindung stehenden vier Grundprinzipien der Bewegung. Beide Themen finden wir auch im Atemprozess. Doch bevor wir diesem Zusammenhang etwas näher nachgehen, möchte ich Sie einladen, eine einfache Atempraxis zu versuchen. Ich nenne die Übung *Drei reinigende Atemzüge*. Sie ist von der tibetischen Atemarbeit inspiriert, der es essenziell um das Lösen von Spannung geht und, tiefer betrachtet, um das Loslassen von Schmerz, vor allem von psychischem. Unverarbeitete emotionale Belastungen oder Traumata, seien sie größer oder kleiner, werden im Körper gebunden. Ich nenne das *somatisch gespeicherten Schmerz*. Diese Spannung ist gewissermaßen die Energie des Schmerzes, sein körperlicher Ausdruck. Diesem können wir uns mithilfe unserer Wahrnehmung und des Atems zuwenden, um uns, unabhängig von der Geschichte, die den Schmerz ursprünglich einmal verursacht hat, von ihm zu lösen.

Drei reinigende Atemzüge

Vorbereitung

Sitzen Sie bequem. Das kann auf einem Stuhl sein oder mit gekreuzten Beinen auf dem Boden. Auch ein Sofa ist gut, solange Sie dabei in einer natürlich aufrechten Haltung sitzen, damit die Lungen und das Zwerchfell sich frei bewegen können. Kommen Sie einen Moment zur Ruhe.

Vergegenwärtigen Sie sich eine Belastung, eine Verletzung, eine Sorge – irgendein Thema, das Sie in der Vergangenheit oder im Moment beschäftigt oder Ihnen auf der Seele liegt, sei es größer oder kleiner – etwas, von dem Sie gerne frei wären.

Wenn Sie sich das Thema nun ins Bewusstsein gerufen haben: Wo im Körper *fühlen* Sie es? Lassen Sie die *Story* rund um das Thema los und widmen sich allein dem Spüren des Körpers. Jedes Gefühl hat seinen somatischen Ort und Ausdruck: Vielleicht ist es der sprichwörtliche Stein in der Brust, das Gewicht auf Ihren Schultern, ein Druck im Bauch, eine Spannung irgendwo im Körper. Nehmen Sie *dies* einen Moment lang wahr. Danach beginnen Sie die Atempraxis:

Atmen Sie langsam ein. Gehen Sie in eine befriedigende Atemfülle. Nicht zu viel, nicht zu wenig. Wenn Sie wollen, stellen Sie sich vor, Licht in einer Farbe einzuatmen, die für Sie die Idee von Heilung und Wohlsein re-

präsentiert: Sie atmen heilendes, reinigendes Licht ein.
Halten Sie nach der Einatmung den Atem etwas an. Bleiben Sie so lange in der Atempause, wie Sie sich damit wohlfühlen.
Dann atmen Sie langsam aus. Lassen Sie mit der Ausatmung etwas von der Spannung oder Belastung, die Ihr Thema ist, aus sich herausfließen.
Spüren Sie nun eine halbe Minute oder auch etwas länger nach. Nehmen Sie dabei vor allem wahr, was sich *gut* anfühlt: Eine Leichtigkeit irgendwo im Körper, Durchlässigkeit, eine Frische, das Wohltuende, das sich Ihnen zeigt – wie viel oder wenig auch immer.
Machen Sie auf diese Weise drei (oder auch ein paar mehr) Atemzüge. Nach jeder Ausatmung nachspüren und wahrnehmen, was sich gut anfühlt. Sollte sich nichts gut anfühlen, dann seien Sie einfach mit dem, was ist, ohne dagegen anzukämpfen. Mit der Zeit wird es Ihnen immer besser gelingen, Spannung ziehen zu lassen und sich danach leichter zu fühlen.

Dies ist eine stark vereinfachte Form tibetischer Atemideen, doch die Essenz habe ich belassen: Das Spüren dessen, was weh tut. Das Einatmen in die angenehme Fülle und das Halten danach. Schließlich das Loslassen von Schmerz.

Der Atem ist ein mächtiges Werkzeug für Gesundheit und emotionales Wohlbefinden, wenn wir ihn verstehen und zu nutzen wissen. Auch hierbei können uns die vier Prinzipien helfen, denn sie finden sich in jedem einzelnen Atemzug. Lassen Sie uns deshalb nun anschauen, wie ein Atemzug, wenn er auf richtige und gesunde Weise geschieht, aussieht.

Richtiges Atmen

Viele denken, der Atem wäre ein automatisches Geschehen, das schon ganz von selbst immer richtig ablaufen würde. Dabei übersehen sie, dass der Atem im starken Maße ein *Verhalten* ist, geprägt von der Art und Weise, wie wir leben: Häufig stressbelastet und oft auch in Verbindung mit zu wenig Bewegung und ungesunder Ernährung. Weil der Atem unsere Lebensweise sensibel spiegelt, leiden heute so viele Menschen unter ungesunden Atemmustern wie nie zuvor, mit gravierenden Folgen. Eine dysfunktionale Atmung bringt den Säure-Basen-Haushalt durcheinander und stört die Homöostase des Nervensystems. Eine fast unüberschaubare Anzahl potenzieller gesundheitlicher Probleme und belastender Symptome können daraus erwachsen: Asthma und Kurzatmigkeit, Herz-Kreislauf-Erkrankungen, Einschlaf- und Durchschlafprobleme, Schnarchen und Schlafapnoe, Muskelspannungen, Verdauungsstörungen, innere Unruhe bis hin zu Panikattacken, chronische Erschöpfung, Migräne, Depressionen und vieles andere mehr.[50] Es ist hier nicht der Ort, auf die theoretischen Details der komplexen Zusammenhänge von Atem und Gesundheit einzugehen. Stattdessen möchte ich Sie mit der nachfolgenden Übung – ich nenne sie *natürliches* oder auch *sanftes Atmen* – direkt in einen heilsamen Atemprozess führen, an dem wir gut aufzeigen können, wie sich die vier Prinzipien im Atem wiederfinden lassen.

Natürlich sanft atmen

- **Sitzen Sie bequem, mit aufrechtem Oberkörper, und kommen Sie einen Moment zur Ruhe.**
- **Legen Sie eine Hand auf die Brust, die andere auf den Bauch. Sie atmen ausschließlich durch die Nase ein und aus.**
- **Bringen Sie Ihre Wahrnehmung zunächst zur Brust und spüren Sie dort dem Atem nach: Ist da Bewegung? Eine Weitung mit der Einatmung? Oder ist der Brustraum ruhig. Nur hinschauen und wahrnehmen. Bleiben Sie ein paar Atemzüge lang bei dieser Beobachtung.**
- **Verlagern Sie Ihre Aufmerksamkeit nun zur unten liegenden Hand. Auch hier: Nehmen Sie eine Weitung der Bauchdecke mit der Einatmung wahr und ein Zurückschwingen mit der Ausatmung? Ein paar Atemzüge lang.**
- **Nun nehmen Sie beide Bereiche zugleich wahr. Nehmen Sie Brust- und Bauchraum wahr, während Sie atmen. Einige Atemzüge.**
- **Im letzten Schritt versuchen Sie Folgendes: Entspannen Sie sich in die Ausatmung hinein – so als würden Sie sich sanft und langsam sinken lassen. Ein Loslassen in die Ausatmung. Das Einatmen kommt ganz von selbst wieder, in seiner eigenen Größe und Zeit. Sie entspannen sich in die Ausatmung und erlauben dem Einatmen zu kommen. Sie nehmen alles „Machen" aus der Praxis und lassen den Atem geschehen, achten aber darauf, dass Sie nur durch die Nase atmen und die Brust so weit wie möglich still bleibt.**
- **Bleiben Sie ein paar Minuten bei dieser wohltuenden Form des natürlichen Atmens.**

Machen Sie diese Übung so oft Sie wollen. Besonders geeignet ist die Zeit direkt nach dem Aufstehen oder vor dem Schlafengehen. Oder aber jederzeit untertags, wenn Sie einen Moment des Zu-sich-selber-Kommens suchen und etwas nährende Ruhe wünschen. Fünf bis zehn Minuten genügen schon!

Gesundes Atmen und die vier Prinzipien

In der vorausgehenden Atemübung finden sich alle zentralen Elemente einer natürlich-gesunden Atmung und zugleich die vier Grundprinzipien, die im Fokus dieses Buches stehen. Um das zu verstehen, sehen wir uns die Mechanik des Atmens jetzt etwas genauer an.

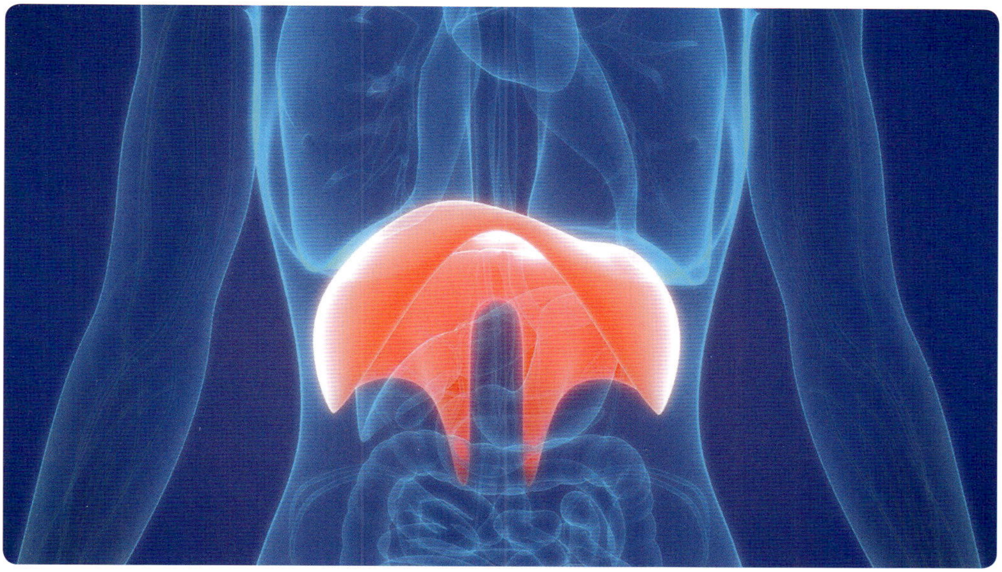

Das Zwerchfell bewegt sich während des Atmens nach unten und oben und wirkt dabei intensiv auf die Bauchorgane und das Herz.

Zu Beginn der Übung habe ich Sie eingeladen, Ihrem Atem im Brust- und Bauchraum nachzuspüren. Wichtig zu wissen ist, dass die Brustatmung im Ruhezustand sowie bei nicht fordernden Alltagshandlungen, auch im sanften Sport, nicht oder kaum eine Rolle spielen sollte. Nur bei stärkerer Belastung, wenn wir größere Luftvolumina umsetzen müssen, sollte die energie-intensive Brustmuskulatur zum Einsatz kommen. Im Ruhezustand kann allein das Zwerchfell (mit ein klein wenig Unterstützung der äußeren Zwischenrippenmuskeln) den Atemprozess erledigen, und dies mit nur minimalem Energieeinsatz.

Die Einatmung geschieht, indem sich das Zwerchfell – eine dünne Struktur aus Muskeln und Sehnen, die Brust- und Bauchraum anatomisch voneinander trennt – zusammenzieht: Das Prinzip Kontraktion. Dabei bewegt sich das Zwerchfell nach unten und drückt auf die Bauchorgane. Diese Kompression der Bauchorgane massiert und entgiftet diese im Wortsinne mit jedem Atemzug. Die Bauchorgane versuchen dem Druck des Zwerchfells auszuweichen, und die Bauchdecke wölbt sich nach außen.

Die Kontraktion und Bewegung von Zwerchfell und äußeren Zwischenrippenmuskeln bewirkt die *Weitung der Brusthöhle:* das Prinzip *Expansion*. Dadurch sinkt der Druck im Lungeninneren, so dass nun Luft von außen einströmen kann.

Bei der *Ausatmung* verläuft dann der ganze Prozess in umgekehrter Richtung: Das Zwerchfell entspannt sich und bewegt sich zurück nach oben. Auch die Zwischenrippenmuskeln lassen los, der Brustraum zieht sich wieder zusammen, und die Luft wird aus der Brusthöhle nach außen gedrückt.

Die gesamte Atemaktivität wird so bestimmt von den Prinzipien der Kontraktion, Kompression und Expansion, dies alles im rhythmischen Fließen von Ein- und Ausatmung. Wir könnten hier auch von einer Atem*welle* sprechen, was uns zum Prinzip der *Schwingung* führt. Schwingung oder Vibration sind im Kontext natürlicher physiologischer Abläufe keine beliebigen oder chaotische Prozesse, sondern wie in der Musik sinnvoll und koordiniert: Ein harmonisches Zusammenwirken unzähliger Musiker in einem komplexen „Körper-Orchester". Die Atmung dirigiert das Stück, indem sie nicht nur den Schlag des Herzens und die Versorgung des gesamten Organismus mit Sauerstoff und Nährstoffen beeinflusst, sondern sogar die elektrischen Zyklen des Gehirns: Der ganze Körper atmet ... schwingt ... lebt ...

Der Atem und das Herz

Werfen wir vor dem Hintergrund der vier Prinzipien noch einen kurzen Blick auf das Herz im Atemprozess. Bewegt sich das Zwerchfell bei der Einatmung nach unten, zieht es das Herz in die Länge. Das ist deshalb so, weil das Herz in den Herzbeutel eingehüllt ist, der auf der Unterseite mit dem Zwerchfell verwachsen ist. Jede Einatmung nun dehnt das Herz in die Länge, während jede Ausatmung es wieder komprimiert. Damit sorgt eine gesunde Zwerchfellaktivität nicht nur für eine Massage der abdominalen Organe, sondern auch des Herzens.

Dessen fortwährendes Schlagen – bei dem sich ebenfalls Kompression und Entspannung, Anspannung und Loslassen in beständigem und rhythmischem Wechsel finden – wird durch den Rhythmus des Atems maßgeblich beeinflusst. Jede Einatmung beschleunigt den Herzschlag, während die Ausatmung ihn wieder verlangsamt. Darin spiegelt sich die Aktivität des autonomen Nervensystems, wie wir weiter vorne schon gehört haben: Die Einatmung wird vom Sympathikus gesteuert, die Ausatmung vom Parasympathikus. Schlägt das Herz monoton wie ein Metronom, signalisiert das eine schwache Selbstregulationsfähigkeit des Nervensystems und eine Anfälligkeit für Krankheiten. Das wussten Ärzte in China, Indien oder Griechenland schon vor Jahrtausenden und entwickelten auf der Grundlage dieser Erkenntnis die Pulsdiagnose. Ein gesundes Herz ist flexibel, anpassungsfähig und schlägt variabel. Seine Aktivität ist aufs Engste verbunden mit der Atmung und dem Nervensystem. Ich nenne diesen Zusammenhang deshalb *Atem-Herz-Hirn-Verbindung*.

Merkmale einer natürlichen, funktionalen Atmung

Meine Faustformel für den natürlichen, gesunden und funktionalen Atemprozess umfasst fünf Punkte:

Nase – Die Nase ist zum Atmen da, der Mund zum Essen und Sprechen. „Atme so viel durch den Mund wie du durch die Nase isst!", so brachte es einmal William Walker Atkinson auf den Punkt, ein US-amerikanischer Anwalt, der Atemideen aus dem indischen Yoga in den Westen brachte.[51] Die gewohnheitsmäßige Mundatmung ist heutzutage leider so verbreitet wie ungesund. Dieses unphysiologische Atemverhalten beraubt uns all der wichtigen Funktionen, die die Nase im Atemprozess eigentlich für uns erfüllen sollte.

Nach unten – Das Zwerchfell ist zweifellos der wichtigste Atemmuskel. Brustatmung macht nur bei physischer Belastung Sinn. Im Alltag jedoch sollte der Atem *in die Tiefe* gehen. Man spricht auch von *diaphragmatischer* Atmung.

Langsam – Manche Menschen machen 20 Atemzüge und mehr in der Minute. Gesundes Atmen hingegen ist tendenziell langsam. Was „langsam" heißt, lässt sich nicht genau festmachen, aber 8 – 12 weich fließende Atemzüge sind in der Regel genug für einen Erwachsenen. Langsames Atmen stimuliert den Parasympathikus, also jenen Teil des autonomen Nervensystems, der für Entspannung, Erholung und Heilung zuständig ist, während ein schneller Atem den Sympathikus aktiviert, also Stress induziert – dies häufig auch in Verbindung mit Mund- und Brustatmung.

Loslassend – Beim natürlichen Atmen wird allein die Einatmung von einer Muskelkontraktion begleitet. Sie ist ein *aktiver* Prozess. Die Ausatmung dagegen ist lediglich ein *passives,* sanftes Loslassen. Viele Menschen halten kontinuierlich Spannung im Zwerchfell, auch bei der Ausatmung. Dies behindert einen gesunden Atemprozess und erzeugt zudem häufig Schmerzen im unteren Rücken, wo das Zwerchfell mit zwei starken Strängen anatomisch fixiert ist. Chronische Spannung im Zwerchfell reduziert auch dessen Bewegungs- und Dehnungsfähigkeit und arbeitet der natürlichen Massage der Bauchorgane entgegen: Verdauungsprobleme sind deshalb oft die Folge.

Leise – Es mag Sie überraschen, doch wenn Sie jemanden deutlich atmen hören, ist die Atmung dysfunktional. Das laute Atemgeräusch lässt auf einen zu starken Luftstrom in den Atemwegen schließen und damit auch auf eine zu intensive Atmung. Hört man deutlich das Atmen einer Person, atmet sie in der Regel ein zu großes Volumen; und eine zu große Menge beim Atmen ist noch ungesünder als zu viel Essen, da sie das empfindliche Säure-Basen-Gleichgewicht stört, der wichtigste Homöostase-Parameter des Körpers. Wer dauernd „überatmet", so weiß man heute, läuft langfristig Gefahr, an einer Vielzahl belastender Symptome oder chronischer Erkrankungen zu leiden.[52]

Nasenatmung und Gesundheit

Die meisten Menschen denken, wenn sie das Wort *Nase* hören, lediglich an den äußeren Teil ihrer Nase, an jene aus der Mitte des Gesichtes hervortretende pyramidale Struktur, die unser Aussehen so charakteristisch prägt. Tatsächlich aber ist der größte Teil der Nase im Inneren unseres Schädels: Die Nasenhöhle. Dort wird die Atemluft vorbereitet für die Lungen, wird gereinigt, befeuchtet und erwärmt – so wie die Lunge es eben braucht, um optimal arbeiten zu können. Die Nase verlangsamt zudem den Atemstrom, indem sie ihm einen Widerstand entgegensetzt, so dass wir nicht mehr atmen als nötig, denn Überatmung, darauf haben wir hingewiesen, führt zu großen gesundheitlichen Problemen. (Wir werden uns das gleich noch etwas näher anschauen).

Mit jedem Atemzug, den wir durch die Nase tun, wird die Atemluft zudem mit Stickstoffmonoxid (NO) angereichert, das in den Nebenhöhlen gebildet wird, ein körpereigenes Signalmolekül, das eine Vielzahl wichtiger Aufgaben erfüllt: Es weitet die Blutgefäße, senkt den Blutdruck und entlastet das Herz; es optimiert die Durchblutung der Lunge und damit den Gasaustausch; es ist wichtig für eine gute Signalübertragung im Nervensystem und den Muskelaufbau. Außerdem wirkt es als Relaxant für die Faszien und, heute aktueller denn je, gegen Bakterien, Pilze und sogar Viren, mit anderen Worten: NO hat sterilisierende Wirkungen. *All diese wichtigen Funktionen gehen just in dem Moment verloren, da wir durch den Mund atmen.* Leider ist die chronische Mundatmung aber zu einem globalen Massenphänomen geworden, vor allem auch unter Kindern: Mehr als die Hälfte von ihnen atmet heute gewohnheitsmäßig durch den Mund, wie Studien belegen, mit verheerenden Folgen für ihre Gesundheit und Lebenschancen.[53]

Atmung, Biochemie und Nervensystem

Das heute am weitesten verbreitete dysfunktionale Atemmuster ist zweifellos die Überatmung oder *chronische Hyperventilation*. Das bedeutet, ein größeres Luftvolumen zu atmen als für den Stoffwechsel notwendig wäre. Überatmung ist selbst keine Krankheit, sondern ein ungesundes Atem*verhalten*, eine Gewohnheit also. Sie kann vielfältige Ursachen haben. Stress, Bewegungsmangel, ungesunde Ernährung sowie falsche Annahmen über das Atmen selbst gehören zu den häufigsten Auslösern.

Was geschieht bei Überatmung?

Wenn wir überatmen, geben wir mit jeder Ausatmung mehr Kohlendioxid (CO_2) ab, als physiologisch sinnvoll wäre. Was die meisten nicht wissen: CO_2 ist nicht bloß ein Gift, im Gegenteil. Eine bestimmte Menge davon ist essenziell notwendig, damit der

Atemprozess sich richtig vollziehen kann. Ein Mangel von CO_2 (eine *Hypokapnie*, wie man auch sagt) führt zur Kontraktion der Blutgefäße, was Durchblutung und Sauerstoffversorgung reduziert, worauf besonders Herz und Gehirn sehr empfindlich reagieren. Eine Hypokapnie verändert zudem den Säure-Basen-Haushalt in ungesunde Bereiche mit potenziell gravierenden Folgen für unsere Gesundheit. Der Mechanismus ist folgender:

CO_2 ist ein saures Gas. Ein durch Überatmung verursachter CO_2-Mangel bewirkt eine Verschiebung des pH-Wertes des Blutes (und in der Folge auch anderer Körperflüssigkeiten) in den zu alkalischen Bereich. In diesem nun so veränderten Säure-Basen-Klima sinkt die Bereitschaft der roten Blutkörperchen, den an sie gebundenen Sauerstoff in die Zellen, Gewebe und Organe zu entlassen.

Dass die Abgabe von Sauerstoff aus dem Blut vom Signalmolekül CO_2 beziehungsweise vom pH-Wert abhängt, ist ein Zusammenhang, den der dänische Wissenschaftler Christian Bohr entdeckt hat, deshalb spricht man vom *Bohr-Effekt*. Er soll eigentlich dafür sorgen, dass der Sauerstoff jederzeit und zielgenau dahin gebracht wird, wo er benötigt wird: Wo der Körper gerade mehr arbeitet, fällt mehr CO_2 an, und die Blutkörperchen geben entsprechend mehr Sauerstoff ab.

Wenn wir nun aber gewohnheitsmäßig überatmen, herrscht im ganzen Körper ein Mangel an CO_2. Eben deshalb wird der eigentlich immer überreichlich ans Blut gebundene Sauerstoff nicht in der tatsächlich benötigten Menge an die Zellen „ausgeliefert". Überatmung verändert also die biochemischen Verhältnisse in unserem Inneren so, dass wir weniger Sauerstoff in unsere Zellen bekommen als notwendig. Noch zugespitzter formuliert: Je mehr wir atmen, umso weniger Sauerstoff gelangt dorthin, wo er gebraucht wird.

Das Gehirn reagiert auf einen CO_2-Mangel und den dadurch bewirkten Sauerstoffmangel auf Zellebene mit einer erhöhten neuronalen Aktivität, das ganze System gerät in einen Krisenmodus. Wenn wir zu schnell, zu viel und zu unentspannt atmen, beeinträchtigen wir also die Homöostase des gesamten Körpers. Die potenziellen gesundheitlichen Folgen betreffen alle Systeme des Organismus und führen deshalb zu einer Vielfalt an belastenden Symptomen: Herzkreislauf-Beschwerden, Kurzatmigkeit, Asthma, innere Unruhe, Depressionen, schlechter Schlaf und vieles andere mehr.

Dies Wissen nun gibt uns den Schlüssel an die Hand, mit dem Atem bewusst so zu arbeiten, dass er unseren Organismus darin unterstützt, jederzeit ein stabiles inneres Milieu aufrechtzuerhalten. Die konsequente Umsetzung der Nasenatmung im Alltag ist dabei schon die sprichwörtliche „halbe Miete": Sie ist das Alpha und das Omega einer gesunden Atmung und, mehr noch, einer gesunden Lebensweise überhaupt. Das wussten auch schon die „alten Yogis". Doch wir Menschen scheinen immer wieder aufs Neue die wichtigen Schätze zu verlieren, die andere schon vor langer Zeit geborgen haben.

Die Übung *Natürlich atmen* ist, so meine ich, eines der mächtigsten Eintrittstore ins gesunde Atmen und eine wunderbare meditative Erfahrung dazu, wie ich in zahllosen Atem-Coachings immer wieder erfahre. Ganz generell sehe ich die wichtigste Aufgabe von Atem- und Körperarbeit heute darin, das *Natürlichsein* unseres Wesens zu fördern in einer Welt, die weitgehend denaturiert und deshalb krankmachend ist.

Summen

Ich will dieses kurze Kapitel über den Atem schließen mit einer einfachen und wohltuenden Übung, die das Prinzip Schwingung oder Vibration betont: Summen. Man weiß, dass Summen die Produktion von NO – jenes wichtige körpereigene Gas, das so zentrale Aufgaben für unsere Gesundheit erfüllt – vervielfacht. Besonders in der Nase löst Summen Vibrationen aus, die diese Mehrproduktion von NO anregen. Genießen Sie also diese einfache Übung im Wissen, dass Sie sich etwas Gutes damit tun! Wenige Atemzüge genügen schon.

- **Sitzen Sie bequem und kommen Sie einen Moment zu Ruhe.**
- **Nehmen Sie einen befriedigenden Atemzug. Nicht zu viel, nicht zu wenig. Halten Sie den Atem nach der Einatmung einen Moment lang an, gerade so lange, wie Sie sich damit wohlfühlen.**
- **Dann atmen Sie bewusst aus, so langsam wie möglich, und begleiten die Ausatmung mit einem Summton.**
- **Machen Sie drei solcher summenden Atemzüge. Dann atmen Sie natürlich und spüren der Wirkung nach. Das ist eine Runde.**
- **Wenn Sie möchten, üben Sie noch ein oder zwei Runden. Bleiben Sie am Schluss noch etwas sitzen, bevor Sie wieder in Ihren Alltag zurückkehren.**

Experimentieren Sie mit der Tonhöhe beim Summen, um die für Sie angenehmste Vibration zu erzeugen. Die Übung kann eine leichte Trance auslösen. Sollten Sie sich benommen fühlen oder Ihre Hände kalt werden, nehmen Sie kleinere Atemzüge und achten besonders auf eine langsame Ausatmung: Das verlangsamte Ausatmen stimuliert den Parasympathikus, unterstützt also eine Entspannungsreaktion. Was könnte wichtiger sein in angespannten Zeiten, wie es die unsrigen sind.

Ein paar Minuten bewusstes Atmen morgens nach dem Aufstehen und abends vor dem Schlafengehen ist nicht nur heilsame Medizin für unsere körperliche Gesundheit. Es beruhigt unseren Geist, verbessert den Schlaf und schafft eine Verbindung in unser Inneres. Wir beginnen, die Sprache unseres Atems zu verstehen, seine Signale zu deuten und seine heilsame Kraft zu nutzen.

Unser erster und letzter Atemzug markieren das, was wir unser *Leben* nennen. Wie schnell und in welcher Qualität wir die uns von der Natur zugewiesenen Atemzüge machen, hat maßgeblichen Einfluss darauf, *wie* wir die uns gegebene Zeit erleben. Es macht deshalb Sinn, so bewusst und gesund wie möglich zu atmen. Für ein gutes Leben. Heute mehr denn je.

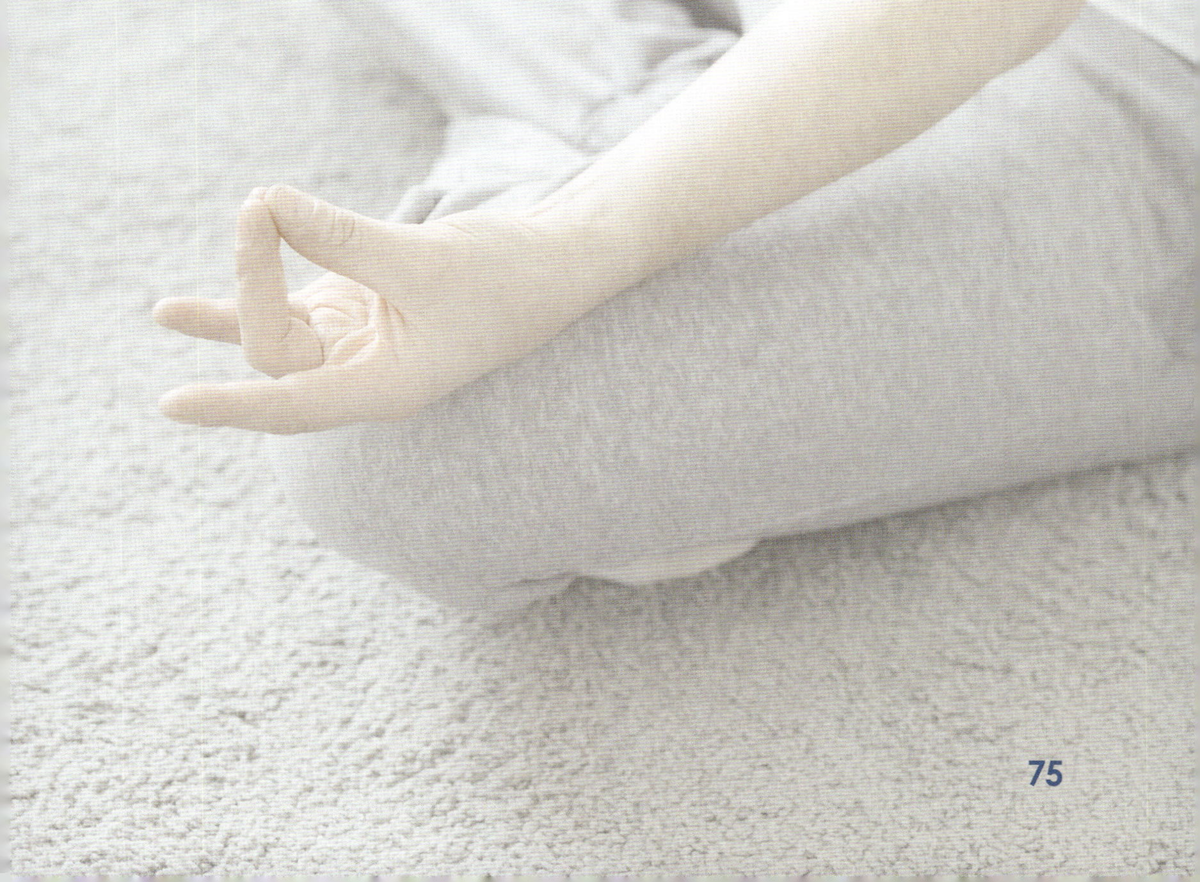

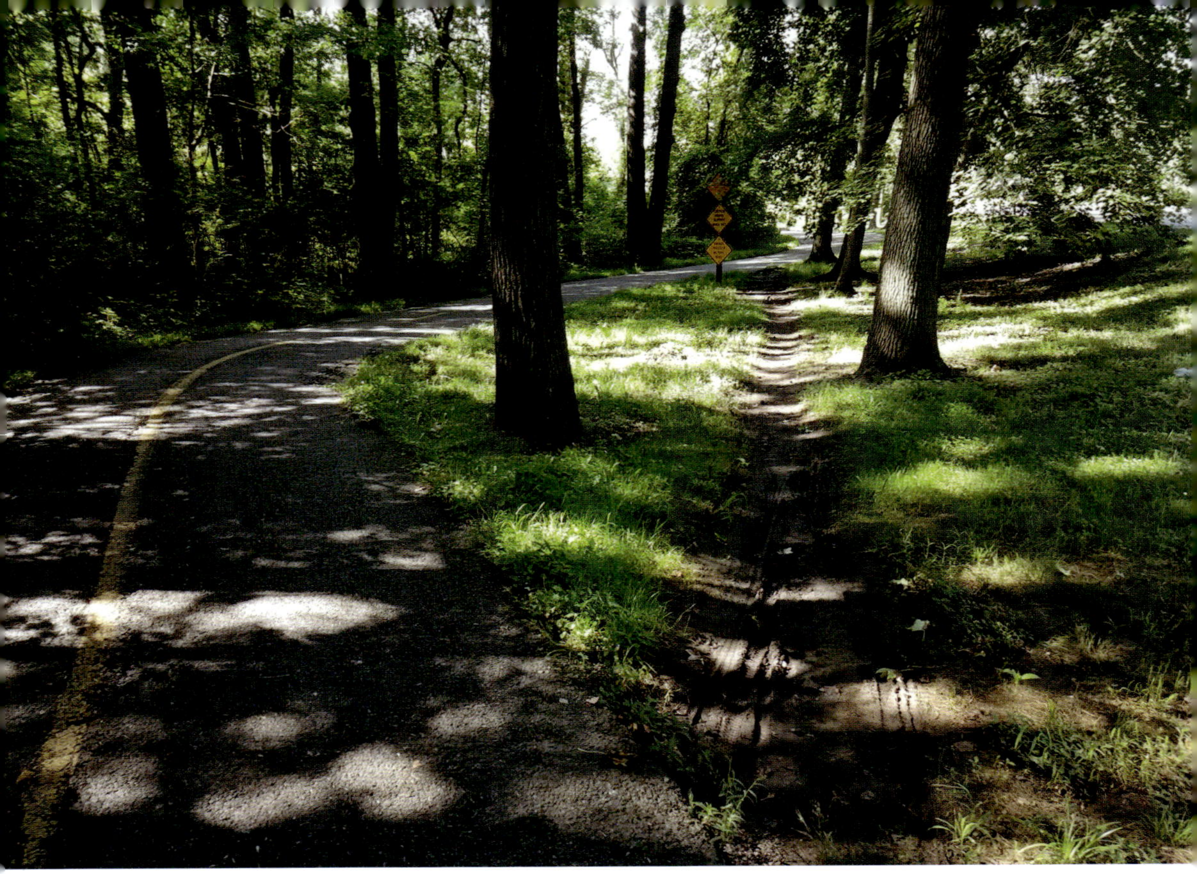

Weitere Prinzipen

Wir haben nun ausführlich über die vier Grundprinzipien gesprochen und wie sie in Bewegung und Atmung wirken. Im folgenden Kapitel werden wir noch einige weitere Prinzipien kennenlernen, die in der Körperpraxis ebenfalls eine wichtige Rolle spielen.

Der Weg des geringsten Widerstands

Wir alle kennen das Phänomen vom *Weg des geringsten Widerstands*. Im öffentlichen Raum tritt es gelegentlich in Form von Trampelpfaden auf, die immer dort entstehen, wo der Architekt den menschlichen Hang zur Bequemlichkeit in seiner Planung nicht berücksichtigt.

Trampelpfade sind ein augenscheinliches Beispiel für den Weg des geringsten Widerstands. Doch was hat das mit Körperarbeit beziehungsweise Bewegung zu tun?

Versuchen Sie doch einmal folgendes kleines Experiment:

Stellen sich aufrecht hin. Heben Sie Ihre Arme gestreckt und parallel zueinander nach oben, die Handflächen zeigen dabei zueinander. Heben Sie Ihre Arme so weit nach oben, wie Sie können! Sie werden feststellen, dass ab einem gewissen Punkt die Schulter kein weiteres Anheben mehr zulässt. Wann genau das ist, hängt von der individuellen Schulterbeweglichkeit ab.

Beobachten Sie, was passiert, wenn Sie dennoch weitergehen...

Ihr Körper wird sich die mangelnde Schulterbeweglichkeit woanders herholen, in diesem Fall aus dem unteren Rücken oder den Beinen. Das heißt, dass Sie sich nun sehr wahrscheinlich vom Becken her nach hinten lehnen und/oder die Beine beugen.

Ein anderes Beispiel: Stellen Sie sich vor, Sie wollen rückwärts einparken. Wir gehen jetzt einmal davon aus, dass Sie dies *nicht* mithilfe Ihres Bordcomputers tun, sondern auf konservative Art. Also drehen Sie Ihren Kopf so weit nach hinten, wie Sie können. Einfacher wäre es, wenn Sie Ihren Brustkorb mit in die Drehung einbeziehen würden, doch da die Brustwirbelsäule weniger beweglich ist als die Halswirbelsäule, stoßen Sie dort auf größeren Widerstand. Also verrenken Sie sich lieber den Kopf...

Was zeigen uns diese beiden Beispiele? Wenn wir irgendwo im Körper auf Widerstand stoßen, sei es aufgrund von Steifheit oder Schmerz, dann kompensiert der Körper die mangelnde Beweglichkeit an anderer Stelle. Im ersten Beispiel wird die eingeschränkte Schulterbeweglichkeit durch ein Abknicken der Lendenwirbelsäule oder ein Beugen der Beine kompensiert, im zweiten Fall die eingeschränkte Beweglichkeit der Brustwirbelsäule durch ein übermäßiges Drehen der Halswirbelsäule. In beiden Fällen aber verlieren wir die Integrität der Wirbelsäule. Das heißt, dass die Bewegung, die eigentlich über die ganze Länge der Wirbelsäule geschehen sollte, hauptsächlich an einer Stelle passiert – im ersten Fall im unteren Rücken, im zweiten Fall im Nacken – dort dann aber meist zu extrem. Ein starkes Abknicken der Wirbelsäule wollen wir grundsätzlich immer vermeiden, sie sollte stattdessen immer harmonisch wie eine Feder und als Ganzes arbeiten.[54] Halten wir hier an dieser Stelle fest, dass wir in der Körperarbeit immer anstreben, uns möglichst aufzurichten und die Wirbelsäule in die Länge zu ziehen. Das aktiviert die Muskeln, wodurch Wirbelsäule und Gelenke geschützt werden!

Das Problem an der Kompensation ist, dass sie immer dort geschieht, wo es am wenigsten Widerstand gibt, also dort, wo der Körper zwar am beweglichsten, gleichzeitig aber auch am verletzlichsten ist. Das zeigt, worauf ich hinaus möchte: Der bequemste Weg ist nicht immer unbedingt der beste! Psychologisch sind wir mit diesem Phänomen bestens vertraut. Wichtig zu verstehen ist aber, dass unser Körper nach dem gleichen Prinzip arbeitet, jedenfalls dann, wenn wir unsere Bewegungen nicht bewusst ausführen. Wenn wir immer nur dem Weg des geringsten Widerstands folgen, dann belasten wir den Körper vor allem dort, wo er sowieso schon schwach ist, und das führt auf Dauer zu Problemen.

Auf Widerstand treffen wir also immer dort, wo wir steif sind oder Schmerzen haben. Beides ist in den allermeisten Fällen kein irreversibler Zustand, sondern etwas, das wir verändern können. Selbst ein älterer Mensch mit verklebten Faszien, steifen Gelenken und schwachen Muskeln wird seinen Zustand deutlich verbessern können, wenn er einer regelmäßigen Körperpraxis nachgeht. *Regelmäßig* ist dabei das Schlüsselwort! Mehrmals 10 – 15 Minuten in der Woche bringen mehr, als einmal in der Woche für eine Stunde zu üben.

Vor einigen Jahren hatte ich eine 86-jährige Klientin, die mit Rollator zur ersten Stunde kam. Sie war so ungelenk und unsicher, dass zunächst nicht daran zu denken war, Übungen auf dem Boden zu machen. Doch mit beharrlichem und achtsamem Üben schaffte sie es schon nach wenigen Wochen, sich ohne Hilfe auf den Boden zu setzen. Neben der wieder gewonnenen Beweglichkeit war sie vor allem beglückt über die Tatsache, dass sie in ihrem Alter überhaupt noch etwas verbessern konnte und sich ein Stück Bewegungsfreiheit zurückerobert hatte!

Ich staune immer wieder über das Wunderwerk Körper und wie er auf jeden positiven Impuls reagiert, selbst wenn wir ihn jahrelang vernachlässigt haben. Das bedeutet nicht, dass sich über Jahre antrainierte Muster und Fehlhaltungen sofort auflösen lassen. Das alles braucht natürlich seine Zeit. Ein geschwächter Parasympathikus, verklebte Faszien oder ungesunde Atemmuster lassen sich nicht innerhalb weniger Tagen wieder stärken, elastisch machen oder umkehren. Doch wenn man beginnt, sich mit dem eigenen Körper zu beschäftigen – und damit meine ich nicht, ihn zu Hochleistungen anzuspornen, sondern spürend in einen Dialog mit ihm zu treten – dann dankt er es uns mit größerer Leichtigkeit, Geschmeidigkeit, Wohlsein sowie verbesserter Eigenwahrnehmung. Wir haben also zwei Möglichkeiten: Wir können unsere steifen Muskeln, Gelenke und Faszien beklagen und nichts tun, oder wir sehen diese Widerstände als Chance, uns näher mit unserem Körper zu beschäftigen und uns in mehr Bewusstheit zu üben. Oft sind es genau die Übungen, die wir ungern machen und daher gerne vermeiden, die wir am nötigsten brauchen! Die Herausforderung ist nicht immer nur physischer Natur, oft genug geht es darum, den inneren Schweinehund zu überwinden. Der amerikanische Dichter Robert Lee Frost (1874 – 1963) bringt es ziemlich nüchtern auf den Punkt, wenn er sagt:

„Der einzige Ausweg führt mitten hinein.“

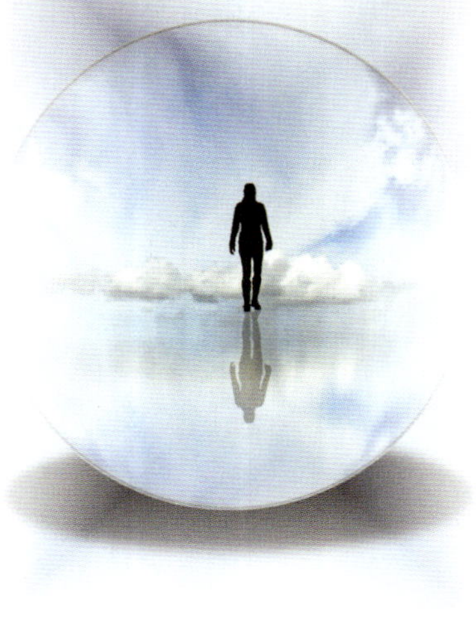

Machen Sie es sich zur Gewohnheit, sich bei Ihren Alltagsaktivitäten – zum Beispiel beim Einparken – zu beobachten. Es geht nicht darum, dass wir unsere eigenen Verhaltensweisen bewerten, sondern darum, dass wir uns ihrer bewusst werden und damit den Weg zur Veränderung bereiten. So kommen wir unseren mentalen Mustern auf die Spur und können sie mit Humor nehmen. Denn wir gehen doch alle immer wieder einmal gerne den Weg des geringsten Widerstands...

Von Wikingern und Schlangenmenschen

Nicht jede Übung ist für jeden gleichermaßen gut. Das klingt intuitiv irgendwie richtig, es lässt sich aber auch physiologisch begründen, denn aus Sicht des Bindegewebes gibt es unterschiedliche Körpertypen.

In unserer knöchernen Struktur unterscheiden wir uns, abgesehen von einigen geschlechterspezifischen Unterschieden, kaum voneinander. Das heißt, dass unsere grundsätzlichen Bewegungsmöglichkeiten, also beispielsweise in welche Richtungen wir unsere Wirbelsäule bewegen können, im Normalfall gleich sind. Der Grad der Beweglichkeit, das individuelle *Bewegungsausmaß*, hängt neben regelmäßigem Training vor allem aber von der Beschaffenheit unseres Bindegewebes ab und ist zunächst genetisch veranlagt.

Die Faszien-Forschung hat für die unterschiedlichen Körpertypen Begriffe geschaffen und spricht vom *Wikinger-Typ* am einen Ende der Skala und vom *Schlangenmenschen* am anderen.[55] Menschen des ersten Typus haben straffes Bindegewebe und neigen bei hoher Stabilität zu tendenziell geringer Beweglichkeit. Wir haben es hier also mit eher kräftigen und unbeweglichen Menschen zu tun. Bei Bewegung erzeugt dieser Typus viel Reibung und damit Wärme. Er schwitzt schnell, und man vermutet seine Entstehung daher im arktischen Klima.[56] Bei Menschen des zweiten Typus ist es genau umgekehrt. Sie haben weiches Bindegewebe und neigen bei geringer Gelenksstabilität zu hoher Beweglichkeit. Diese Menschen haben häufig hypermobile (= überbewegliche) Gelenke, die im Extremfall sogar immer wieder auskugeln können. Bei Bewegung erzeugt dieser Typus geringe Reibung und wenig Wärme, man vermutet seine Entstehung daher im tropischen Klima.

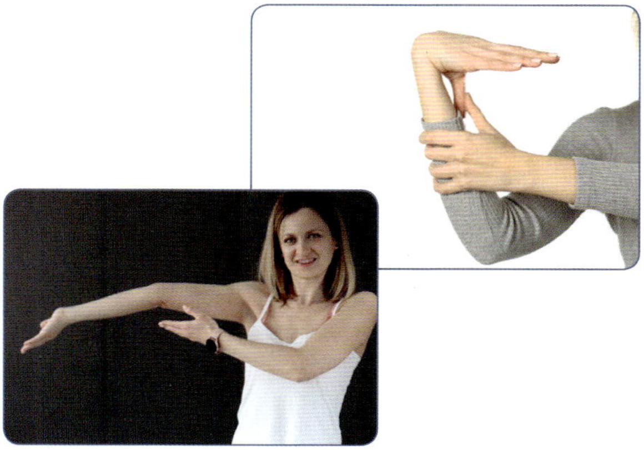

Beispiele für hypermobile Gelenke

Unter den Wikinger-Typen gibt es mehr Männer, unter den Schlangenmenschen mehr Frauen, was an der unterschiedlichen Physiologie der Geschlechter in Bezug auf Muskelmasse, Straffheit des Unterhautfettgewebes, Bindegewebe und anderem mehr liegt.[57] Grundsätzlich sind aber beide Typen in beiden Geschlechtern vertreten.

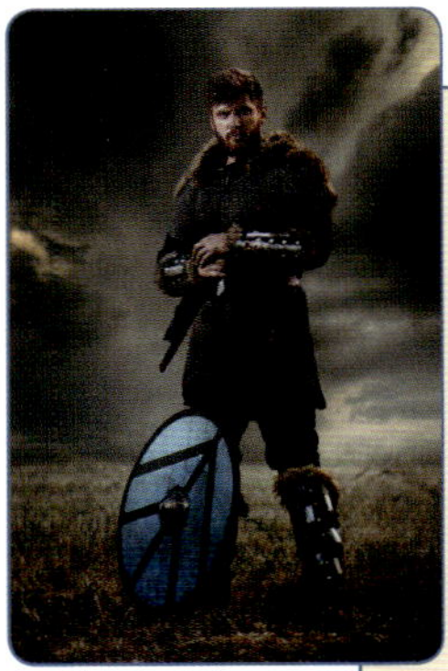

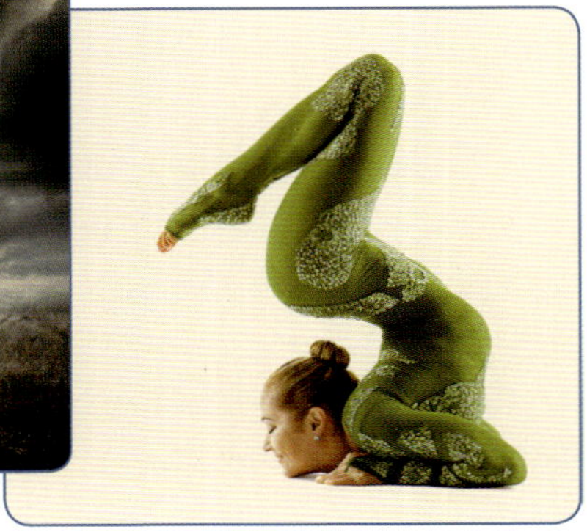

Auch wenn die Beschaffenheit unseres Bindegewebes genetisch veranlagt ist, kann man mit entsprechenden Übungen entgegenwirken. Mit anderen Worten: Auch ein Wikinger-Typ kann mit regelmäßigem Training beweglich werden, nur wird das bei ihm länger dauern als beim Schlangenmenschen. Umgekehrt muss der Schlangenmensch etwas härter arbeiten, um Kraft und Stabilität aufzubauen. Eigentlich sind das ja gute Nachrichten. Meistens ist es jedoch so, dass man die Wikinger-Typen Hanteln stemmend im Fitnessstudio antrifft, während sich die Schlangenmenschen auf der Yoga-Matte räkeln! Kommt uns das irgendwie bekannt vor? Ja! Das ist ein perfektes Beispiel für den Weg des geringsten Widerstands, denn jeder tut genau das, was ihm sowieso schon leichtfällt…! Um in ein gutes Gleichgewicht aus Kraft und Beweglichkeit zu kommen, müsste es aber genau umgekehrt laufen: Der Wikinger sollte sich etwas weniger um seine Muskeln kümmern und stattdessen seine Beweglichkeit trainieren, damit er nicht total versteift. Der Schlangenmensch hingegen sollte durch Training Kraft und Stabilität aufbauen, um seine Gelenke zu entlasten.

Natürlich gibt es diese beiden Typen nicht nur in ihrer extremen Ausprägung, sondern vor allem auch als Mischtypen über das gesamte Spektrum dazwischen, meistens aber mit einer Tendenz in die eine oder andere Richtung. Falls Sie sich weder im Wikinger noch im Schlangenmenschen oder auf der Skala irgendwo dazwischen sehen, dann gehören Sie vielleicht zum dritten Typ, dem sogenannten *Cross-Over-Typ*, mit einer Mischung aus schwachen und steifen Körperregionen. Anders als Wikinger und Schlangenmensch ist der Crossover-Typ nicht genetisch geprägt, sondern hat sich seine Eigenschaften im Laufe des Lebens antrainiert.[58] Er ist im eigentlichen Sinne also gar kein eigener Typ, sondern im Grunde auch Wikinger oder Schlangenmensch, nur dass er deren jeweils positive Eigenschaften verloren hat. Da unser überwiegend sitzender Lebensstil den Crossover-Typen fördert, ist er sehr verbreitet. Es gibt Überschneidungen bei allen drei Bindegewebs-Typen, dennoch wäre es falsch, mit allen ein Einheitsprogramm zu absolvieren, denn das würde ihre spezifische Physiologie außer Acht lassen. Verschiedene Typen brauchen ein unterschiedliches Training, woraus sich ergibt, dass nicht jede Übung für jeden gleich gut ist und nicht im selben Maße geübt werden sollte.

Ganz allgemein kann man sagen, dass der Wikinger-Typ eher weniger kräftigende Übungen benötigt, dafür umso mehr regelmäßige Dehn- und Lockerungsübungen sowie Faszien-Massage in sein Training integrieren sollte. Schlangenmenschen sollten bei den Dehnübungen etwas vorsichtiger sein, dafür aber umso mehr Kraft und Stabilität aufbauen. Für den Cross-Over-Typ – also für die meisten von uns – ist es wichtig, sowohl Kraft aufzubauen als auch regelmäßige Dehn- und Lockerungsübungen durchzuführen.

Von Marathon-Läufern und Couch-Potatos

Es scheint mir wichtig, die Typbetrachtung nicht nur auf die Physiologie zu beschränken, sondern auch einen Blick darauf zu werfen, wie wir mental „ticken“. Meiner Erfahrung nach ist das für die Körperpraxis sehr hilfreich.

Im Hinblick auf den Charakter, spreche ich gerne vom *Marathon-Läufer* und *Couch-Potato*. Wenn man beide auf einer Skala verorten würde, dann wären sie, genau wie der Wikinger-Typ und der Schlangenmensch, zwei Extreme, die man kurz als *überspannt* und *unterspannt* bezeichnen könnte. Im Alltag könnte man sie so beschreiben: Der Marathon-Läufer steht morgens zuerst auf der Matte, nimmt selbstverständlich die Treppe in sein Büro im 20.

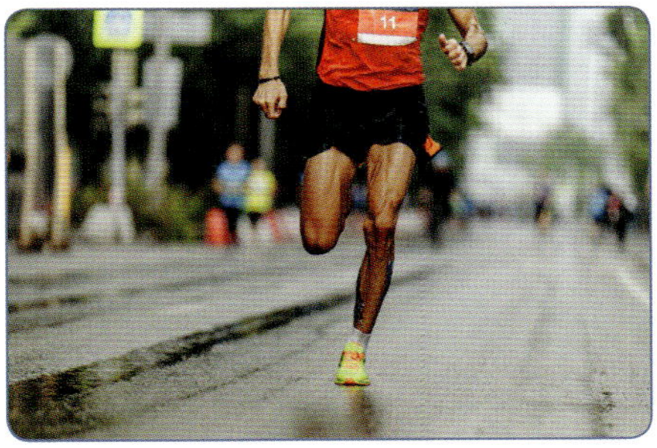

Stock, gönnt sich keine Pause und arbeitet auch dann noch, wenn alle anderen schon gegangen sind. Die Couch-Potato hingegen holt sich erstmal in Ruhe eine Tasse Kaffee, fährt gemütlich mit dem Aufzug ins Büro, hält auf dem Weg noch ein Schwätzchen mit den Kollegen und freut sich auf den Feierabend...

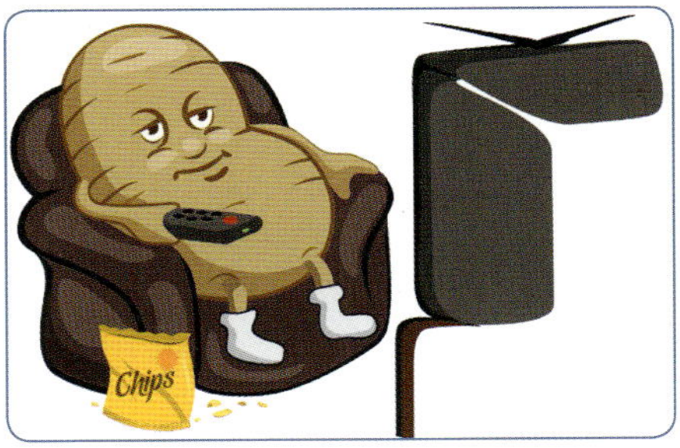

Das sind natürlich Klischees. In Wahrheit liegen auch hier die meisten Menschen irgendwo auf der gemäßigten Skala dazwischen, mit einer Tendenz in die eine oder andere Richtung. Wenn Sie vom Typ Marathon-Läufer sind, also Ausdauer, Willenskraft, Ehrgeiz und Durchhaltevermögen besitzen, dann werden Sie in der Körperarbeit dieselbe Übung sicherlich anders angehen als der Typ Couch-Potato, der alles etwas entspannter und gelassener sieht. Wir haben bereits darüber gesprochen, dass zu viel Ehrgeiz in der Körperarbeit häufig zu Verletzungen führt, weswegen sich Menschen dieses Typs nicht unbedingt noch mehr antreiben, sondern andere Qualitäten kultivieren und bewusst etwas sanfter üben sollten. Damit will ich nicht sagen, dass der Marathon-Läufer nicht laufen sollte. Wer gerne läuft, sollte das auch tun! Wir haben zu Anfang schon darüber gesprochen, dass es wichtig ist, einer Bewegungsform nachzugehen, die uns Freude bereitet. Darüber hinaus sollten wir uns aber klarmachen, dass unser Nervensystem zu jeder Zeit „mitübt" und es daher von Bedeutung ist, *wie* wir üben. Wer sich ständig antreibt, stresst sein Nervensystem. Wer sich aber gar nicht anstrengt, bringt seine Energie niemals in Schwung. Beide Typen, Marathon-Läufer und Couch-Potato, haben also ihre eigenen Herausforderungen. Während für den einen die Aufgabe in der bewussten Entschleunigung besteht, liegt sie für den anderen darin, immer wieder den inneren Schweinehund zu überwinden und sich vielleicht ein bisschen mehr anzustrengen, als es das eigene Naturell vorgibt.

Es scheint gewisse Übereinstimmungen zwischen dem Marathon-Läufer und dem Wikinger-Typ zu geben sowie zwischen dem Schlangenmenschen und der Couch-Potato. Dennoch kann man sie nicht pauschal in dieselbe Schublade stecken, denn wir sprechen hier zum einen von physiologischen Eigenschaften, zum anderen von Charakterzügen. Alle gibt es natürlich in sämtlichen Kombinationen.

Ich möchte noch einmal deutlich sagen, dass diese Einordnung in keiner Weise bewertend ist, denn selbstverständlich ist keiner der Typen besser oder schlechter als der andere. Jeder hat seine Stärken und Schwächen, ganz gleich ob wir vom Bindegewebe oder von der charakterlichen Veranlagung sprechen. Es handelt sich dabei um grobe Kategorien in ihrer jeweils extremen Ausprägung, die uns eine grundsätzliche Tendenz vermitteln sollen, wie wir physisch und mental aufgestellt sind. Je klarer wir das sehen, desto besser können wir verstärken, wovon wir zu wenig haben, und reduzieren, wovon wir zu viel haben.

Unser Verhalten betreffend, ist das nicht so einfach, denn wie wir weiter vorne schon gesehen haben, handelt es sich dabei oft um tiefsitzende und antrainierte Muster, derer wir uns häufig gar nicht bewusst sind. Durch Beobachtung können wir ihnen auf die Spur kommen, was meines Erachtens ein spannender und wichtiger Aspekt der Körperarbeit ist; denn erst wenn wir uns unserer mentalen Muster bewusst werden, sind wir ihnen nicht mehr ausgeliefert, sondern können sie bewusst umlenken in ein Üben, das getragen ist von Präsenz und Spüren. Dann führt uns der Weg der Körperarbeit vom *Work-Out* zum *Work-In*!

Spannung und Entspannung

Probieren Sie doch einmal folgende kurze Übung aus, entweder an sich selbst oder indem Sie eine andere Person anleiten:

1. **Stellen Sie sich aufrecht hin. Richten Sie Ihre Wirbelsäule auf und schließen Sie die Augen. Konzentrieren Sie sich auf Ihren Atem. Atmen Sie für einige Momente entspannt durch die Nase ein und aus...**
2. **Heben Sie nun Ihre Zehen und spreizen Sie sie so weit wie möglich voneinander ab. Heben Sie aber bitte nur Ihre Zehen, die Zehenballen lassen Sie auf dem Boden!**
3. **Spreizen Sie Ihre Zehen noch ein bisschen weiter auseinander, besonders den kleinen und großen Zeh.**
4. **Beobachten Sie, was geschieht...**

Diese Übung mache ich immer wieder gerne in meinem Unterricht. Ich beobachte dabei, dass die meisten Menschen nicht nur ihre Zehen spreizen, sondern gleichzeitig auch die Finger. Wenn ich darauf hinweise, gibt es meist Gelächter, denn man fühlt sich irgendwie ertappt. Die Finger wollten wir doch gar nicht spreizen, nur die Zehen! Was ist also geschehen?

Wir haben unsere Konzentration so stark auf die Zehen gelegt, dass wir darüber den Rest unseres Körpers vergessen haben. Wir haben sozusagen unser Bewusstsein vom Rest des Körpers abgezogen. Diese Übung zeigt ganz gut, wie wir funktionieren: Bringen wir Spannung in einen Teil unseres Körpers, dann spannen sich unbewusst auch andere Teile mit an. Meistens bemerken wir das nicht, und so tragen wir fast immer mehr Spannung mit uns herum, als notwendig wäre, ein Phänomen, das man *Dysponesis* nennt. Dass eine Dauerspannung im Körper nicht gut ist und zu allerlei Problemen im Bewegungsapparat führen kann, darüber haben wir bereits gesprochen. Ein gewisses Maß an Muskelspannung brauchen wir natürlich, um überhaupt aufrecht gehen zu können oder eine Bewegung auszuführen. Wenn Sie jedoch einmal darauf achten, dann werden Sie bemerken, dass Sie in vielen Momenten Spannung in Ihrem Körper haben, die Sie eigentlich loslassen könnten. Das ist nicht nur effizienter für den Energiehaushalt, sondern es ist auch ein wichtiger Schritt in Richtung bewusste Propriozeption.

Die oben beschriebene Übung lässt sich sehr einfach in den Alltag integrieren. Konzentrieren Sie sich zum Beispiel an der Supermarktkasse, vor dem Computer oder im Auto sitzend immer mal wieder auf Ihr Gesicht, auf Ihren Kiefer, Ihre Hände und Ihren Bauch. Nehmen Sie wahr, ob Sie dort Spannung haben, und falls das der Fall ist, lassen Sie sie mithilfe der Ausatmung bewusst los!

Signale

Der Körper kommuniziert mit uns, indem er uns Signale in verschiedenster Form sendet. Manche davon können wir wahrnehmen, andere werden unterbewusst verarbeitet. Das, was wir wahrnehmen können, sagt uns etwas über unser Befinden: Wenn wir ein Hungergefühl verspüren, dann sollten wir essen; wenn wir müde sind, schlafen, wenn uns etwas weh tut, den Schmerz beheben oder vermeiden. In der Theorie klingt das einfach, in der Praxis sieht es aber oft ganz anders aus: Wir essen nicht, wenn wir Hunger haben, sondern wenn der Zeitplan es zulässt. Wir ruhen nicht, wenn wir müde sind, sondern wenn das Projekt beendet ist. Wir gehen dem Schmerz nicht ursächlich auf den Grund, sondern nehmen ein Schmerzmittel. Ein gesundes Verhalten scheitert also häufig schon bei den grundlegenden Bedürfnissen, denn wir haben uns ein Leben eingerichtet, in dem wir in Termine und Abläufe hineingepresst sind, die keine Rücksicht darauf nehmen, wie wir uns gerade fühlen. Der Körper macht das eine ganze Weile lang mit, irgendwann aber kommt der Moment, an dem die Diskrepanz zwischen unseren inneren Bedürfnissen und dem, was wir im Äußeren leben, zu groß wird. Dann werden wir krank und depressiv oder leiden unter Erschöpfung und chronischen Schmerzen. Solche Umstände kommen nicht plötzlich, sondern kündigen sich immer in der einen oder anderen Form an. Wenn wir sie als plötzlich empfinden,

dann deshalb, weil wir so lange nicht zugehört haben. Wir reagieren also erst, wenn unsere Lebensqualität nachhaltig beeinträchtigt ist und wir gezwungen sind, etwas zu verändern.

Neben unserer Gesundheit büßen wir durch dieses Verhalten aber auch unsere Fähigkeit des feinen Spürens ein; denn das Prinzip *Use it or loose it* gilt auch hier: Wenn wir die Signale immerzu ignorieren, dann spüren wir sie irgendwann auch nicht mehr. Damit verlieren wir ein wertvolles Geschenk des Lebens, unseren inneren Kompass, den wir alle in uns tragen und der uns unseren individuellen und persönlichen Weg zur Gesundheit weist.

Nach vielen Jahren des Tourneelebens, gegen Ende meiner Bühnenkarriere, passierte es einmal, dass ich eine Woche vor einer Premiere eine Entzündung in der Schulter bekam. Wir hatten bereits wochenlang trainiert, die Probetage waren lang und anstrengend.

In der Show hatte ich zwei Auftritte, eine Jongliernummer mit meinem Partner und eine Solonummer am Vertikaltuch, für beide Nummern waren meine Schultern stark gefordert. Nach der Premiere war eine zweimonatige Tournee geplant.
Eines Abends verspürte ich nach dem Training plötzlich ein leises Ziehen in der Schulter. Meine Alarmglocken schrillten sofort ziemlich laut, denn mit der Schulter ist nicht zu spaßen. Ich wusste, dass ich das Training auf der Stelle einstellen musste, wenn ich eine Chance haben wollte, an der Premiere wieder fit zu sein und die Show für längere Zeit spielen zu können. So unternahm ich alles, was man als Artist in solchen Momenten macht: Kühlen, massieren, lockern, mit Salbe einreiben, vor allem aber zwang ich mich dazu, die Schulter in keiner Weise mehr zu belasten. Das war eine ziemliche Geduldsprobe und nicht leicht, denn die Lust war groß, mit dem Rest der Truppe zumindest die leichteren Dinge zu proben. Die Premiere rückte immer näher, doch nichts tat sich. Jeden Morgen wachte ich auf und bewegte als Erstes meine Schulter, um zu spüren, ob bereits eine Besserung eingetreten war. Bis einen Tag vor der Premiere war das allerdings nicht der Fall. Es war zum Verzweifeln! Ein Ausfall hätte für mich ja nicht nur den Verlust meiner Arbeit bedeutet, es wäre auch für den Veranstalter sehr mühsam gewesen, denn kurzfristig Ersatz zu finden, ist praktisch unmöglich. Ich fühlte mich also innerlich stark unter Druck, musste aber gleichzeitig äußerlich Ruhe bewahren. Um mit dieser Situation klarzukommen, meditierte ich in dieser Zeit viel.
Das Stillhalten hatte sich gelohnt, denn wie durch ein Wunder war am Tag der Premiere meine Schulter schmerzfrei. Auch während der gesamten Tournee im Anschluss hatte ich keinerlei Probleme mehr. Das war eine wichtige Erfahrung für mich, von der ich meinen Schülern immer dann erzähle, wenn sie mir von anhaltenden Schmerzen, zum Beispiel im Bereich der Schulter- oder rückwärtigen Oberschenkelmuskulatur (Hamstrings), im Yoga berichten. Manchmal ist eine Pause der einzige richtige Weg; denn wenn man die Signale des Körpers ignoriert und sich mit Willenskraft über seine Grenzen hinwegsetzt, dann werden Verletzungen chronisch. Das ist im Yoga leider häufig anzutreffen. Besser ist es, frühzeitig auf die Signale des Körpers zu hören und entsprechend zu reagieren. Das gilt natürlich nicht nur für die Körperarbeit, sondern für das Leben im Allgemeinen.

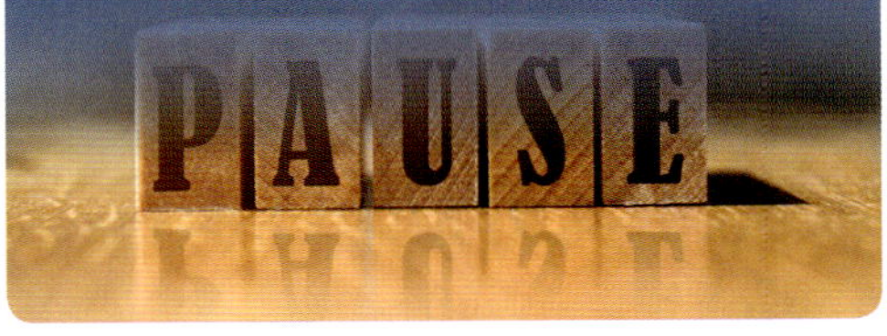

Schmerz

Eines der Signale, welches wir uns im Kontext von Bewegung oder Körperpraxis noch genauer ansehen sollten, ist Schmerz. Es handelt sich dabei um ein Warnsystem des Körpers. Schmerz tritt immer dann auf, wenn irgendwo etwas nicht mehr rund läuft, sei es körperlich oder mental. Wir haben schon darüber gesprochen, dass wir ihn als lästiges Hindernis ansehen können, das uns im Weg steht, oder aber als Chance, eine heilsamere Richtung einzuschlagen. So betrachtet, wird er zu einer Einladung, genauer hinzusehen und der Ursache des Problems auf den Grund zu gehen, was natürlich auch mithilfe eines guten Lehrers oder Therapeuten geschehen kann.

Durch Körperübungen werden steife Gelenke beweglicher, verspannte Muskeln lockerer und verklebte Faszien wieder geschmeidiger. Das allerdings ist nicht immer nur angenehm und kann – wie praktisch jede Art der Veränderung – mit Schmerz verbunden sein, vor allem dann, wenn man mit der Körperpraxis beginnt. Es gibt ganz unterschiedliche Arten von Schmerzen. Es ist wichtig, dass wir lernen, zwischen einem *positiven* und einem *negativen Schmerz* zu unterscheiden. Während Ersterer eine Verbesserung und Entspannung der Situation bewirkt, führt Letzterer zu Verschlechterung und Verletzung. Manche Menschen glauben, dass es erst richtig weh tun muss, damit eine Veränderung geschieht, so nach dem Motto: Viel hilft viel! Eine solche Herangehensweise ist aber eher von Ungeduld und blindem Ehrgeiz getragen als von aufmerksamem Spüren, und schadet daher oft mehr, als sie hilft.

Wie aber können wir wissen, ob es sich um einen angemessenen oder einen negativen Schmerz handelt? Bei den folgenden Anzeichen ist Vorsicht geboten:

- **Wenn sich der Schmerz heiß, schneidend, stechend, pulsierend oder einfach nicht *richtig* anfühlt.**
- **Wenn Sie den Atem anhalten und nicht mehr in der Lage sind, sich in die Ausatmung hinein zu entspannen.**
- **Wenn sich ihre Muskeln gegen die Dehnung „wehren" und gegenspannen.**
- **Wenn sich andere Körperteile unwillkürlich anspannen und Sie sie trotz bewusster Wahrnehmung nicht mehr loslassen können.**

Das alles sind Signale ihres Körpers, die Ihnen zeigen, dass eine Grenze erreicht ist. Wenn Sie sie willentlich überschreiten, dann laufen Sie Gefahr, sich zu verletzen. Tasten Sie sich also mit Geduld und Einfühlungsvermögen an die Grenzen Ihres Körpers heran, und passen Sie die Haltungen Ihrer Kraft und Beweglichkeit entsprechend an. So werden Sie sich weder unter- noch überfordern, sondern positive Veränderungen herbeiführen. Dann erst ist auch ein Loslassen auf mentaler Ebene möglich.

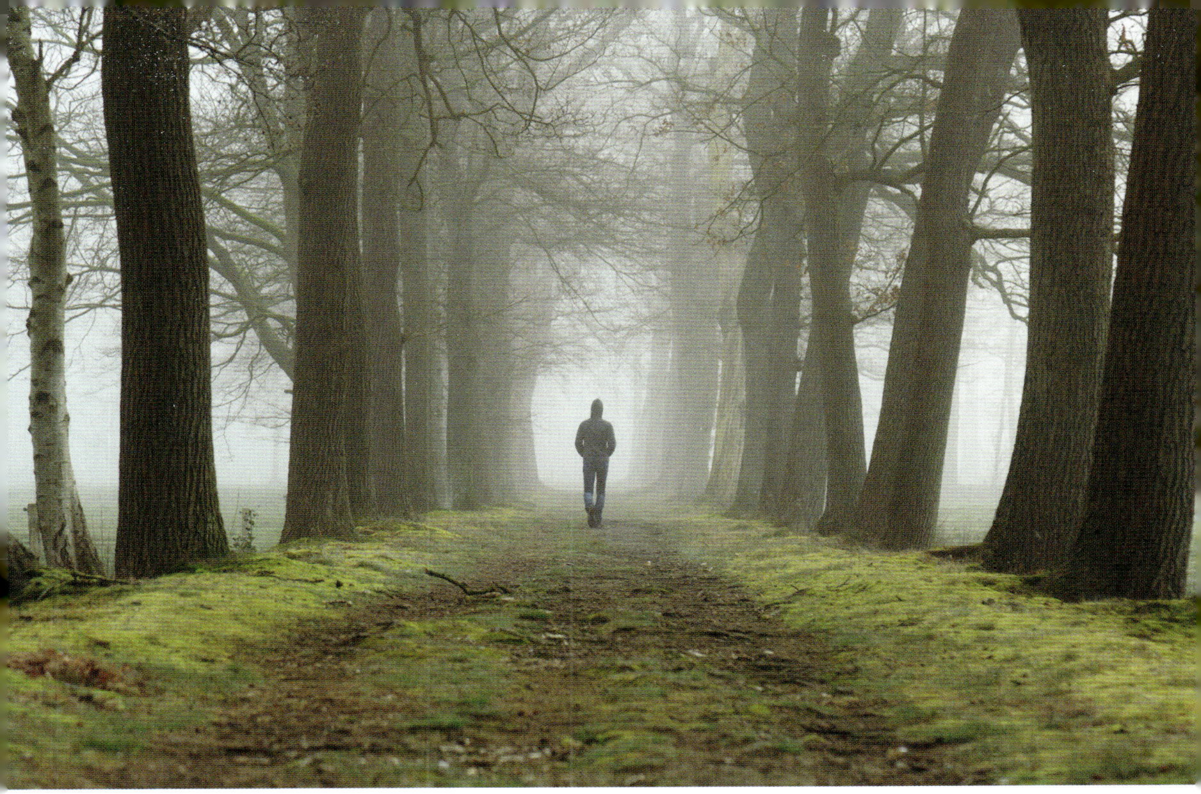

Die mentale Ebene

„Traue keinem Gedanken, der dir im Sitzen kommt!"
(Friedrich Nietzsche)

„Mein Geist geht nicht voran, wenn ihn nicht meine Beine in Bewegung setzen."
(Michel de Montaigne)

Schon immer haben Dichter und Philosophen die Bedeutung des Spaziergangs durch die Weite der Natur angepriesen, weil er den Geist durchlüftet und beflügelt. Auch wenn wir uns nicht mit diesen großen Denkern vergleichen wollen, so wissen wir doch alle um den wohltuenden und belebenden Effekt, den Bewegung auf unsere Psyche hat. Es gibt verschiedene Erklärungsansätze, warum sich das so verhält, einer davon ist die sogenannte *Distraktions- oder Ablenkungshypothese*. Damit ist gemeint, dass wir während der Bewegung so auf andere Dinge konzentriert sind, dass die Probleme des Alltags in den Hintergrund treten oder zeitweise sogar ganz aus unserem Denken verschwinden. Auf diese Weise entkommen wir zumindest temporär dem manchmal quälenden Hamsterrad unserer Gedanken. Die mentale Auszeit, die wir dadurch erfahren, führt uns zu innerer Entspannung und schafft Raum für neue Gedanken. Derselbe Effekt kann im Übrigen auch dann eintreten, wenn wir nicht in Bewegung sind, zum Beispiel in der Meditation. Innere Ruhe im stillen Sitzen zu finden, ist für viele Menschen allerdings eine deutlich größere Herausforderung, als in der Bewegung.

Eine andere Erklärung, warum Bewegung unser psychisches Wohlbefinden steigert, liegt in der Biochemie. Durch Bewegung wird das Hormon *Endorphin* ausgeschüttet, eine Art körpereigenes Opiat, das auch als Glückshormon bezeichnet wird, denn es hilft uns, uns gut zu fühlen. Das wiederum hat positive Auswirkung auf unser Immunsystem und damit auf unsere Gesundheit insgesamt. Damit sich Bewegung positiv auf die Psyche auswirken kann, ist die *intrinsische Motivation* allerdings besonders wichtig. Das bedeutet, dass es bei der körperlichen Betätigung um die Bewegung selbst gehen muss und sie nicht nur Mittel zum Zweck ist.[59] Wer also rein aus der Motivation heraus Joggen geht, sich fit und schlank zu halten, nicht aber, weil das Joggen *an sich* Freude bereitet, kann psychisch nicht richtig davon profitieren, jedenfalls nicht im Sinne einer tieferen Entspannung; denn die reine Willensanstrengung steht, wie wir bereits gesehen haben, einer mentalen Entspannung entgegen. Damit sich die positiven Wirkungen auf die Psyche einstellen können, ist es also entscheidend, dass wir eine für uns passende Form von Bewegung finden. Ich möchte es an dieser Stelle noch einmal ganz deutlich wiederholen: Es gibt nicht die einzig wahre und richtige Bewegungsform, die für jeden passt! Tun Sie das, was Ihnen Freude bereitet! Wenn Sie gerne spazieren gehen, gehen Sie spazieren! Wenn Sie gerne schwimmen, gehen Sie schwimmen! Und zusätzlich runden Sie Ihr Bewegungsprogramm ab, indem Sie zum Beispiel ergänzend mit den vier Prinzipien arbeiten.

Aber nicht nur über Bewegung beeinflussen wir unsere Psyche, sondern auch über unsere Körperhaltung und unsere Gesten. Beide sind Teil der Körpersprache und damit Ausdrucksmittel eines jeden Menschen. Auf den folgenden Seiten wollen wir uns etwas näher mit Körpersprache beschäftigen. Meines Erachtens zeigt sie uns auf eindrückliche Weise, wie wir physisch und mental eine Einheit bilden, denn es gibt eben keine Grenzen zwischen unserem Denken und Fühlen und unserem Körper.[60]

Körpersprache

Über unseren Körper drücken wir uns aus. Damit meine ich nicht den speziellen künstlerischen Ausdruck eines Tänzers oder Pantomimen, sondern etwas, das uns allen gemein ist. *Jeder* Mensch drückt sich über seinen Körper aus, ob ihm das nun bewusst ist oder nicht. So sagt unsere Haltung meist mehr über unsere Innenleben aus als unsere Worte. Stehen wir mit gesenktem Kopf und rundem Rücken da, senden wir eine andere Botschaft aus, als wenn wir in aufrechter

Haltung sind. Stehen wir innerlich unter Spannung, haben wir einen anderen Ausdruck, als wenn wir gelassen sind. Man bezeichnet das als Körpersprache. Sie ist eine universelle Art der Kommunikation, über die wir nicht nur in Verbindung mit unserer Außenwelt treten, sondern, wie wir auf den kommenden Seiten sehen werden, auch mit unserer Innenwelt.

Körpersprache ist eine Form von non-verbaler Kommunikation, die sich der Körperhaltung, Gestik, Mimik und anderer bewusster oder unbewusster Äußerungen bedient. Mithilfe der Körpersprache drücken wir unsere eigene Wirklichkeit, unser Befinden und unsere Bedürfnisse aus.[61] Anders als die gesprochene Sprache, die wir verstellen und manipulieren können, sind die Reaktionen unseres Körpers nicht vom Verstand geleitet, sondern in jedem Moment spontan und richtig. Der Körper ist immer gegenwärtig und kann uns nichts vormachen. Der Verstand hingegen verweilt oft in der Vergangenheit oder in der Zukunft, er lässt sich manipulieren und kann uns täuschen. Aus dieser Erkenntnis speist sich wohl auch das Sprichwort, dass man auf die Handlungen eines Menschen schauen sollte und weniger auf seine Worte.

Haltung und Gesten

Der Pantomime Samy Molcho spricht von zwei Grundbausteinen der Körpersprache, nämlich von *Öffnen und Schließen*[62], mit denen wir eine grundsätzlich freundliche oder feindliche Absicht ausdrücken oder in anderen erkennen. Auch psychologisch bezeichnen wir Menschen als offen oder verschlossen. Eine offene Körperhaltung ist getragen von Vertrauen und Selbstbewusstsein und drückt sich durch klare Bewegungen und eine aufrechte Haltung aus. Hinter einer geschlossenen Körperhaltung dagegen steht ein kontrahierter beziehungsweise angespannter Zustand, wie er durch Angst, Unsicherheit, Zweifel oder Stress hervorgerufen wird. Wenn sich ein Mensch angegriffen und unter Druck fühlt, so zieht er sich zusammen. Dies drückt sich typischerweise in hochgezogenen Schultern, einer gekrümmten Haltung, verschlossenen Gesten und angespannten Bewegungen aus. Lässt die Anspannung irgendwann nach, so wirkt der Mensch gelöst. Wir haben über diesen Prozess schon im Zusammenhang mit der Kampf-und-Flucht-Reaktion gesprochen.

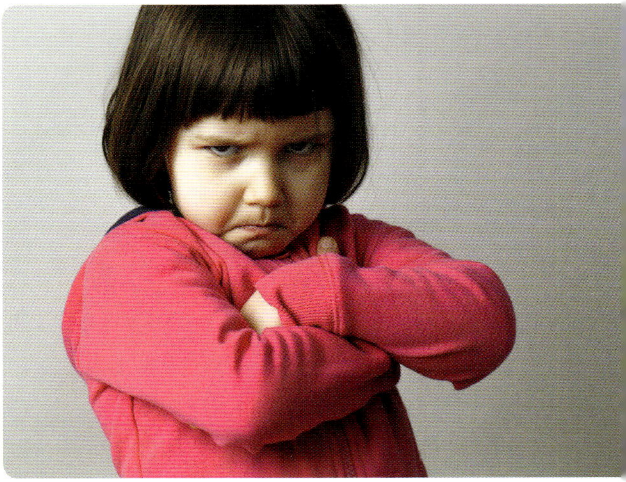

Kinder sind in ihrer Körpersprache oft besonders ausdrucksstark.

Die Grundregeln der Körpersprache zu beherrschen, ist überlebenswichtig, denn wer eine Drohgebärde nicht also solche versteht, den kann es in Schwierigkeiten bringen oder sogar das Leben kosten. Während Körperhaltung universell verstanden wird, unterliegen Gesten und Mimik kultureller Prägung und damit entsprechenden Unterschieden. Gesten sind ein spezifischer Teil der Körpersprache, darunter versteht man Bewegungen der Hände, Arme und des Kopfes, die meist verbale Mitteilungen begleiten oder ersetzen. Wir bereits gesagt, sind sie nicht überall gleichbedeutend. Ein Beispiel: Wenn wir eine Hand heben, bei der vier Fingern nach oben zeigen und der Daumen zur Handfläche hin eingeklappt ist, dann lesen wir darin die Zahl Vier, denn wir schauen auf die vier Finger. In Japan dagegen sieht man etwas anderes: Dort schaut man auf den Daumen und sieht eine Eins.

Gesten lesen sich also nicht überall gleich. Die Körperhaltung hingegen bringt einen basalen Gefühlzustand zum Ausdruck, der universell verstanden wird.

Maskenspiel

Auf die Frage, wie wir miteinander kommunizieren, würden die meisten Menschen wohl sagen, dass dies über Sprache geschieht und dadurch, dass wir der anderen Person ins Gesicht blicken.[63] Es ist interessant, dass wir in unserer Sprache den Begriff „Person" gebrauchen, der sich vom lateinischen Wort *persona* ableitet. In der Übersetzung bedeutet er nicht nur Person, sondern auch Maske, was impliziert, dass wir uns oft nicht so zeigen, wie wir sind, sondern eine Maske tragen. Wir identifizieren uns mit unserem Beruf, unserer Familie oder unserem Besitz. Das Selbstbewusstsein, das wir daraus schöpfen, spiegelt sich in unserer Haltung, unserer Mimik und unseren Handlungen wider. Unsere Mimik können wir bis zu einem gewissen Grad bewusst steuern, doch je weiter wir uns vom Kopf entfernen, desto weniger haben wir unsere Körpersprache unter Kontrolle.[64] Mit anderen Worten: Je weiter wir uns vom Kopf entfernen, desto mehr drücken wir aus, was wir wirklich fühlen. Unbewusst scheinen wir das alle zu wissen, denn tatsächlich findet ein Großteil der Kommunikation zwischen Menschen über die Körpersprache statt.

Wie sehr wir andere Menschen über ihren Körper lesen, wird gut im Maskenspiel sichtbar. Maskenspiel war ein integraler Bestandteil der Theaterausbildung, die ich vor vielen Jahren absolvierte, und eine lehrreiche Erfahrung. Für viele von uns fühlte sich das Spiel ohne Worte zunächst als eine Einschränkung an, doch nach und nach eröffnete sich dadurch ein Tor zu einer anderen Welt. Erst in der wortlosen Stille nämlich offenbart sich in aller Deutlichkeit, was *unter den Worten* liegt: Die Sprache unseres Körpers. Sich dieser Sprache bewusst zu werden, darin besteht der Sinn der Übung.

Mir persönlich wurde das besonders im Spiel mit der sogenannten *neutralen Maske* klar. Darunter versteht man eine Maske, die keinen bestimmten Ausdruck, sondern eine offene Neutralität vermittelt. Da das Gesicht des Spielers unter der ausdruckslosen Maske verborgen ist, erscheint jede Nuance seiner Haltung und Gestik umso ausgeprägter, das heißt, er muss lernen, sich seines Körpers bewusst zu werden und ihn zu kontrollieren. Anfänglich dominiert der Verstand des Spielers das Geschehen, und es besteht die Gefahr, dass er in erklärende Gesten oder eine plakative Darstellung einer Geschichte fällt. Er denkt viel und spürt wenig, so dass eine Diskrepanz zwischen seinen äußeren Handlungen und seinem inneren Zustand entsteht. Der Zuschauer bemerkt das sofort, denn das Spiel wirkt dann unecht und aufgesetzt. Die Kunst für den Maskenspieler besteht also darin, die im Körper gespeicherten Gefühle aufzuspüren, sich mit ihnen zu verbinden und *daraus* eine Geschichte wachsen zu lassen. Nimmt der Spieler diese Herausforderung an, so versetzt ihn die Maske in einen Zustand von großer Geistesgegenwärtigkeit und ermöglicht es ihm, den authentischen Ausdruck seines Körpers zu entdecken. Dann wird seine innere Haltung zu äußerer Handlung und kann den Zuschauer berühren: Er wird authentisch. Hat der Maskenspieler dieses Prinzip durchdrungen, so ist sein Gesicht, wenn er die Maske abnimmt, entspannt.[65] Authentisch zu sein, bedeutet, innerlich entspannt zu sein. Umgekehrt führt uns innere Entspannung zu größerer Authentizität.

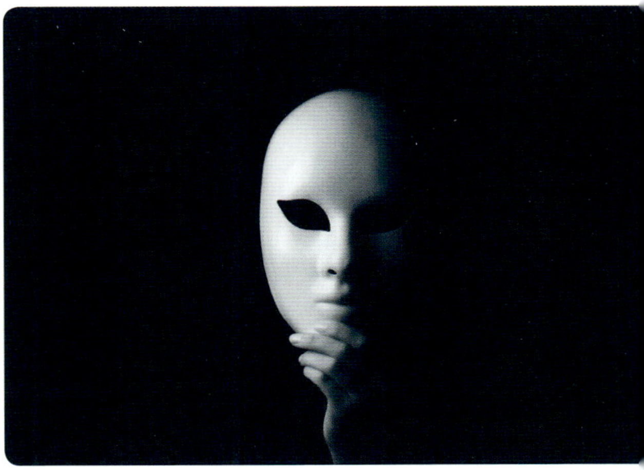

Im Spiel mit der neutralen Maske wird die Bedeutung Körpersprache besonders deutlich.

Auch dem Zuschauer wird im Maskenspiel die Bedeutung der Körpersprache bewusst. Da der Schauspieler seiner Mimik und Gestik beraubt ist, tritt jede kleinste Nuance seiner Bewegungen umso klarer hervor. Das geht so weit, dass man als Zuschauer in manchen Momenten sogar meint, die neutrale Maske verändere ihren Ausdruck. Drückt der Körper des Spielers Überlegenheit aus, erscheint uns der Ausdruck der Maske plötzlich arrogant. Drückt der Spieler Traurigkeit aus, so erscheint auch die Maske traurig. Das ist eine geradezu verwirrende Sinnestäuschung, denn man weiß ja, dass die Maske ihren Ausdruck nicht verändert – und doch wirkt es so! Unser Gehirn überträgt auf die Maske des Spielers also automatisch das, was es an Informationen aus seinem Körper bezieht. Das zeigt, wie stark wir den anderen über seinen Körper lesen. Das Spannende ist, dass dies nicht nur beim Maskenspiel geschieht, sondern auch im alltäglichen Leben. Man geht davon aus, dass der größte Teil der Kommunikation über den Körper läuft und nur ein geringer über Gesicht und Sprache.

Wir alle kommunizieren also über unseren Körper. Wenn wir uns dieser Sprache bewusst werden, dann werden wir nicht nur Mitmenschen anders wahrnehmen, sondern auch uns selbst.

Verbindung nach innen

Ob wir uns dessen nun bewusst sind oder nicht: Unsere Innenwelt spiegelt sich in unserer Körpersprache wider. Doch auch umgekehrt trifft das zu, denn unsere Körpersprache wirkt genauso auf unsere Innenwelt zurück. Sie beeinflusst nachweislich unser Denken, unsere Gefühle und unser Erinnerungsvermögen, wie eine amerikanische Studie zeigt.[66] Darin wurde untersucht, welchen Einfluss unsere Körperhaltung auf die Erinnerung von positiven oder negativen Erlebnissen hat. Die Probanden sollten sich zunächst in einer zusammengesunkenen Körperhaltung und im Anschluss aufrecht sitzend sowohl an positive als auch negative Erlebnisse erinnern. 86% der Teilnehmer gaben an, dass sie sich in der zusammengesunkenen Position besser mit negativen Erlebnissen verbinden konnten, beziehungsweise in der aufrechten Position mit positiven. Als Schlussfolgerung dieser Studie wurde an Psychotherapeuten die Empfehlung ausgesprochen, mit ihren Klienten an der Verbesserung des Körperbewusstseins zu arbeiten. Dadurch könne man deren Gemütslage positiv beeinflussen und Depressionen reduzieren.

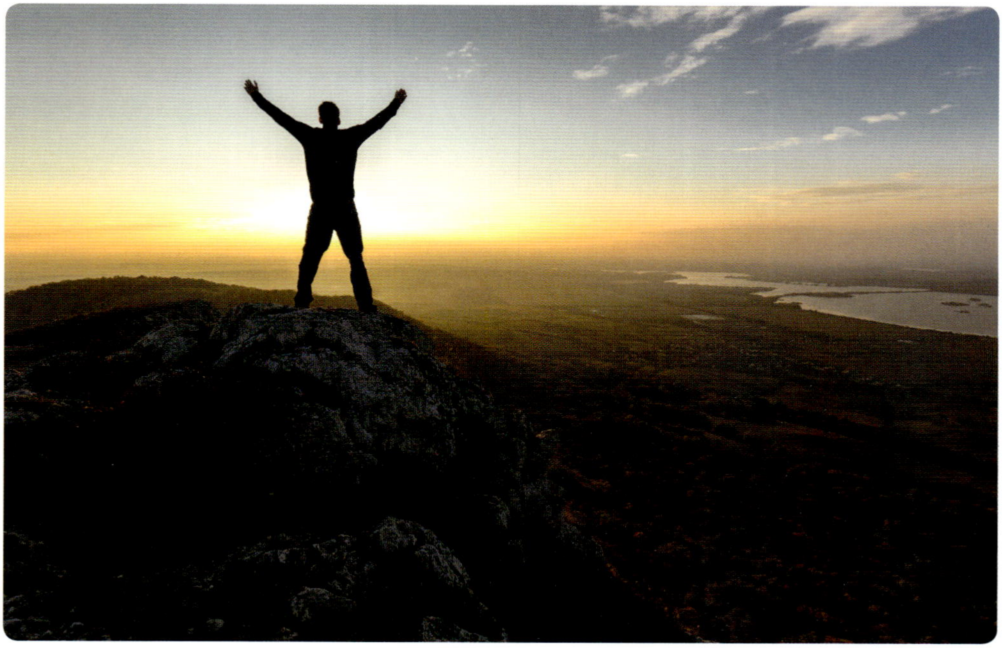

Durch Haltung und Bewegung beeinflussen wir aber nicht nur unser Denken und Fühlen, sondern sogar unser praktisches Handeln, wie das folgende Experiment zeigt, das Thorsten Havener, Experte für Körpersprache, in einem seiner Bücher beschreibt.[67] Eine Gruppe von zwölf Menschen zwischen fünfundzwanzig und vierzig Jahren wurde dazu eingeladen, einen Bungee-Sprung von einem Hafenkran in Hamburg zu absolvieren. Etwa die Hälfte der Gruppe gab vor dem Sprung an, sich nicht übermäßig davor zu ängstigen, die andere Hälfte hatte großen Respekt davor. Erstere sollte sich in Vorbereitung auf den Sprung in zusammengekauerter Haltung auf einen Stuhl setzen und nicht bewegen (wie wir inzwischen wissen, ist das eine natürliche Reaktion, wie sie bei Angst auftritt: Wir ziehen uns zusammen und erstarren). Die andere Hälfte der Gruppe, die Ängstlichen, sollte sich breitbeinig, mit erhobenen Armen, in die klassische Siegerposition stellen und ihre Gedanken auf etwas Positives richten. In diesen Haltungen verweilten die Probanden einige Minuten lang, bevor sie schließlich den Kran bestiegen und springen sollten. Das Ergebnis war, dass der mutige Teil der Gruppe – also diejenigen, die die Angsthaltung simuliert hatten – vor dem Sprung deutlich zögerte, und einer von ihnen sogar gar nicht sprang, obwohl er vorher die feste Absicht geäußert hatte. Alle Teilnehmer der ängstlichen Gruppe, die sich in der Siegerposition vorbereitet hatten, sprangen hingegen, und zwar ohne vorheriges Zögern.

Wahrscheinlich hätte es in dieser Situation wenig gebracht, die ängstliche Gruppe mit Worten überzeugen zu wollen, sinngemäß: „Statistisch gesehen ist das ganz ungefährlich, da sind schon Tausende vor Dir runtergesprungen!" Dass das nicht funktioniert, liegt daran, dass Angst kein intellektuelles, sondern ein emotionales Problem ist. Während Worte an den Verstand gerichtet sind, wirken Bewegung und Haltung auf der Gefühlsebene. Emotionale Probleme sind daher häufig leichter und effektiver über den Körper zu lösen; denn auf andere Gedanken kommen wir meistens nicht, indem wir aktiv an etwas anderes *denken,* sondern indem wir etwas anderes *tun.* Bewegung ist also oft die beste Medizin! Ob Sie nun wie die Philosophen lieber spazierengehen oder mit einem Bungeeseil um die Füße von einem Kran springen, bleibt Ihnen überlassen...

Interessanterweise hat Körpersprache nicht nur einen Einfluss auf uns selbst, sondern auch auf unser Gegenüber, wie eine andere Studie zeigt. Gehörtes lässt sich demnach leichter merken, wenn der Redner mit seinen Händen und Armen Gesten ausführt, hingegen weniger gut, wenn er sich keiner oder nur geringer Gestik bedient.[68] Wenn Sie also wollen, dass sich ihre Zuhörer merken, was Sie sagen, dann nutzen Sie Ihre Körpersprache!

Präsenz

Im Verlauf dieses Buch habe ich immer wieder von *Präsenz* gesprochen. Meines Erachtens ist sie der wichtigste Aspekt in der Körperarbeit. Daher möchte ich jetzt noch kurz etwas näher auf diesen Begriff eingehen.

Manchmal treffen wir auf Menschen, von denen wir sagen, dass sie eine besonders starke Ausstrahlung und Präsenz haben. Was genau meinen wir damit? Präsenz drückt sich durch eine ausgeprägte Geistesgegenwärtigkeit sowie Lebendigkeit und Wachheit aller Sinne in Haltung und Bewegung aus. In diesem Zustand erwachsen die Worte und Handlungen spontan aus dem gegenwärtigen Erleben. Ich nenne diesen Zustand auch gerne *mentale Durchlässigkeit*. Damit meine ich, dass wir uns psychologisch weder in der Defensive noch in der Offensive befinden. In diesem Zustand können wir annehmen, was konstruktiv ist, und vorbeiziehen lassen, was destruktiv ist, seien es die eigenen Gedanken oder das, was von außen an uns herangetragen wird. Es ist ein Zustand *mentaler Homöostase*. Wir ruhen dann in uns selbst, sind innerlich entspannt und im wahrsten Sinne des Wortes selbst-bewusst. Das ist nicht nur für uns selbst spürbar, sondern auch für andere Menschen. Darin liegt die Kraft der Präsenz.

Über viele Jahre hinweg stand ich fast täglich auf der Bühne, so dass manche Abläufe irgendwann zur Routine wurden. Es gab jedoch Momente, die niemals Routine werden durften, da potenziell Gefahr bestand und daher höchste Konzentration gefordert war, wie zum Beispiel bei der Akrobatik am Vertikaltuch in vielen Metern Höhe. Um mich in den letzten Minuten vor dem Auftritt konzentrieren zu können – meistens stand ich da schon hinter dem Vorhang – brauchte ich unbedingt meine Ruhe. Das wussten auch die Bühnentechniker und sprachen mich in diesen Momenten nicht an. Es war der Moment des Nach-Innen-Gehens, wenn Körper und Geist hellwach sind und der Atem das Steuer übernimmt.

In seltenen Momenten kann es geschehen, dass aus Konzentration noch eine andere Art von Wachheit erwächst. Es ist der oben beschriebene Zustand von Durchlässigkeit, in dem man sich vollkommen präsent dem gegenwärtigen Augenblick hingibt. In diesem Zustand ist nichts mehr vom Verstand blockiert, und jedes Wollen verschwindet. So *inspiriert*, wird jedes Tun richtig. Es ist ein Gefühl von großer Freiheit, denn man weiß, dass dann alles gelingt. In solchen Momenten verlassen wir die physische Ebene der Worte, selbst die der Körpersprache, und Kommunikation wird zu einem mentalen Prozess, der

sich blitzschnell und glasklar vollzieht. Momente dieser Art sind selten und ein großes Geschenk, denn sie lassen sich nicht willentlich herstellen, sondern erwachsen aus einem Zustand innerer Losgelöstheit...

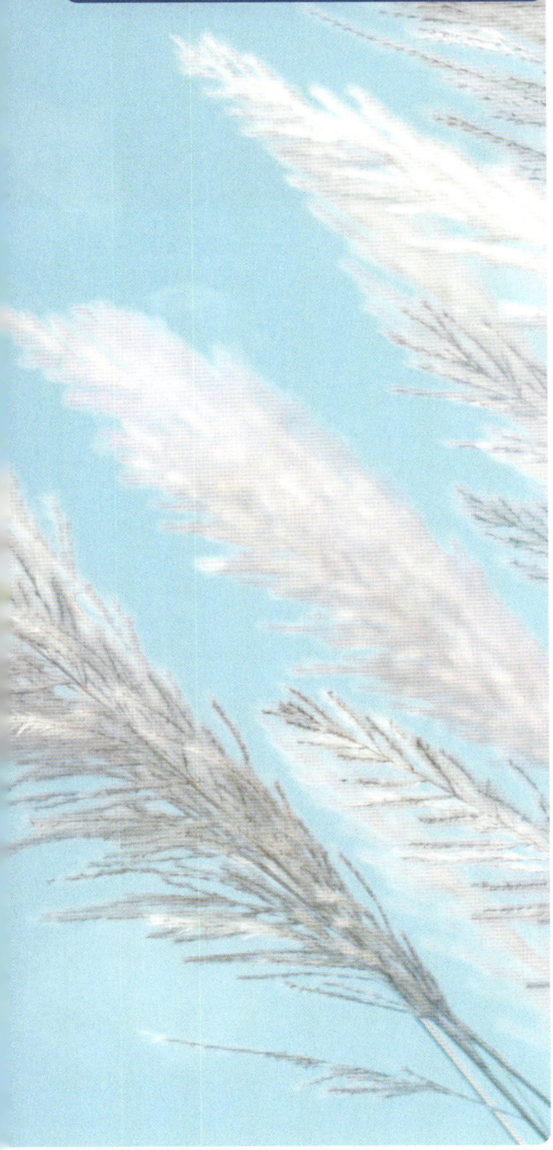

Zusammenfassung

Wir wissen nun, dass Körpersprache ein mächtiges Werkzeug ist und große Bedeutung hat für die Kommunikation nach innen wie auch nach außen. Sie wirkt auf uns selbst genauso wie auf unsere Umgebung und kann sogar unser Handeln verändern. Wenn wir lernen, Bewegung und Haltung nicht nur unter dem Fitness- und Gesundheitsaspekt zu sehen, sondern sie bewusst und gezielt auch für unser mentales Wohlbefinden einzusetzen, dann nutzen wir ihr volles Potenzial – ein Potenzial, das uns allen zur Verfügung steht!

Viele Jahre meines Lebens verbrachte ich als Artistin auf der Bühne. Dabei war nicht die gesprochene Sprache das Ausdrucksmittel, sondern der bewegte Körper. Die Erfahrung, mich über meinen Körper auszudrücken und darauf zu achten, wie es andere Menschen tun, waren und sind für mich auch in meinem jetzigen Beruf von großem Wert. Vielseitige Bewegung, die unsere verschiedenen Strukturen berücksichtigt, ist wichtig. Doch erst durch Präsenz und bewusste Eigenwahrnehmung wird Körperarbeit ganzheitlich; denn wir sind eben beides: Als physische Wesen in dieser Welt zu Hause und über unseren Geist mit einer größeren, nicht-physischen Kraft verbunden.

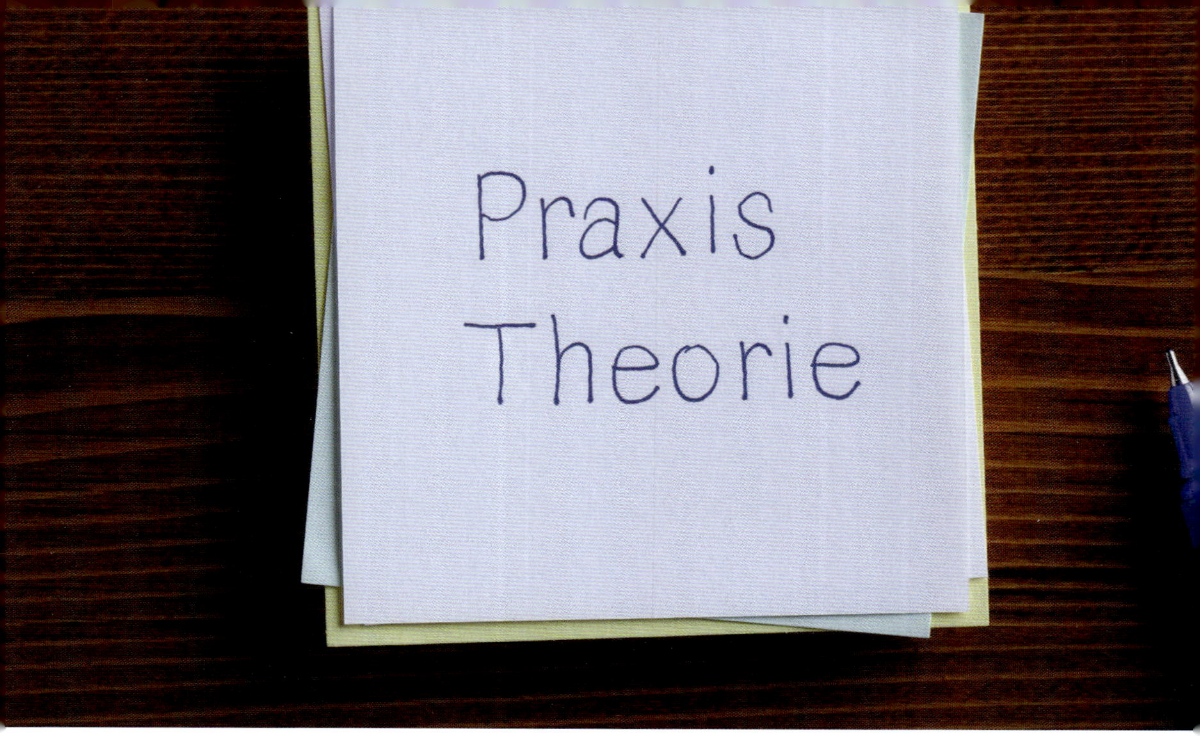

Von der Theorie in die Praxis

Bevor wir nun zur Praxis übergehen, wollen wir in diesem Kapitel nochmals das Wichtigste zusammenfassen. In der Einleitung habe ich bereits darauf hingewiesen, dass die hier zusammengetragenen Erkenntnisse meine ganz persönliche Auswahl sind, die keinen Anspruch auf Vollständigkeit erhebt. Sie beleuchtet einen kleinen Ausschnitt eines riesigen Kosmos! Ich habe meinen Fokus auf das gelegt, was mich meine eigene Erfahrung in den verschiedenen Bereichen, mit denen ich mich beschäftigt habe, gelehrt hat und was ich für hilfreich und praxisrelevant halte. Bei meiner Recherche der wissenschaftlichen Aspekte habe ich mich um Genauigkeit und Integrität bemüht. Dennoch gilt immer: Je mehr wir wissen, desto mehr wissen wir vor allem, wie viel wir noch nicht wissen. Wie wir gesehen haben, betreten wir mit der physischen immer zugleich auch die geistige Ebene – unsere *innere Unendlichkeit*, wie ich es gerne nenne. Wir haben in diesem Theorie-Teil also nur ein wenig an der Oberfläche gekratzt, denn jeder einzelne der hier angesprochenen Aspekte ließe sich natürlich ein Leben lang vertiefen. Vollständigkeit ist also nicht mein Anliegen, vielmehr geht es mir darum, mit dem einen oder anderen Thema vielleicht Ihr Interesse geweckt und Ihre Gedanken inspiriert zu haben. Wenn dem so sein sollte, möchte ich Sie ermutigen, Ihrer Neugierde nachzugehen, denn wer weiß, wohin Sie Ihr Weg noch führen wird. Am Anfang steht immer die Begeisterung für eine Sache – gepaart mit ein bisschen Forschergeist, Intuition und Geduld kann man so manchen Schatz zutage fördern!

Hier nun nochmal die wichtigsten Punkte des Theorieteils zusammengefasst, die uns darin unterstützen sollen, in eine gute und nachhaltige Körperpraxis zu finden.

■ Unterschiedliche Anreize mithilfe der vier Grundprinzipien

Gelenke, Knochen, Muskeln und Faszien brauchen unterschiedliche Anreize, die wir über die vier Grundprinzipien Stärken, Dehnen, Lockern und Massieren auslösen können. Nicht jedes Prinzip muss immer in jeder Übungseinheit vorkommen, am besten üben wir sie im Wechsel, zum Beispiel mithilfe der Sequenzen im dritten Teil. So bleibt die Körperpraxis abwechslungsreich und effektiv.

■ Multidirektionale Bewegung bis an die Endpunkte

Um die Beweglichkeit der Gelenke, Muskeln und Faszien zu erhalten, müssen wir regelmäßig Ganzkörperbewegungen in alle Richtungen und bis an die Gelenk-Endpunkte ausführen, also zum Beispiel Rotationen, Vorwärts-, Seit-, und Rückbeugen. Die verschiedenen Bewegungsrichtungen werden am Anfang des zweiten Teils genau erklärt.

■ Schlussentspannung

Bedenken Sie: Ihr Nervensystem übt immer mit! Nach jeder Art von Bewegung, speziell aber nach einer stärkenden und aktivierenden Übungseinheit, sollten Sie sich immer mindestens 5 – 10 Minuten auf dem Rücken liegend entspannen, damit sich Körper und Geist regenerieren können.

■ Bewusst üben

Üben Sie immer mit bewusster Propriozeption! Hier sind einige Punkte, die Ihnen dabei helfen und auf die Sie besonders achten sollten:

- **ZEIT: Nehmen Sie sich Zeit und machen Sie die Übungen zu einem regelmäßigen Bestandteil Ihrer Alltagsroutine, zum Beispiel morgens nach dem Aufstehen oder abends nach der Arbeit. 10 – 15 Minuten am Tag reichen schon! Wenn Ihre Körperpraxis zur Routine wird, müssen Sie auch nicht täglich mit Ihrem inneren Schweinehund diskutieren, ob Sie nun gerade Lust dazu haben oder nicht. Beim Zähneputzen wird ja auch nicht diskutiert!**

- **FOKUS: Seien Sie ganz bei der Sache und machen Sie nicht parallel andere Dinge, wie zum Beispiel in den Fernseher schauen. Selbst Musik zu hören, kann manchmal schon eine Ablenkung sein. Am besten üben Sie in einem Raum, in dem Sie alleine und ungestört sind. Je weniger Sie äußeren Reizen ausgesetzt sind, desto besser können Sie Ihre Aufmerksamkeit nach innen richten!**

- **BEWUSSTSEIN: Beobachten Sie sich selbst. Lassen Sie Ihr Bewusstsein im-**

mer wieder durch den ganzen Körper zirkulieren! Wenn sie bemerken, dass Sie Spannung im Gesicht, im Kiefer, in den Händen oder im Bauch haben, dann versuchen Sie, diese bewusst zu lösen, zum Beispiel durch langsames und sanftes Ausatmen durch die Nase. Nehmen Sie diese bewusste Wahrnehmung von Körper und Atem auch mit in Ihren Alltag!

- ATEM: Beobachten Sie Ihren Atem. Wenn Sie bemerken, dass Sie durch den Mund atmen oder sogar die Luft anhalten, dann überfordern Sie sich vielleicht gerade, und Ihr System ist gestresst. Vielleicht aber waren Sie auch einfach nur mit Ihren Gedanken woanders, und Ihr Auto-Pilot hat wieder die Kontrolle übernommen. Versuchen Sie in solchen Momenten immer wieder, in eine sanfte Bauchatmung zurückzukommen, wie sie im Kapitel über den Atem beschrieben ist.

- KOMPASS: Oft brauchen wir genau diejenigen Übungen am nötigsten, die wir nicht so gerne machen; denn gerade das, was uns schwerfällt, erfordert meistens unsere spezielle Aufmerksamkeit. Vermeiden Sie diese Übungen also nicht, sondern nehmen Sie die Einladung an!

- VORHER/NACHHER: Nehmen Sie wahr, wie Sie sich vor einer Übung fühlen und danach. Über die Zeit wird dieser Moment des bewussten Spürens ganz selbstverständlich werden, und Ihre Wahrnehmung wird sich verfeinern.

- SCHMERZ: Unterscheiden Sie zwischen einem positiven und einem negativen Schmerz! Dafür müssen Sie mit voller Konzentration dabei sein. Verletzungen geschehen meistens dann, wenn wir unkonzentriert und abgelenkt sind.

- EMOTIONEN: Wenn man beginnt, Spannungen im Körper zu lösen, dann kann das auch auf emotionaler Ebene etwas bewirken. Erinnern Sie sich: Unsere Faszien wirken auf unser Nervensystem und umgekehrt! Beobachten Sie also, welche Emotionen in Ihnen aufkommen, zum Beispiel dann, wenn Ihnen eine Übung schwerfällt. Beurteilen Sie nicht, was passiert, sondern lassen Sie es beobachtend vorbeiziehen. Auch hier kann der Fokus auf die Atmung eine Hilfe sein.

- GEDULD: Seien Sie geduldig mit sich! Manche Veränderungen brauchen Zeit, sind dann aber umso nachhaltiger.

- AUGEN: Wenn Sie mit einer Übungsabfolge vertraut sind, dann führen Sie sie doch einmal mit geschlossenen Augen aus! Sie werden merken, dass das die

Wahrnehmung nach innen deutlich verbessert.

- **PAUSE. Regelmäßig zu üben, ist wichtig. Genauso wichtig ist es aber auch, ab und zu eine Pause zu machen. Gönnen Sie sich einen Tag Pause in der Woche und geben Sie Ihrem Körper Zeit, die neuen Impulse zu integrieren!**

Wenn Sie auf diese Punkte achten, dann wird Ihr Üben nie nur körperlich sein. Sie trainieren ganz nebenbei auch Atembewusstheit, Konzentrationsfähigkeit sowie mentale Stärke und werden sich zunehmend besser kennenlernen. Die daraus resultierenden Veränderungen werden in Ihrem Leben positiv spürbar sein.

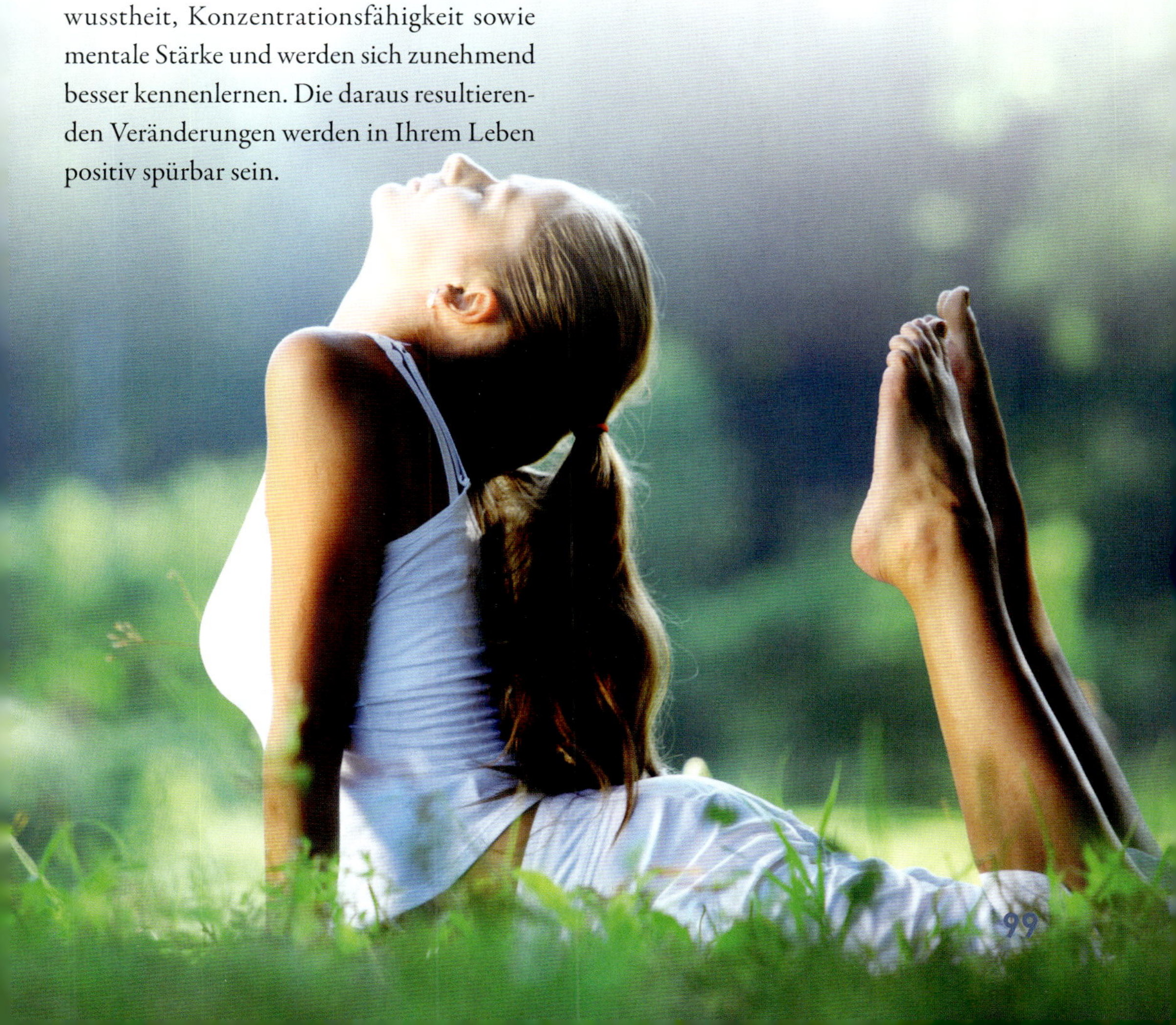

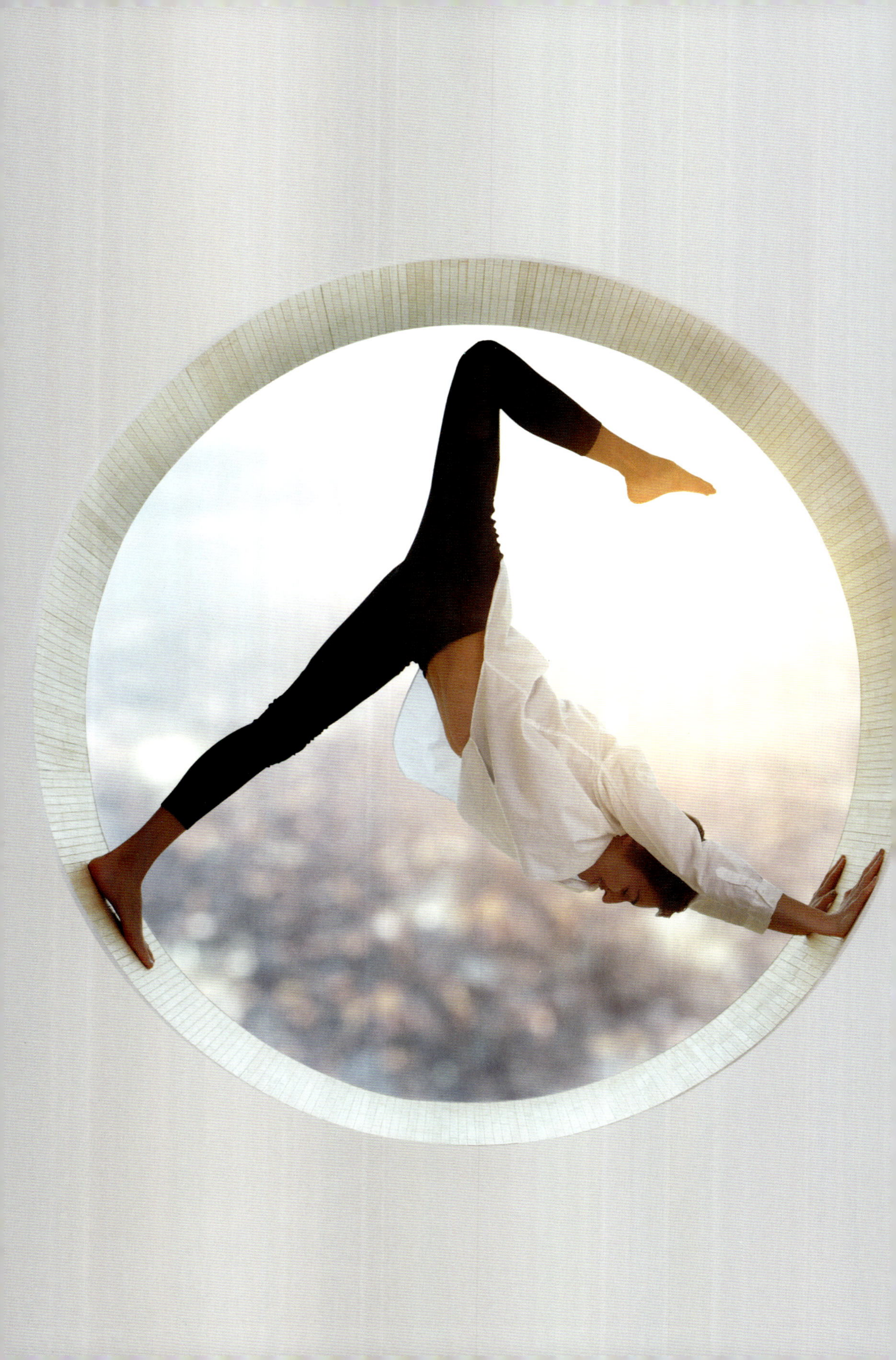

Teil II: Body Principles in der Praxis

Grundbegriffe

Bevor wir uns den praktischen Übungen zuwenden, wollen wir hier noch kurz einige anatomische Grundbegriffe klären, die für das systemische Verständnis der Übungen hilfreich sind.

Bewegungsrichtungen der Gelenke

Im ersten Teil haben wir bereits erfahren, dass wir unsere Gelenke regelmäßig bis an ihre Endpunkte und in alle möglichen Richtungen bewegen müssen, damit sie gesund bleiben. Durch die Bewegung wird Gelenkflüssigkeit produziert, die das Gelenk von innen her schmiert und den Knorpel mit Nährstoffen versorgt. Bewegen wir Gelenke immer nur in die gleiche Richtung, dann geht nicht nur ihr Bewegungsspielraum in die anderen Richtungen verloren, sondern es entsteht auch ein muskuläres Ungleichgewicht. Gelenke können viele Jahrzehnte lang gesund bleiben, wenn sie richtig und häufig bewegt werden, ohne dabei überbeansprucht zu werden. Bei zuwenig oder falscher Bewegung hingegen, kommt es zu Versteifung und Abnutzung und in der Folge häufig zu Schmerzen.

FÜSSE

Im Fuß unterscheiden wir zwischen dem oberen und dem unteren Sprunggelenk. Das obere Sprunggelenk verbindet die Knochen des Unterschenkels mit dem Sprungbein (Talus). Es ist ein Scharniergelenk, das heißt, es kann den Fuß beugen und strecken. Das untere Sprunggelenk verbindet das Sprungbein mit Ferse und Kahnbein, es kann den Fuß nach innen kippen (Pronation) und nach außen (Supination). Die übrigen Gelenke des Fußes sind relativ straff und sorgen mit Ihren stoßdämpfenden Eigenschaften unter anderem für ein optimales Abrollen des Fußes.

Die Bewegungsmöglichkeiten des Fußes:

- Oberes Sprunggelenk: Dorsalflexion und Plantarflexion
- Unteres Sprunggelenk: Supination und Pronation

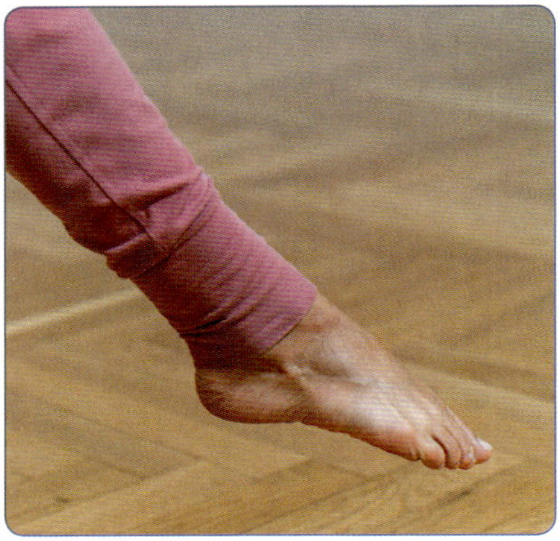

Fuß in Plantarflexion

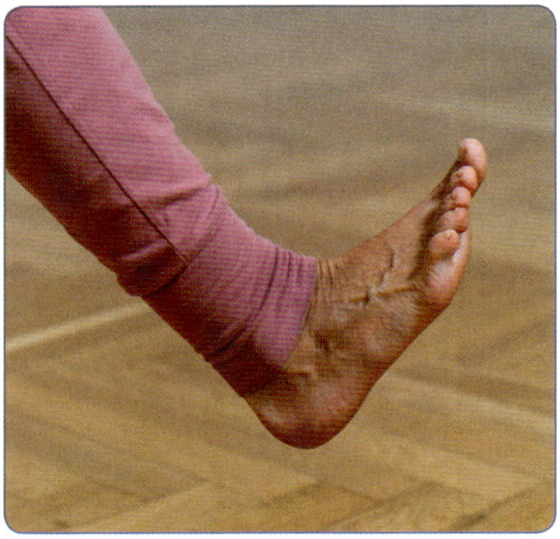

Fuß in Dorsalflexion

KNIE

Das Knie ist das stärkste Gelenk im Körper und ein sogenanntes *Dreh-Scharniergelenk*, es kann also neben der Beugung und Streckung auch eine Rotationsbewegung ausführen. Es hat zwar weniger Spielraum als zum Beispiel das Hüft- oder Schultergelenk, besitzt dafür aber größere Stabilität.

Viele Menschen leiden mit zunehmendem Alter unter Arthrose in den Knien. Ursache hierfür ist häufig allerdings nicht eine Überbeanspruchung, sondern ganz im Gegenteil: zu wenig Bewegung! Im Alltag nutzen wir den Bewegungsspielraum unserer Knie nicht aus, denn wir bringen sie kaum jemals in eine maximale Beugung. So wird der Knorpel nicht ausreichend mit Gelenkflüssigkeit versorgt und degeneriert. Das alleine verursacht jedoch noch nicht zwingend Schmerzen. Die kommen meist erst dann, wenn die das Knie umgebenden Muskeln und Faszien steif und verklebt sind, wodurch das Gelenk größerem Druck ausgesetzt ist. Um Schmerzen in den Knien vorzubeugen, ist es deshalb nicht nur wichtig, sie regelmäßig in maximale Beugung zu bringen und die Beinmuskulatur zu stärken, sondern auch die umliegenden Muskeln und Faszien zu dehnen und zu massieren.

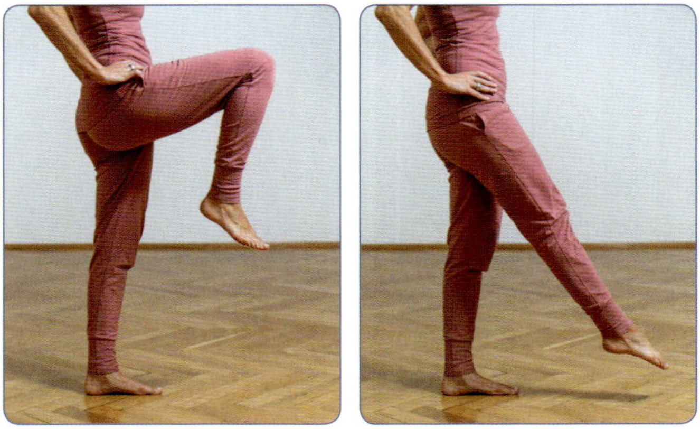

links: Knie in Flexion
rechts: Knie in Extension

Die Bewegungsmöglichkeiten des Knies:

- Beugung (Flexion): Der Unterschenkel nähert sich dem Oberschenkel an.
- Bei Streckung (Extension): Das Bein kommt in die Streckung.

Hüfte

Die Hüfte ist ein Kugelgelenk mit sechs möglichen Bewegungsrichtungen. In unserem Alltag führen wir durch vieles Sitzen vor allem die Beugung aus und vernachlässigen die anderen fünf Bewegungsrichtungen. In der Körperpraxis ist es daher umso wichtiger, bewusst auch Bewegungen in diese Richtungen auszuführen, damit der volle Bewegungsspielraum der Hüfte erhalten bleibt. Versuchen Sie für sich zu ermitteln, welche Bewegungsrichtung bei Ihnen besonders eingeschränkt ist, und trainieren sie entsprechend! Wenn es Ihnen zum Beispiel schwerfällt, im Schneidersitz auf dem Boden zu sitzen, dann sollten Sie verstärkt Übungen machen, die die Auswärtsdrehung der Hüfte verbessern. Wenn Sie Ihre Beine weniger als 90° grätschen können, dann sollten Sie verstärkt die Oberschenkelinnenseiten dehnen – und so weiter. So erhalten Sie sich den Bewegungsspielraum Ihrer Hüfte, was für die gesamte Körperstatik von Vorteil ist.

Die Bewegungsmöglichkeiten der Hüfte:

- Beugung (Flexion): Oberschenkel und Oberkörper bewegen sich aufeinander zu.
- Streckung (Extension): Der Oberschenkel bewegt sich aus der Hüfte nach hinten.
- Auswärtsdrehung: Der Oberschenkel dreht im Hüftgelenk nach außen.
- Einwärtsdrehung: Der Oberschenkel dreht im Hüftgelenk nach innen.
- Von der Mitte weg (Abduktion): Der Oberschenkel bewegt sich von der Mitte weg.
- Zur Mitte hin (Adduktion): Der Oberschenkel bewegt sich zur Mitte hin.

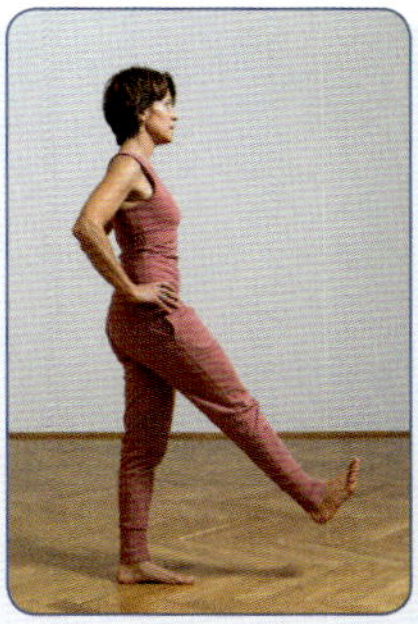
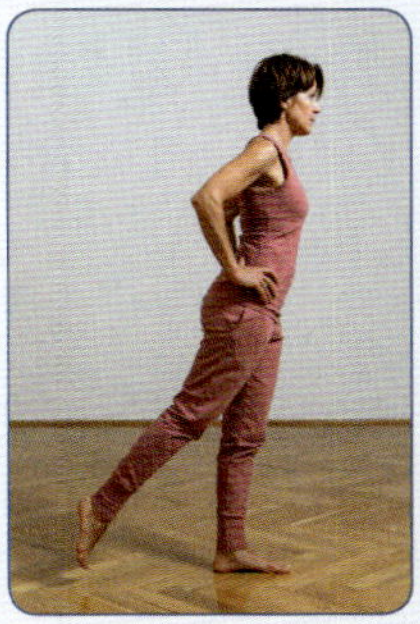
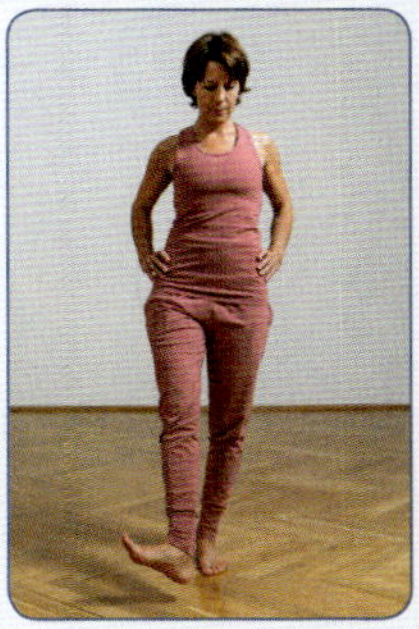
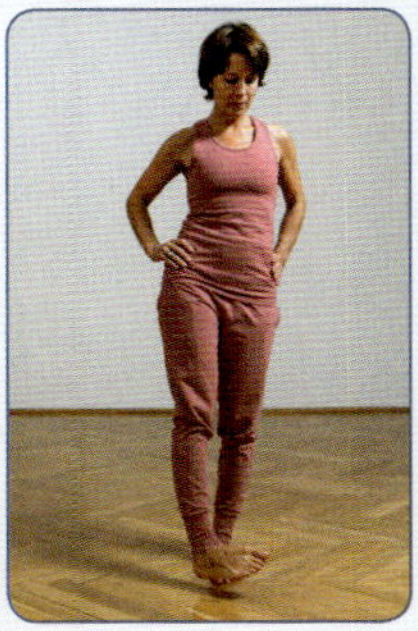
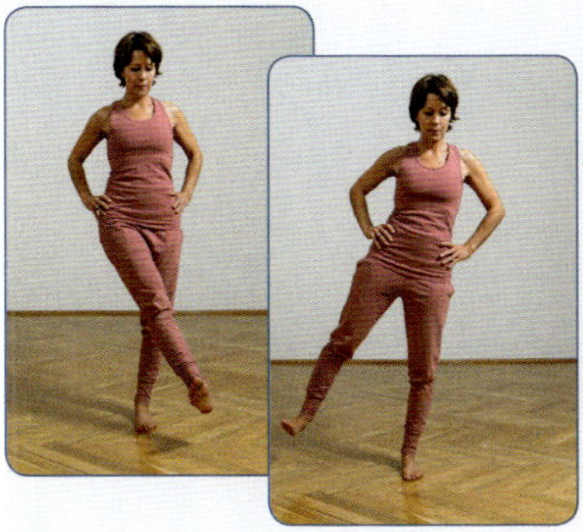

von oben nach unten: Flexion, Extension, Auswärtsdrehung, Einwärtsdrehung, Adduktion
unten links: Adduktion
unten Mitte: Abduktion

Schulter

Bei vielen Menschen ist die Muskulatur im Schulter- und Nackenbereich chronisch verspannt und schwach, was auf unseren überwiegend sitzenden Lebensstil zurückzuführen ist. Die entsprechenden Muskeln sind über- oder unterfordert und damit anfällig für Verspannungen und Verletzungen.

Wenn man vom Schultergelenk spricht, meint man damit normalerweise die Verbindung von Oberarmkopf und Gelenkpfanne des Schulterblatts *(Gleno-Humeralgelenk)*. Doch es gibt im Schultergürtel auch noch eine andere wichtige Verbindung, die oft vernachlässigt wird: das sogenannte *Schulterblatt-Thorax-Gelenk*. Das ist die Verbindung von Schulterblatt und Brustkorb, die bei jeder Bewegung des Oberarms mitbewegt wird. Sind die Muskeln um das Schulterblatt herum steif, dann schränkt das nicht nur den Bewegungsspielraum der Arme ein, sondern kann auch zu Nacken- und Schulterproblemen führen. Um das Bewusstsein für die Bewegungen des Schulterblattes zu schärfen, richten wir unsere Aufmerksamkeit in einigen Übungen gezielt darauf.

Die Bewegungsmöglichkeiten der Schulter:

- Beugung (Flexion): Der Oberarm bewegt sich nach oben.
- Streckung (Extension): Der Oberarm bewegt sich nach hinten.
- Auswärtsdrehung: Der Oberarm dreht im Schultergelenk nach außen.
- Einwärtsdrehung: Der Oberarm dreht im Schultergelenk nach innen.
- Von der Mitte weg (Abduktion): Der Oberarm bewegt sich von der Mitte weg.
- Zur Mitte hin (Adduktion): Der Oberarm bewegt sich zur Mitte hin.
- Rundherum (Zirkumduktion): Armkreisen, das alle Bewegungsrichtungen verbindet.

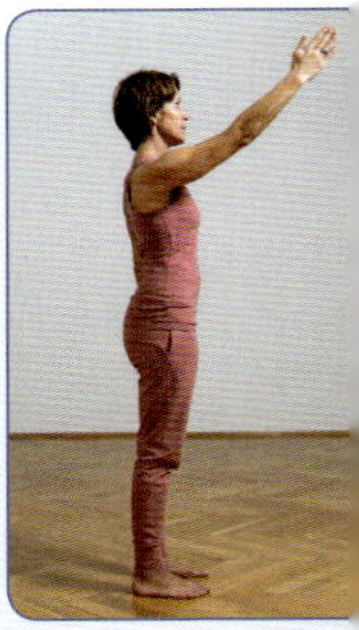
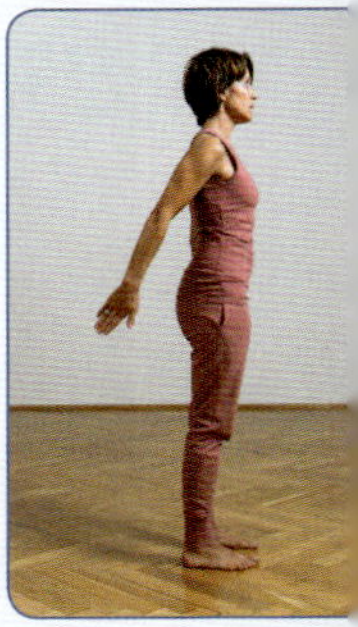
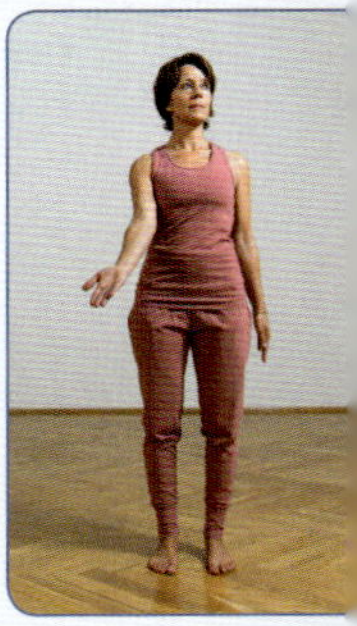
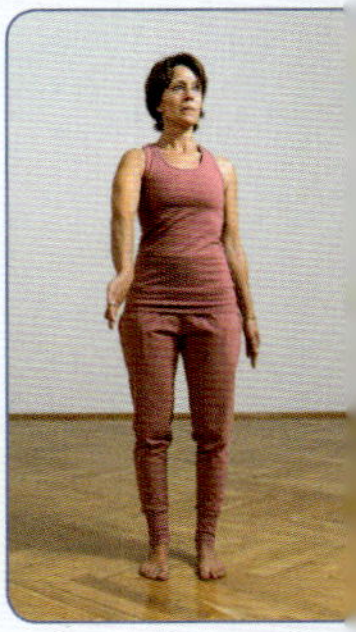

von oben nach unten:
Flexion
Extension
Auswärtsdrehung
Einwärtsdrehung
Abduktion
unten links: Adduktion

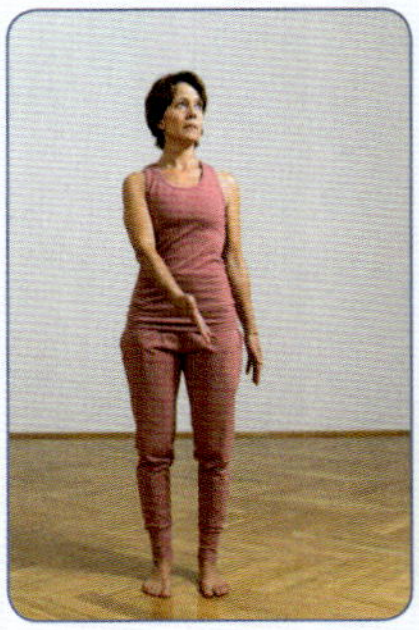
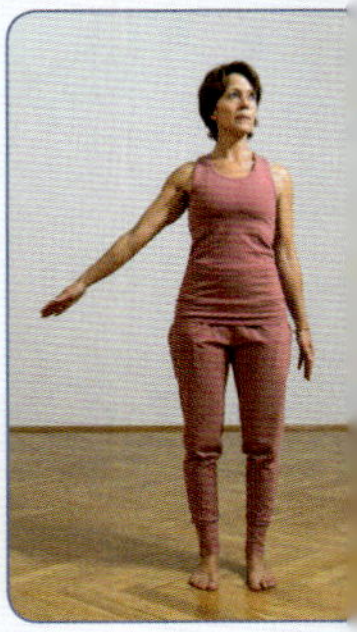

Die Wirbelsäule

Die Wirbelsäule ist die zentrale Stütze des Rumpfes. Muskeln und Faszien stabilisieren sie und ermöglichen Bewegungen in verschiedene Richtungen. Dank ihrer Gliederstruktur ist sie eine bewegliche und doch tragfähige Konstruktion, wir haben darüber schon anhand des Tensegrity-Modells gesprochen. Die Wirbelsäule hat eine doppelte S-Form, so dass sie wie eine Feder Stöße abdämpfen kann. Wir teilen sie in die verschiedenen Bereiche von Lenden-, Brust- und Halswirbelsäule ein, die jeweils unterschiedliche Grade an Beweglichkeit in die verschiedenen Richtungen haben. Die Halswirbelsäule ist insgesamt der beweglichste Teil der Wirbelsäule. Das ist sinnvoll, denn in manchen Situationen können wir eine Gefahr nur durch ein schnelles Drehen des Kopfes erkennen. Gleichzeitig macht ihre hohe Beweglichkeit die Halswirbelsäule auch am verletzlichsten. Die Brustwirbelsäule dagegen ist relativ unbeweglich, dafür aber sehr stabil, denn als Teil des Brustkorbs muss sie die Brustorgane schützen. Verletzungen wie ein Bandscheibenvorfall sind in diesem Bereich daher eher ungewöhnlich. Die Lendenwirbelsäule trägt das meiste Gewicht, ihre Wirbel sind entsprechend kräftiger ausgeprägt als die der darüberliegenden Bereiche. Ihre Bewegungsmöglichkeiten sind, abgesehen von der Rotationsfähigkeit, größer als bei der Brustwirbelsäule.

Die Bandscheiben liegen wie gut gefüllte Polster zwischen den einzelnen Wirbelkörpern der Wirbelsäule und haben stoßdämpfende Wirkung. Sie bestehen aus einem weichen, gallertartigen Kern und einem kräftigen, den Kern umhüllenden Faserring. Der Faserring hält den weichen Kern in der Mitte zusammen und verhindert, dass er ausläuft. Diese Konstruktion ermöglicht, dass die Bandscheiben großen Druck aufnehmen können, der in Zugkraft umgewandelt und gleichmäßig verteilt wird. So ist die Wirbelsäule insgesamt belastbar und flexibel zugleich.

Die Bandscheiben sind bei einem Erwachsenen nicht durchblutet. Sie erhalten Ihre Nährstoffe, ähnlich wie der Knorpel in den Gelenken, durch Druck und Zug beziehungsweise durch Entlastung. Das geschieht, indem wir die Wirbelsäule bewusst in alle Richtungen bewegen. Aber auch der Atem spielt hier eine wichtige Rolle: Bei einer gesunden Atmung bewegt sich die Wirbelsäule immer mit, und die Bandscheiben erfahren eine Art Massage.

Die Bewegungsmöglichkeiten der Wirbelsäule:

- Beugung (Ventralflexion)
- Streckung nach Hinten (Extension)
- Seitneigung (Lateralflexion)
- Drehung (Rotation)

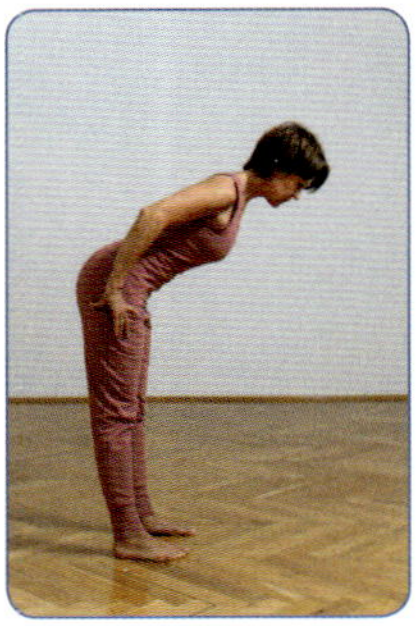

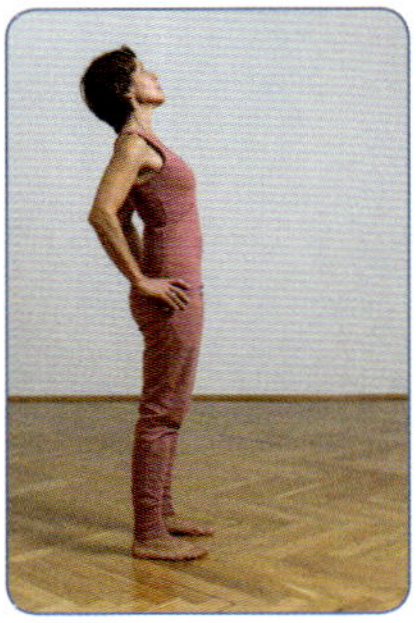

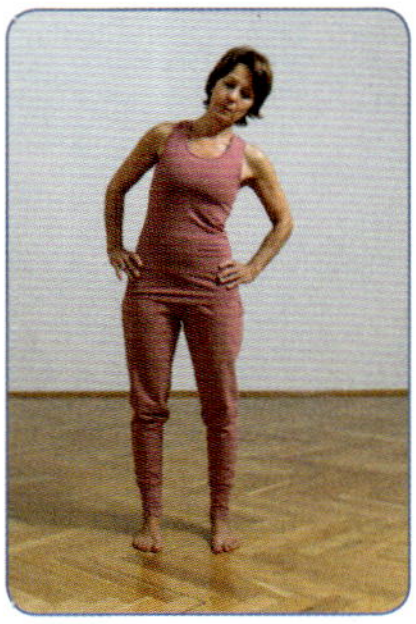

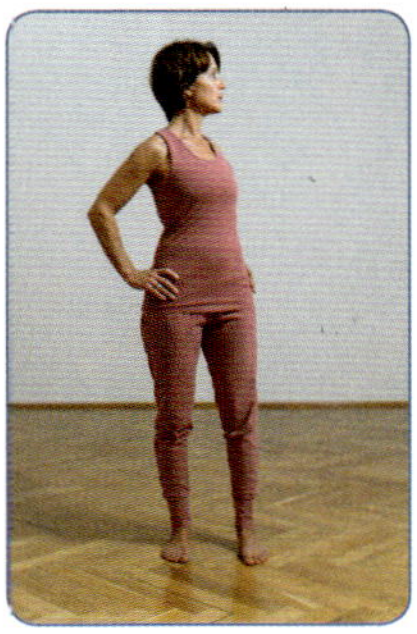

von oben nach unten: Flexion, Extension Seitneigung Rotation

In den nachfolgenden Übungen sind alle Bewegungsrichtungen der Wirbelsäule und der großen Gelenke berücksichtigt. Mithilfe der vier Prinzipien stärken, dehnen, massieren und lockern wir zudem die entsprechenden Muskelgruppen und Faszien. So halten wir Wirbelsäule und Gelenke gesund und können bis ins hohe Alter ihren vollen Bewegungsspielraum bewahren.

Strukturell vs. funktionell

Von einer *strukturellen Variation* sprechen wir immer dann, wenn die knöcherne Struktur des Körpers Abweichungen von der Norm aufzeigt. Ein Beispiel dafür sind *hypermobile* Gelenke, über die wir bereits im Zusammenhang mit dem physiologischen Typus *Schlangenmensch* gesprochen haben. Sie sind angeboren und lassen sich durch Übungen nicht verändern, verursachen in den meisten Fällen aber auch keinerlei Probleme. In seltenen Fällen können angeborene strukturelle Variationen zu Beschwerden führen, so dass eine OP notwendig wird.

Die Ursachen für die meisten Beschwerden sind *funktionelle Veränderungen*, also solche, die das weiche Gewebe wie Muskeln und Faszien betreffen. Sie sind nicht angeboren, sondern durch schlechte Gewohnheiten antrainiert, können aber durch regelmäßige Übungen meistens gut behandelt werden. Ein Beispiel für eine funktionelle Veränderung ist der sogenannte *Senk-Spreizfuß*, bei dem die Fußgewölbe (Längsgewölbe und Quergewölbe) nach unten sinken und abgeflacht sind. Das führt nicht nur zu Problemen in den Füßen, sondern auch in den darüber liegenden Strukturen wie den Knien und dem Rücken. Zu einem Senk-Spreizfuß kommt es, wenn der Fuß zu wenig Trainingsreize erhält und seine Muskulatur zu schwach ausgeprägt ist, dies wird durch eine bewegungsarme Lebensweise gefördert, aber beispielsweise auch durch häufiges Tragen von Schuhen mit Absätzen. Durch ein gezieltes Training der Fußmuskulatur können die Fußgewölbe wieder gespannt werden und Beschwerden zurückgehen.

Funktionelle Veränderungen entstehen im Körper normalerweise nicht plötzlich, sondern sind das Ergebnis länger anhaltender schlechter Haltungsgewohnheiten beziehungsweise mangelnder oder ungesunder Bewegung. Wenn wir auf Veränderungen im weichen Gewebe der Faszien und Muskeln nicht reagieren, kann es mit der Zeit zu Veränderungen in der knöchernen Struktur kommen, die eine OP manchmal unumgänglich machen. Das beste Mittel, um dieser Art von Eingriff vorzubeugen, ist auf die

Signale des Körpers zu hören und funktionellen Veränderungen mit entsprechenden Übungen entgegen zu wirken.

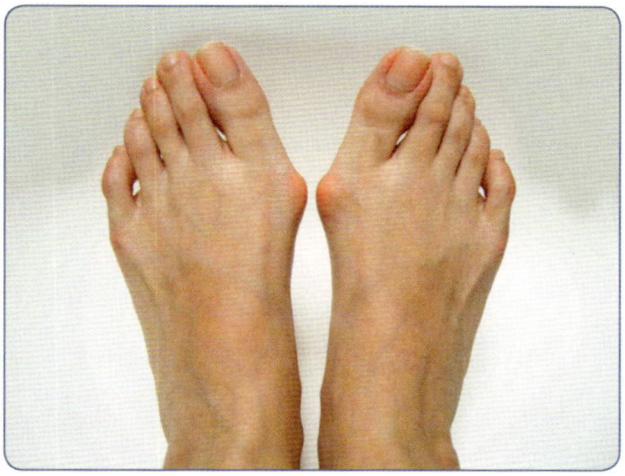

Der *Hallux Valgus* ist eine strukturelle Veränderung, die über viele Jahre entsteht. In den meisten Fällen ist er das Ergebnis mangelnden Fußtrainings und falschen Schuhwerks. Bei starker Ausprägung kommt es zu Beschwerden, die eine OP nötig machen.

Kräftigung vs. Verkrampfung

Kräftigung und Verkrampfung sind zwei grundsätzlich verschiedene Zustände. Wie wir wissen, brauchen Muskeln den stetigen Wechsel aus Spannung (Kontraktion) und Entspannung (Expansion). Wenn sich Muskeln nicht immer wieder entspannen können, dann werden sie von ihrer ständigen Haltearbeit überfordert und verkrampfen. Bei den meisten Menschen sind besonders Schultergürtel und Nacken von chronischen Verspannungen betroffen, denn die entsprechende Muskulatur ist schwach und steif zugleich. Ursache ist auch hier vieles Sitzen mit gerundetem Rücken und nach vorne hängenden Schultern. So verkürzt sich mit der Zeit die Brustmuskulatur, was die Schultern noch weiter nach vorne zieht und den Druck auf Schultern und Nacken erhöht. Schwache Muskeln sind nicht nur anfälliger für Verletzungen, sondern reagieren auch stärker auf Stress. Der regelmäßige Wechsel aus Stärkung und Dehnung ist also wichtig, um chronischen Verspannungen vorzubeugen oder sie behutsam wieder zu lösen. Da ein chronisch verspannter Muskel aber nicht sofort loslassen kann, muss die Dehnung vorsichtig erfolgen, denn sonst kann sie das Gegenteil bewirken und die Beschwerden verschlimmern. Man kann sich das ähnlich wie bei einem Gummiband vorstellen, das unterschiedlich elastische Stellen hat. Zieht man an diesem Band, werden vor allem die sowieso schon elastischen Stellen gedehnt und, wenn man nicht aufpasst, sogar überdehnt. Die steiferen Stellen dagegen erreicht man kaum. Wenn die Muskeln jedoch vorher aktiviert und vorgespant werden, findet die Dehnung gleichmäßiger und über ihre ganze Länge statt, so dass sich mit der Zeit auch hartnäckige Verspannungen lösen lassen. Wir sollten an die Dehnung verspannter Bereiche daher besonders behutsam herangehen und den Körper immer erst aufwärmen beziehungsweise die Muskeln aktivieren.

Aufrechtes Stehen

Wenn man kleine Kinder beobachtet, sieht man, dass sie häufig ihre Arme heben und sich recken und strecken. Sie sind neugierig und wollen die Welt erkunden, es ist fast so, als gäbe es eine unsichtbare Kraft, die sie nach oben zöge! Je älter wir werden, desto mehr verlieren wir diesen Zug nach oben. Wir sacken in uns zusammen, runden den Rücken und schieben den Kopf nach vorne. Die Schwerkraft scheint mit dem Alter stärker auf uns zu wirken, und vieles Sitzen verstärkt diese Tendenz. Bei manchen Menschen verkürzen sich im Alter die Muskeln und Faszien der Körpervorderseite so stark, dass sie ohne entsprechende Kompensationsbewegungen gar nicht mehr aufrecht stehen *können*, selbst wenn sie es möchten.

Objektiv steht man gerade, wenn sich das Knochengerüst des Körpers ohne große Muskelanstrengung im Gleichgewicht befindet.[69] Wenn wir unsere gesunde, aufrechte Haltung verlieren, heißt das also, dass unser Körper nicht mehr in einer optimalen Statik ist und unnötig belastet wird. Die Folgen dieser Fehlhaltung sind eine Vielzahlt von körperlichen Beschwerden. Wie wir inzwischen wissen, leidet darunter nicht nur unser Bewegungsapparat, sondern auch unser Innenleben.

So wie wir es verlernt haben, natürlich zu atmen, haben wir auch verlernt, aufrecht zu stehen. In der Arbeit mit Klienten beginne ich daher auch meistens damit, ein Bewusstsein für das aufrechte Stehen zu entwickeln, denn es ist die Basis für alle anderen Übungen. Zudem werden in dieser Haltung Asymmetrien und Dysbalancen sofort sichtbar. Häufig sieht man beispielsweise, dass ein Bein stärker ausgedreht ist, eine Seite des Beckens nach vorne rotiert oder die Schultern auf unterschiedlicher Höhe sind. Das sind keine strukturellen, sondern funktionelle Veränderungen, die Ursache liegt also nicht in der knöchernen Struktur, sondern in den Muskeln und Faszien und ist somit veränderbar. Meiner Beobachtung nach haben viele Menschen das Gespür dafür verloren, wann sie gerade stehen, denn sie haben sich an ihre Kompensationsmuster gewöhnt und nehmen sie nicht als solche wahr. Wenn wir die Haltung dann zum Besseren verändern, fühlt sich das anfänglich erst einmal schief an. Es geht also darum, die Eigenwahrnehmung „umzuprogrammieren“ und das neue Gefühl als „richtig“ abzuspeichern.

Scheitelpunkt nach oben ziehen

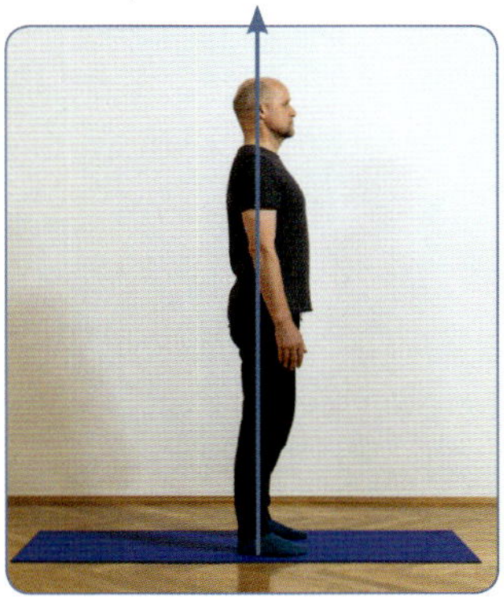

Beim aufrechten Stehen ist die Statik optimal: Ohren, äußere Schultern, äußere Hüften und Knöchel bilden eine senkrechte Linie.

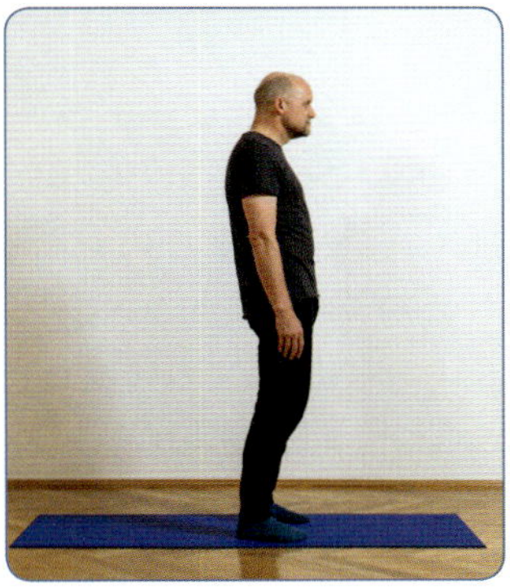

Becken und Kopf sind nach vorne geschoben, der Körper bildet von den Füßen bis zu den Schultern eine statisch ungünstige Bogenform.

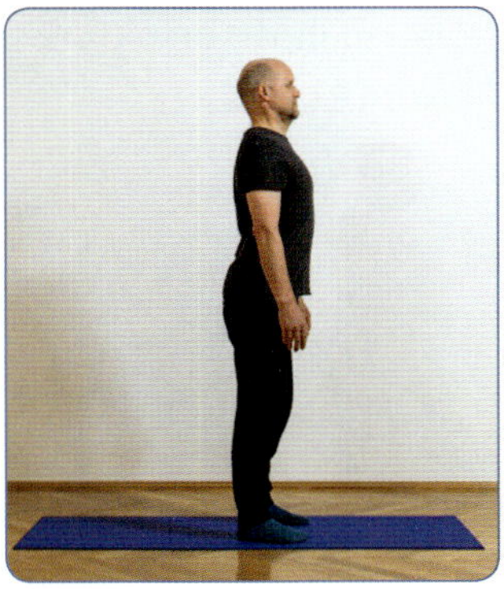

Die Brust ist zu stark nach vorne geschoben, so dass es zu einer verstärkten Vorwärtskrümmung der Wirbelsäule kommt (Hohlkreuz). Als Kompensation wird der Kopf nach hinten geschoben.

ÜBUNG FÜR DAS AUFRECHTE STEHEN:

1. **Stellen Sie sich aufrecht hin, mit den Füßen hüftbreit auseinander. Schließen Sie die Augen, und atmen Sie entspannt in den Bauch.**
2. **Heben Sie nun alle Zehen hoch und spreizen sie voneinander weg (lassen aber dabei Ihre Hände entspannt!). Nehmen Sie bewusst folgende vier Punkte wahr: Den Ballen des großen Zehs, den Ballen des kleinen Zehs, die innere Ferse und die äußere Ferse. Achten Sie darauf, dass Ihr Gewicht gleichmäßig auf diese vier Punkte verteilt ist. Wenn Sie das gut spüren, dann legen Sie die Zehen wieder ab. Dies ist Ihr Fundament.**
3. **Bringen Sie Ihr Becken nun so in Position, dass sich Ihre seitlichen Hüftknochen in einer senkrechten Linie über den Fußgelenken befinden. Die meisten Menschen schieben ihr Becken gewohnheitsmäßig zu weit nach vorne, so dass es eher über den Zehen steht als über den Fußgelenken. In diesem Fall schieben Sie Ihr Becken nach hinten.**
4. **Heben Sie Ihre Brust etwas an und rollen die Schultern leicht nach hinten. Achten Sie darauf, dass Sie Ihre vorderen Rippen dabei nicht zu weit öffnen, sondern sanft nach innen ziehen. Schieben Sie Ihr Kinn etwas nach hinten. Ohren, Schultern, seitliche Hüftknochen**

und Knöchel sollten nun, von der Seite betrachtet, eine senkrechte Linie bilden.

5. **Stellen Sie sich vor, Sie hätten ein Gewicht auf dem Kopf. Drücken Sie aktiv die vier Punkte an den Fußsohlen in den Boden und schieben den Scheitel in Richtung Decke. Achten Sie darauf, gleichzeitig Ihre vorderen Rippen etwas nach innen zu ziehen, und beobachten Sie, wie Ihre tiefen Bauchmuskeln aktiviert werden.**
6. **Schließen Sie die Augen und spüren Sie die sanften Ausgleichsbewegungen Ihres Körpers. Nehmen Sie dieses Gefühl der aufrechten Haltung bewusst in sich auf.**

Wie bei allem dauert es natürlich, bis wir ein richtiges Gespür für die aufrechte Haltung bekommen. Es kann hilfreich sein, wenn Sie sich von einem Lehrer oder Therapeuten korrigieren lassen, dies ersetzt jedoch nicht die eigene bewusste Auseinandersetzung damit. Aufrecht zu stehen, können Sie immer und überall üben. Mit der Zeit kultivieren Sie eine positive Gewohnheit und werden sich immer besser spüren.

Tipp:

- **Fotografieren Sie sich in der aufrechten Haltung von der Seite. Betrachten Sie das Foto aufmerksam und schauen, ob Ohren, Schultern, äußere Hüften und Knöchel in einer senkrechten Linie sind. Korrigieren Sie Ihre Haltung gegebenenfalls. Machen Sie erneut ein Foto und finden Sie heraus, ob Ihre Korrekturen etwas verbessert haben.**

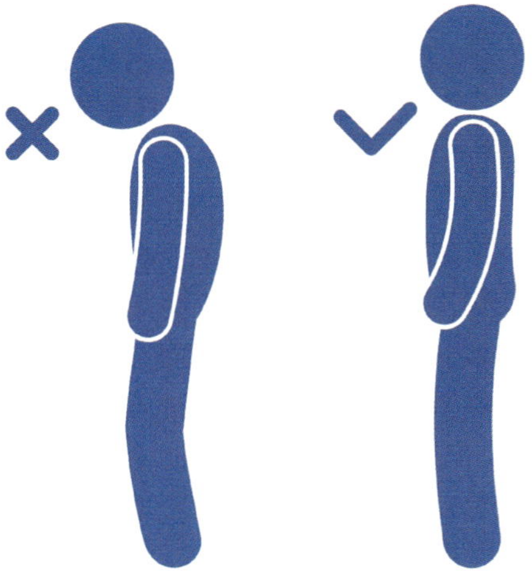

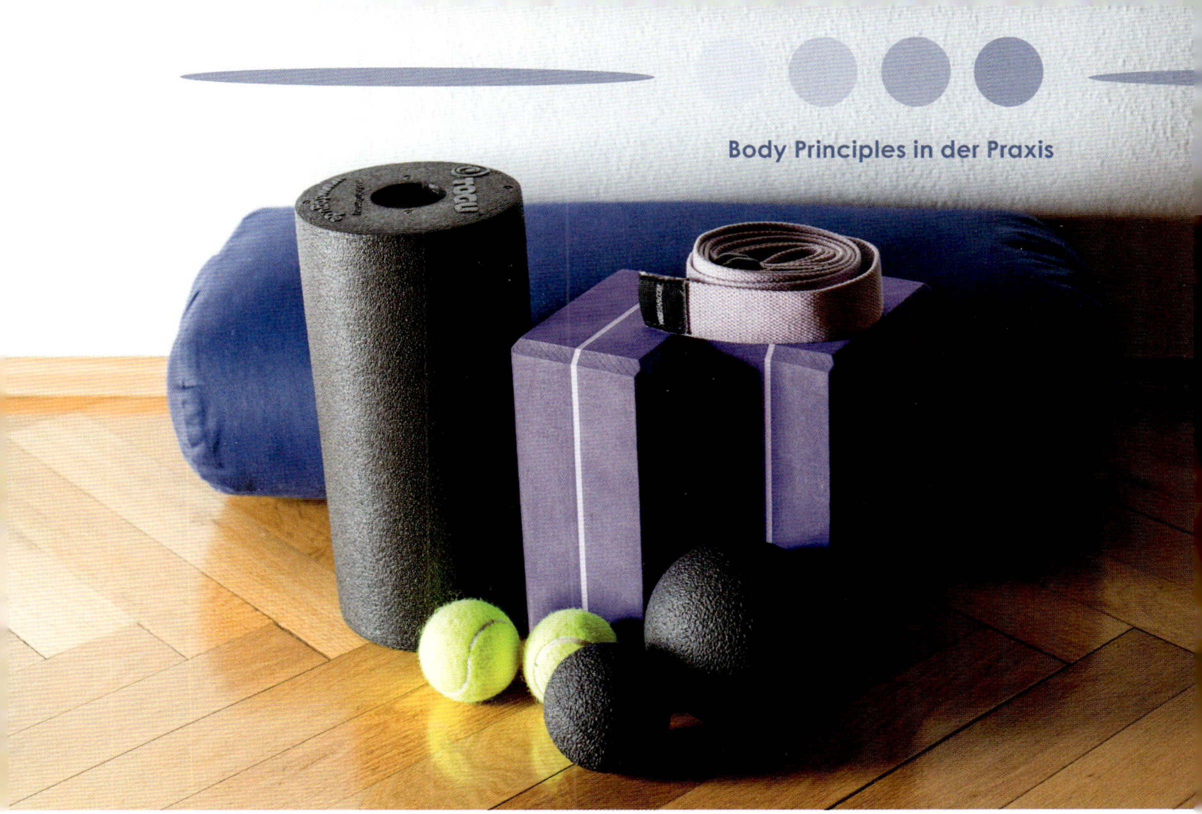

Wichtige Hilfsmittel für die Praxis

Hilfsmittel

Für die praktischen Übungen benötigen Sie einige Hilfsmittel, die Sie sich anschaffen sollten. Das richtige Werkzeug ist essenziell, wenn Sie langfristig Freude an Ihrer Praxis haben wollen! Diese kleine und einmalige Investition lohnt sich sehr, denn die Hilfsmittel werden Ihnen ein ganzes Leben lang nützlich sein.

Nun kann es also mit der Praxis losgehen. Auf den folgenden Seiten werden die einzelnen Übungen genau erklärt. Sie sind hier zunächst nach den vier Prinzipien geordnet und noch nicht in der Reihenfolge, in der sie später geübt werden sollen. Die genauen Übungsabfolgen finden Sie dann im dritten Teil dieses Buches.

Was Sie brauchen:

- Einen Yoga-Gurt von mindestens zwei Metern Länge
- Zwei Tennisbälle
- Zwei Yoga-Blöcke (groß)
- Eine Faszien-Rolle
- Ein längliches festes Kissen
- Einen großen Faszien-Ball
- Optional: Einen kleinen Faszien-Ball

Prinzip Schwingung/Vibration

(Schütteln und Schwingen)

Im ersten Teil haben wir bereits über die heilsame Wirkung von Schwingung und Vibration gesprochen, die sich Menschen in allen Zeiten und Kulturen zunutze machten. Hier soll es nun um die konkreten Übungen gehen. Schwung- und Schüttelübungen helfen dabei, tiefsitzende Verspannungen im Körper zu lösen und die Energien zum Fließen zu bringen. Während meiner Ausbildung an der Theaterschule begann der Pantomime-Unterricht immer mit dieser Art von Übungen. Unser tschechischer Lehrer gehörte noch der *Alten Schule* an. Er sagte, dass durch Schütteln und Schwingen die Bewegungen geschmeidig würden und der Geist wach. Heute weiß man aus der Forschung, dass federnde Schwungbewegungen ein optimales Training für die Faszien sind und sie gesund und elastisch halten, weshalb sie ein integraler Bestandteil der Faszien-Fitness sind. Mich selbst begleiten diese Übungen seit mehr als fünfundzwanzig Jahren, über ihre wohltuende Wirkung auf die Faszien wusste ich damals allerdings noch gar nichts…

Die erste Sequenz im dritten Teil ist ganz den Körperschwüngen gewidmet. Bei einer Dauer von 10 – 15 Minuten können Sie damit sogar ein leichtes Kardiotraining absolvieren. Da die Schwünge den Körper gut aufwärmen, eignen sie sich perfekt als Vorbereitung für jede andere Art von Körpertraining, also beispielsweise bevor Sie Joggen oder Schwimmen gehen. Aber auch zum Lockern der Muskulatur, zum Beispiel nach einem Krafttraining, haben sie sich bewährt. Der Fantasie sind beim Schütteln und Schwingen keine Grenzen gesetzt. Sie können hier selbst kreativ werden und Ihre eigenen Bewegungen erfinden! Folgen Sie Ihrer Intuition!

SCHÜTTELN

Mit der folgenden Übung versetzen Sie Ihren Körper auf einfache Weise in Schwingung und Vibration, wodurch sich tiefe Verspannungen speziell in den Schultern, Nacken und Armen lösen lassen. Der ganze Körper wird durchblutet, aufgewärmt, gelöst und gelockert. Wenn Sie während des Schüttelns mit geschlossenen Lippen leise summen, werden auch Ihre Stimmbänder in Schwingung versetzt, und der Kehlkopf entspannt sich. Durch das Summen wird außerdem die körpereigene Produktion von Stickstoffmonoxid angeregt, was für eine Vielzahl wichtiger Körperfunktionen von Bedeutung ist und die Entspannung der Faszien fördert.

So geht's:

1. **Stellen Sie sich aufrecht hin, mit den Füßen hüftbreit auseinander. Schließen Sie Ihre Augen und atmen bewusst in den Bauch.**
2. **Beginnen Sie mit der Schüttelbewegung, indem Sie eine schnelle und federnde Bewegung in Ihren Knien ausführen, fast so, als wenn Sie auf einem Minitrampolin „bouncen" würden. Ihre Fersen bleiben dabei auf dem Boden, Sie bewegen also zunächst nur Ihre Knie, der Rest des Körpers wird passiv geschüttelt. Lassen Sie Ihre Schultern, Arme, Ellenbogen, Handgelenke und Hände vollkommen entspannt! Auch Ihr Nacken darf die federnde Bewegung sanft aufnehmen. Schütteln Sie Ihren Körper auf diese Weise mindestens 3 – 5 Minuten.**
3. **Wenn sich das gut anfühlt, dann verstärken Sie nach und nach die Schüttelbewegung bis zu dem Grad, der Ihnen angenehm ist. Schütteln Sie nun aktiv Ihre Arme und Beine und springen dazu. Alles ist willkommen, was Ihrem Körper hilft, loszulassen!**
4. **Bleiben Sie in dieser Schüttelbewegung für insgesamt mindestens 5 – 10 Minuten.**

Ich selbst mache diese Übung gerne auf sanfte Weise vor dem Schlafengehen, etwa nach einem langen Tag am Schreibtisch, wenn ich merke, dass ich verspannt bin,

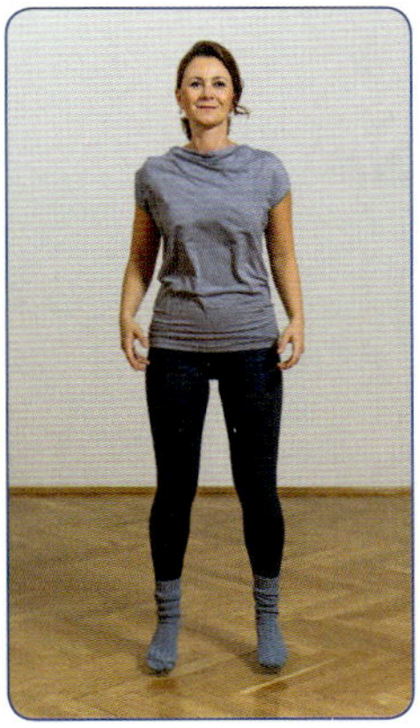

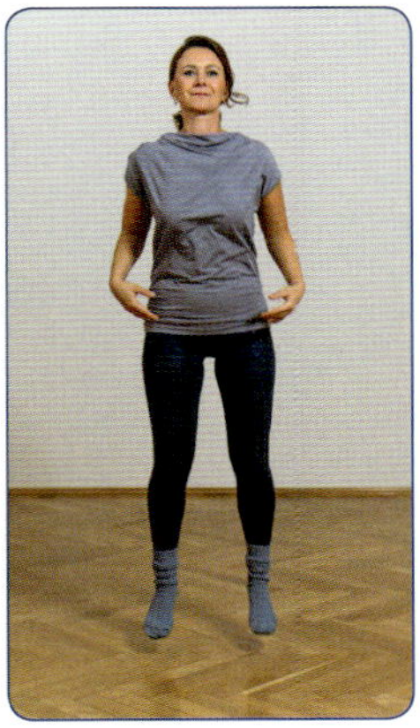

aber zu müde, um einer längeren Praxis nachzugehen. Stärkeres Schütteln hingegen weckt auf und bringt die Energien zum Fließen, perfekt also, wenn man tagsüber einen Durchhänger hat!

ABKLOPFEN

In der folgenden Übung klopfen wir mit der lockeren Faust den ganzen Körper ab. Das wirkt sehr belebend und eignet sich perfekt für zwischendurch, wenn man sich müde fühlt und einen koffeinfreien „Coffeeshot" braucht.

So geht's:

1. **Stellen Sie sich aufrecht hin, mit den Füßen hüftbreit auseinander. Schließen Sie die Augen und atmen sanft in den Bauch.**
2. **Schließen Sie die rechte Hand zu einer lockeren Faust und beginnen, den linken Arm damit abzuklopfen. Lassen Sie das rechte Handgelenk dabei ganz entspannt, das Abklopfen sollte wie**

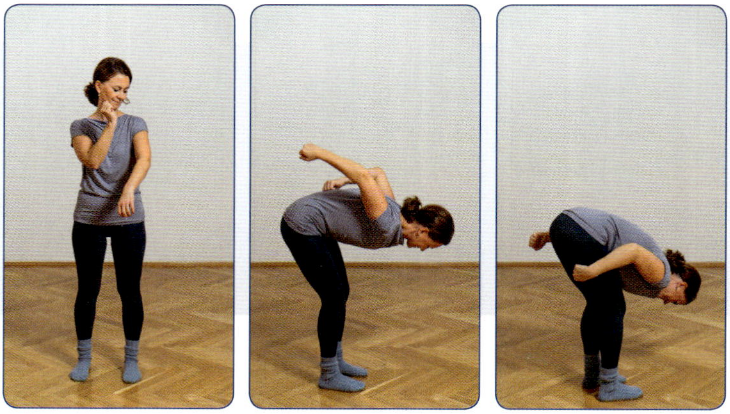

ein lockeres, durchaus aber kraftvolles Trommeln sein, damit es die gewünschte Massagewirkung erzielt. Wandern Sie von der Hand über die Innen- und Außenseite Ihres Armes nach oben zur Schulter, an den knochigeren Stellen klopfen Sie etwas sanfter. Klopfen Sie auf diese Weise beide Arme ab.

3. Schließen Sie nun beide Hände zur lockeren Faust und klopfen sich kräftig den oberen Brustkorb ab. Wandern Sie mit Ihren Händen von rechts nach links, so dass Sie Ihre gesamte Brustmuskulatur bearbeiten. Dabei können Sie mit geschlossenen Lippen leise Summen und die Vibration Ihrer Stimmbänder wahrnehmen.
4. Klopfen Sie nun die vorderen und seitlichen Rippen ab, den Bauch, den Unterleib, die Leisten, die Hüften und das Gesäß. An den Weichteilen sind Sie etwas sanfter, ansonsten können Sie ruhig kräftig klopfen!
5. Beugen Sie sich langsam mit gebeugten Knien vornüber und klopfen Sie Ihren Rücken und Ihre Beine rundherum bis zu den Füßen hin ab. Bleiben Sie danach noch für einen Moment locker vornüber gebeugt und lassen Ihren Nacken entspannt.
6. Rollen Sie sich langsam Wirbel für Wirbel wieder nach oben zum Stehen. Wenn Sie unter Rückenproblemen leiden, dann kommen Sie bitte mit gebeugten Knien und geradem Rücken zurück nach oben.

KÖRPERSCHWÜNGE

In der Faszien-Fitness werden Schwünge oft mit leichten Gewichten in der Hand geübt, wodurch sich der Zug auf die Faszien-Bahnen noch erhöht. Ich würde Ihnen dazu raten, die Schwünge zunächst ohne Gewichte zu üben, bis Ihr Körper die Bewegung verstanden und sich an diese neue Bewegungsform gewöhnt hat. Bedenken Sie, dass die Faszien Zeit brauchen, um sich umzuorganisieren!

Beobachten Sie einmal, wie ein Schwung aufgebaut ist. Die Geschwindigkeit der Bewegung ist nicht gleichmäßig, sondern variiert. Das kann man am Beispiel einer Achterbahn sehen: Bergab kommt es zu einer dynamischen Beschleunigung, bergauf zur Verlangsamung und am höchsten Punkt zu einem beinahe kompletten Stillstand der Bewegung – fast so, als dehne sich die Zeit für einen Moment aus. Genauso so sollte es sich mit den Körperschwüngen verhalten: In der Schwungbewegung nach unten lassen Sie los, in der Streckbewegung nach oben ziehen Sie Ihren Körper aktiv in die Länge. Wenn Sie beobachten, dass die Geschwindigkeit Ihrer Bewegung gleichförmig ist, dann heißt das, dass Sie den Schwung noch zu sehr kontrollieren. Versuchen Sie den Wechsel aus aktiver Streckung und passivem Loslassen zu finden. Mit der Zeit werden Ihre Bewegungen ganz von selbst flüssig und elegant.

Achten Sie bei allen Schwungübungen auf folgende Punkte:

1. **Üben Sie die Körperschwünge als eigenständige Sequenz maximal 2 – 3 Mal in der Woche, da Ihre Faszien Zeit brauchen, sich umzustrukturieren.**
2. **Lassen Sie bei allen Schwüngen, die aufrecht geübt werden, Ihre Körpermitte stabil und die Wirbelsäule lang! Stellen Sie sich einen unsichtbaren Faden vor, der Sie an Ihrem Scheitelpunkt nach oben zieht!**
3. **Atmen Sie immer durch die Nase! Wenn Sie in die Mundatmung ausweichen, sind Sie entweder an Ihrem Kräftelimit und stressen Ihr System oder aber Sie sind mit Ihren Gedanken woanders. Bringen Sie die Aufmerksamkeit zurück zum Atem und ruhen sich gegebenenfalls einen Moment aus.**
4. **Stoppen Sie eine Übung nicht abrupt, sondern lassen Sie die Bewegung am Ende immer ausschwingen. Nehmen Sie sich nach der Übung einen Moment Zeit, um nachzuspüren.**
5. **Achten Sie auf die jeweils angegebenen Kontraindikationen! Wenn Sie zu Schwindel neigen, sollten Sie die Übungen nicht oder nur nach Absprache mit Ihrem Arzt machen.**

EINFACHER ARMSCHWUNG

Wir beginnen mit leichten Armschwüngen, um den Körper schonend aufzuwärmen.

So geht's:

1. **Stehen Sie aufrecht, mit den Füßen hüftbreit auseinander. Schließen Sie für einen Moment die Augen und atmen in den Bauch.**
2. **Beginnen Sie, Ihre Arme zu schwingen, den rechten Arme nach vorne, den linken Arme nach hinten, und umgekehrt. Die Bewegung der Arme ist ähnlich wie beim Langlaufen oder Nordic Walking, nur dass Sie die Arme nicht führen, sondern schwingen. Bleiben Sie weich in**

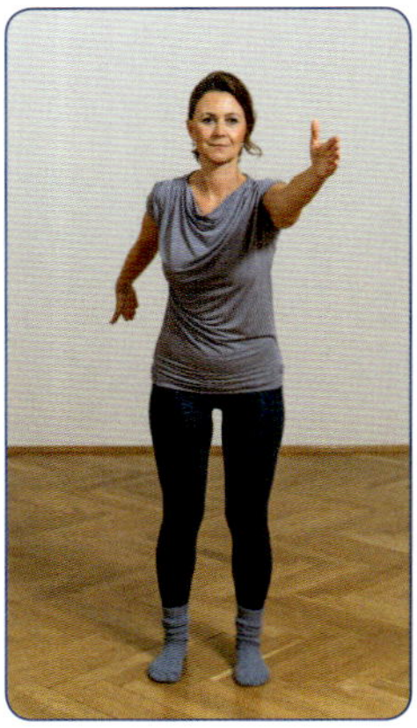

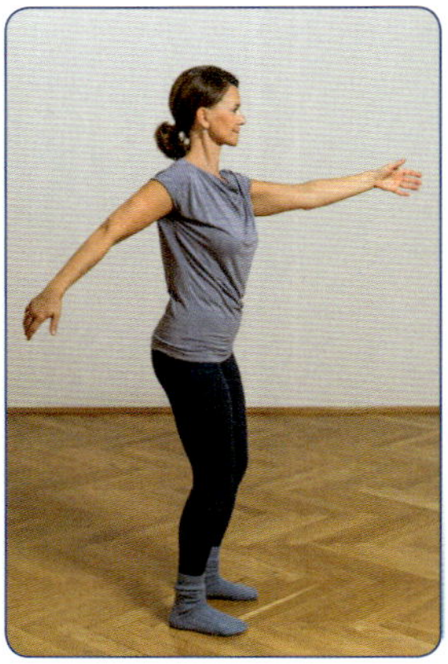

Ihren Knien und nehmen die Schwungbewegung dort federnd auf.

3. **Bleiben Sie zunächst mit beiden Fersen auf dem Boden, nach und nach können Sie dann abwechselnd auf Ihre Zehenspitzen kommen.**
4. **Üben Sie 2 – 3 Minuten und lassen die Armbewegung dann langsam auspendeln.**

ARMSCHWUNG IN VIER SCHRITTEN

Die nächste Übung ist ebenfalls ein Armschwung, der sich in vier Schritten von leichter zu schwerer aufbaut. Üben Sie erst die Schritte 1 und 2. Wenn Sie mit der Bewegung vertraut sind, dann gehen Sie zu den Schritten 3 und 4 über.

So geht's:

Schritt 1:

1. **Stehen Sie aufrecht mit den Beinen leicht nach außen gegrätscht und etwas weiter als hüftbreit auseinander.**
2. **Schwingen Sie Ihre Arme in einer Halbkreisbewegung bis auf Schulterhöhe zur Seite, den rechten Arm nach rechts, den linken Arm nach links. Dabei strecken Sie Ihre Beine.**
3. **Beim Rückschwung nach unten (Abschwung) kreuzen Sie die Arme vor Ihrer Körpermitte. Beugen Sie dabei Ihre Knie wieder und nehmen dort federnd Schwung auf. Achten Sie darauf, dass Ihre Knie dabei nicht nach innen kippen!**

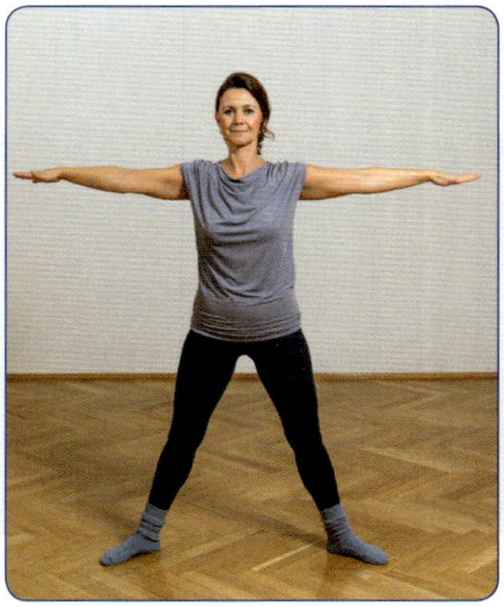

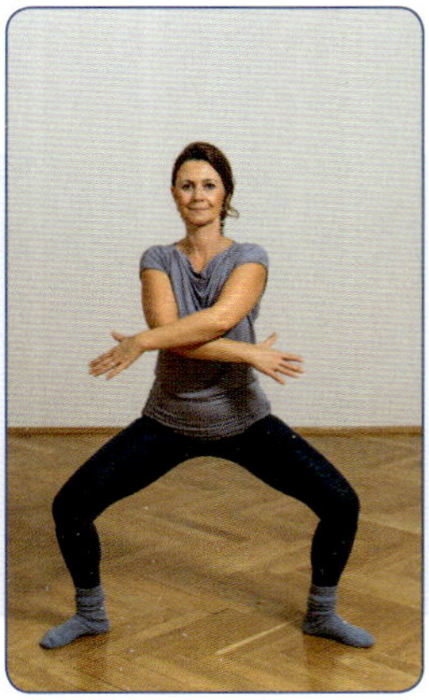

4. **Finden Sie auf diese Weise eine gleichmäßige Schwungbewegung aus Auf- und Abschwung und schwingen für etwa 1 – 2 Minuten. Danach lassen Sie die Armbewegung langsam auspendeln.**

Wenn sich Schritt 1 flüssig anfühlt, dann gehen Sie zum nächsten Schritt.

Schritt 2:

1. **Üben Sie wie in Schritt 1 beschrieben. Beim nächsten Aufschwung führen Sie die Arme in einer Halbkreisbewegung weiter bis nach oben über den Kopf. Am höchsten Punkt strecken Sie Ihren ganzen Körper bis in die Fingerspitzen und schauen zu den Händen!**

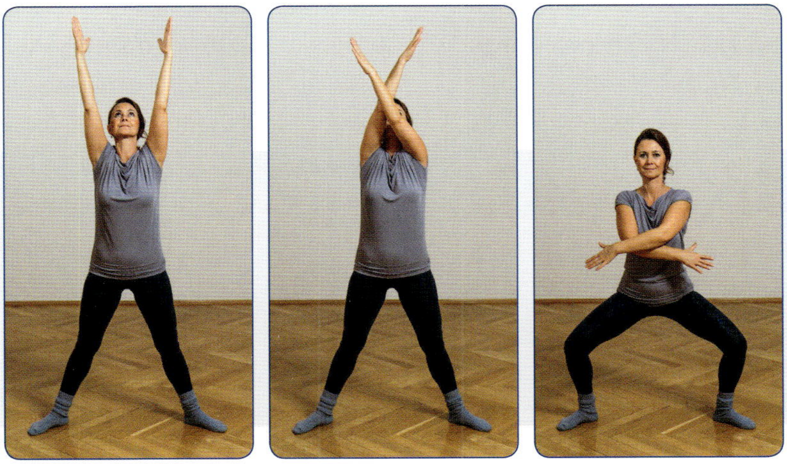

2. **Im passiven Abschwung vollenden Sie die Kreisbewegung Ihrer Arme, indem Sie sie vor der Mitte kreuzen und nach unten schwingen lassen. Dabei beugen Sie die Knie und nehmen den Schwung dort federnd auf. Sie haben nun mit beiden Armen eine flüssige Kreisbewegung beschrieben und sind wieder zurück in der Ausgangsposition.**
3. **Führen Sie erst ein paar Zwischenschwünge aus (Schritt 1), bevor Sie erneut zur Bewegung nach oben ansetzen. Sie können Ihre Arme entweder über außen oder aber über die Mitte kreuzend nach oben schwingen. Wechseln Sie zwischen diesen beiden Varianten ab!**
4. **Üben Sie auf diese Weise 1 – 2 Minuten und lassen die Armbewegung dann langsam auspendeln.**

Schritt 3:

Dieser Schritt funktioniert genauso wie Schritt 2, nur dass Sie diesmal beim Aufschwung der Arme zusätzlich auf die Zehenspitzen kommen. Damit Sie im Gleichgewicht bleiben, ist es wichtig, dass Sie die

Spannung in Ihrer Körpermitte halten. Bevor Sie mit diesem Schritt beginnen, sollten Sie sich mit Schritt 1 und 2 wohlfühlen und den Wechsel aus aktivem Aufschwung und passivem Abschwung gut beherrschen.

So geht's:

1. **Üben Sie wie in Schritt 2 beschrieben. Beim nächsten Aufschwung der Arme kommen Sie auf Ihre Zehenspitzen. Achten Sie darauf, nicht ins Hohlkreuz zu kippen! Stabilisieren Sie Ihre Körpermitte, indem Sie die Bauchmuskeln etwas anspannen und sich aktiv bis in die Fingerspitzen langziehen! Danach schwingen Sie die Arme über die Mitte wieder nach unten.**
2. **Führen Sie vor jeder Bewegung nach oben noch ein paar Zwischenschwünge (Schritt 1) aus. Bleiben Sie während der Übung mit Ihrer Aufmerksamkeit beim Atem.**
3. **Üben Sie auf diese Weise 1 – 2 Minuten und lassen Sie die Armbewegung dann langsam auspendeln.**

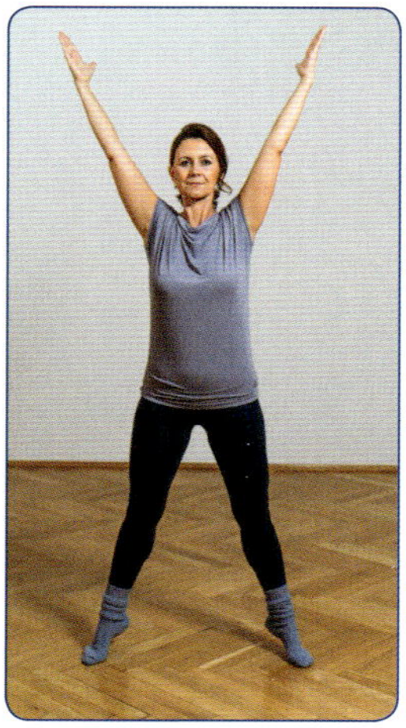

Schritt 4:

Dieser Schritt funktioniert genau wie Schritt 3, nur dass Sie diesmal beim Aufschwung der Arme einen kleinen Sprung ausführen. Dabei ist es nicht so wichtig, wie hoch sie springen, sondern wie Sie wieder auf dem Boden landen. Dies sollte möglichst ***lautlos*** geschehen! Versuchen Sie also, über Ihre Zehen abzurollen und weich zu landen! So trainieren Sie nicht nur Ihre Wadenmuskulatur, sondern verbessern auch die elastische Speicherkapazität der Achillessehnen.

So geht's:

1. **Üben Sie wie in Schritt 2 beschrieben. Beim nächsten Aufschwung der Arme führen Sie einen kleinen Sprung aus. Achten Sie darauf, nicht ins Hohlkreuz zu kippen! Stabilisieren Sie Ihre Körpermitte, indem Sie die Bauchmuskeln etwas anspannen und sich aktiv bis in die Fingerspitzen langziehen!**

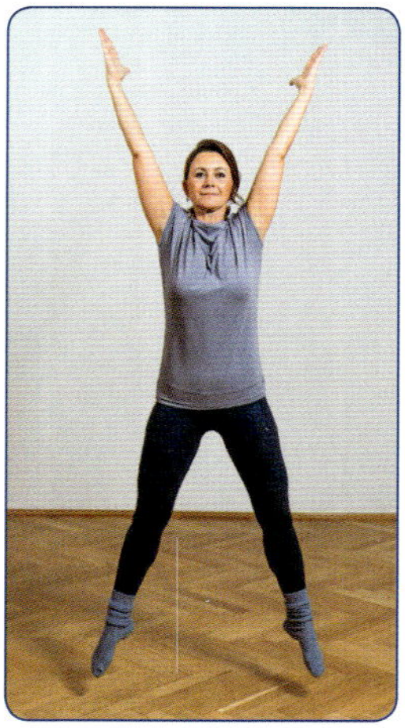

2. **Führen Sie vor jedem Sprung erst wieder ein paar Zwischenschwünge (Schritt**

1) aus. Bleiben Sie während der Übung mit Ihrer Aufmerksamkeit beim Atem.

3. **Üben Sie diese Variante anfänglich nur kurz, um die Achillessehne nicht zu überlasten, 4 – 5 Sprünge reichen! Wenn Sie trainierter sind, können Sie länger üben und damit ein leichtes Kardio-Training absolvieren.**

ARMSCHWUNG ZUR SEITE

Dieser Schwung bringt Streckung in die Körperseiten und trainiert gleichzeitig die Balance.

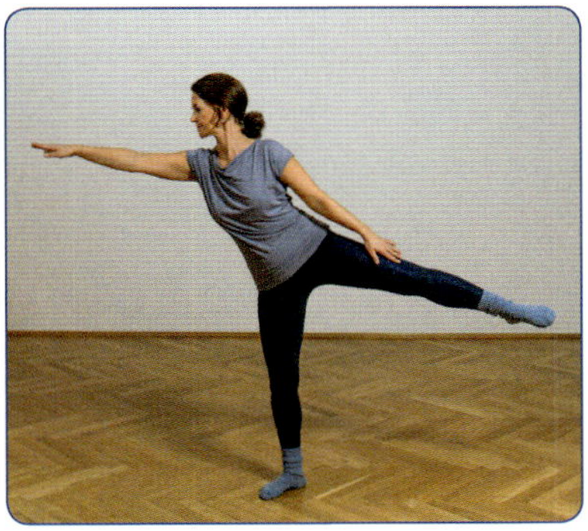

So geht's:

1. **Führen Sie Schritt 1 der Übung *Armschwung in vier Schritten* aus, bis die Schwungbewegung flüssig ist. Mit der nächsten Einatmung schwingen Sie Ihren rechten Arm dynamisch zur rechten Seite und lassen dabei den Oberkörper so weit folgen, bis Sie Ihr Gewicht auf den rechten Fuß verlagern können. Das linke Bein strecken Sie als Gegengewicht zur linken Seite.**
2. **Achten Sie darauf, nicht ins Hohlkreuz zu kippen! Stabilisieren Sie Ihre Körpermitte, indem Sie die Bauchmuskeln etwas anspannen und sich aktiv bis in die Fingerspitzen langziehen!**
3. **Beim Abschwung kommen Sie wieder in die Ausgangsposition zurück zur Mitte. Führen Sie einige Zwischenschwünge (Schritt 1) aus, bevor Sie nach links schwingen. Üben Sie auf diese Weise für etwa 1 – 2 Minuten abwechselnd die rechte und linke Seite.**

SCHWÜNGE FÜR DIE BEINE

Beinschwünge sind wunderbar, um Muskeln und Faszien rund um die Hüften zu lockern. Durch die lockeren Bewegungen gleitet der Oberschenkelkopf in der Hüftpfanne und stimuliert die Produktion von Gelenkflüssigkeit, was wichtig ist, um den Knorpel gesund zu halten. Sie können die Übungen zunächst vereinfachen, indem Sie sich an der Wand abstützen. Mit der Zeit sollten Sie aber versuchen, freistehend zu üben, denn so trainieren Sie zusätzlich Ihr Gleichgewicht. Leichter sind die Beinschwünge übrigens, wenn Sie dabei Socken tragen, denn so kann der Fuß mit weniger Reibung über den Boden gleiten.

Kontraindikationen für Beinschwünge: Leistenbruch, Schwindel

Kurze Vorübung mit Partner:
Das Ziel dieser Übung besteht darin, den Oberschenkel in der Hüfte ganz loszulassen, denn das ist die Grundvoraussetzung für alle Beinschwünge. Wer viel sitzt, neigt zu Spannungen in den hüftbeugenden Muskeln, was das Loslassen schwieriger macht.

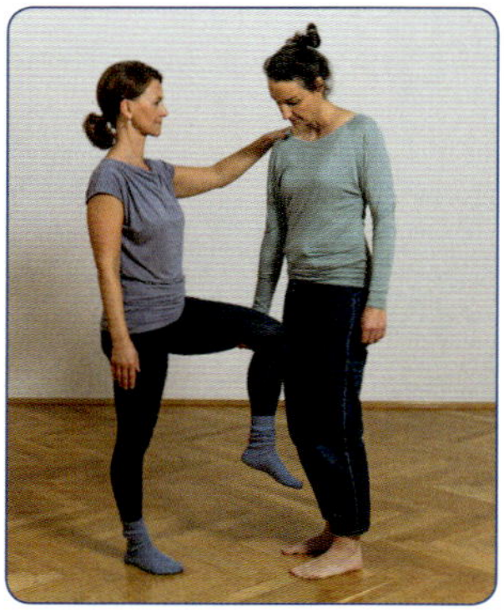

So geht's:

Heben Sie Ihr angewinkeltes Bein so hoch, dass der Fuß etwa 30 cm über dem Boden ist. Legen Sie Ihren Oberschenkel in die Hände des Partners und versuchen Sie, in der Hüfte loszulassen und das Gewicht Ihres Beines ganz an den Partner abzugeben. Lassen Sie auch Ihren Fuß entspannt, so dass die Zehen nach unten zeigen. Wenn Ihr Partner spürt, dass Sie in der Hüfte entspannen, dann lässt er Ihr Bein unangekündigt los. Wenn Sie wirklich entspannt sind, dann wird Ihr Bein ganz locker aus der Hüfte nach unten fallen. Wichtig dabei ist, dass Sie auch Ihren Fuß entspannen, so dass Sie zuerst mit den Zehenballen aufkommen und nicht mit der Ferse, denn das ist unangenehm. Mithilfe dieser Übung können Sie sehr gut spüren lernen, wann Sie in der Hüfte loslassen – eine Grundvoraussetzung, um die Beinschwünge locker ausführen zu können.

EINFACHER BEINSCHWUNG

So geht's:

1. **Stehen Sie aufrecht und strecken Sie Ihre Arme auf Schulterhöhe zur Seite aus oder legen die Hände an die Hüften.**
2. **Beginnen Sie, ein Bein locker aus der Hüfte vor- und zurückzuschwingen. Lassen Sie die Schwerkraft wirken, so wie Sie das zuvor mit dem Partner geübt haben. Ihr Fuß sollte bei jedem Schwung durch die Mitte leicht über den Boden schleifen.**

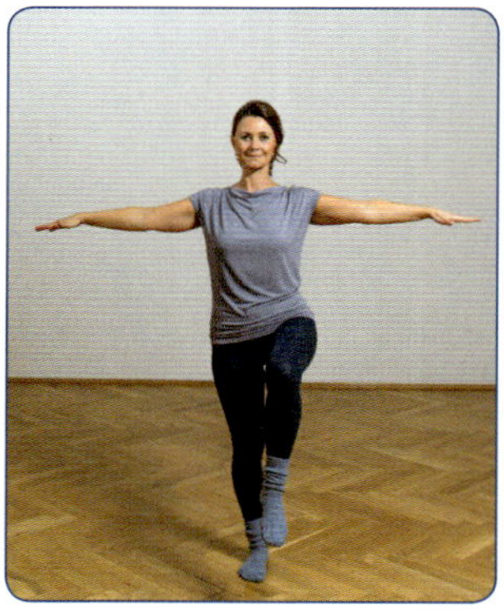

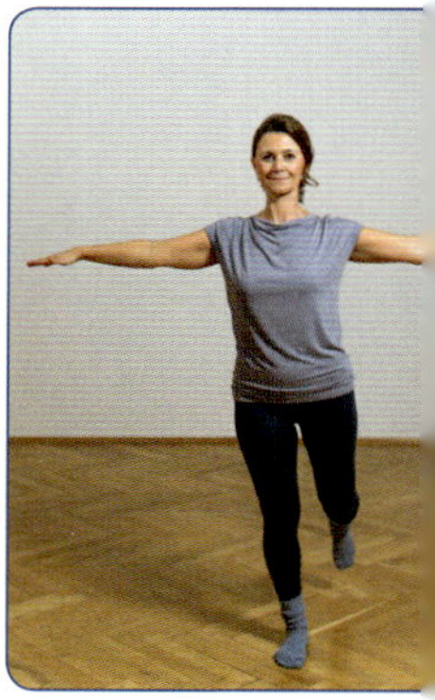

3. **Halten Sie während der Übung Ihre Körperspannung und schieben den Scheitel aktiv nach oben!**
4. **Üben Sie etwa eine halbe Minute und atmen dabei entspannt durch die Nase. Wechseln Sie dann die Seite.**

Wenn Ihre hüftbeugenden-Muskeln stark verkürzt sind, dann kann es sein, dass sich Ihr Bein beim Schwung nach hinten seitlich aufdreht oder aber der Oberkörper nach vorne kippt. Achten Sie auf diese kleinen Kompensationsbewegungen Ihres Körpers! Bleiben Sie in der aufrechten Haltung und schieben Sie Ihren Scheitelpunkt aktiv nach oben!

SEITLICHER BEINSCHWUNG

Bei dieser Übung erfährt das Schwungbein abwechselnd eine Auswärts- und eine Einwärtsdrehung und wird gleichzeitig zur Körpermitte hin- und wieder wegbewegt. Es werden also vier Bewegungsrichtungen der Hüfte adressiert und damit andere Muskeln und Faszien angesprochen als beim *Einfachen Beinschwung*. Um dabei in aufrechter Haltung und Gleichgewicht zu bleiben, führt der jeweils andere Arm gleichzeitig einen Gegenschwung aus.

So geht's:

1. **Stehen Sie aufrecht und heben Ihr linkes Knie zur linken Seite an, so dass der Fuß etwa 20 cm über dem Boden ist. Den rechten Arm heben Sie zur rechten Seite bis auf Schulterhöhe an.**
2. **Lassen Sie nun das linke Bein locker zurück zur Mitte und zur anderen Seite schwingen. Wenn Sie in der Hüfte loslassen, dann streift Ihr Fuß dabei über den Boden. Den rechten Arm lassen Sie von der Seite ebenfalls nach unten und zur linken Seite schwingen, so dass sich Oberschenkel und Arm vor der Körpermitte kreuzen.**
3. **Das linke Knie zeigt in der Ausgangsposition also nach links, beim Schwung durch die Mitte nach vorne, und im Aufschwung zur anderen Seite leicht nach rechts. Der Arm vollführt gleichzeitig den Gegenschwung.**
4. **Achten Sie hier besonders darauf, Ihre Körpermitte zu stabilisieren und in einer aufrechten Haltung zu bleiben. Stützen Sie sich anfänglich gegebenenfalls ab. Üben Sie abwechselnd jede Seite für etwa 1 – 2 Minuten.**

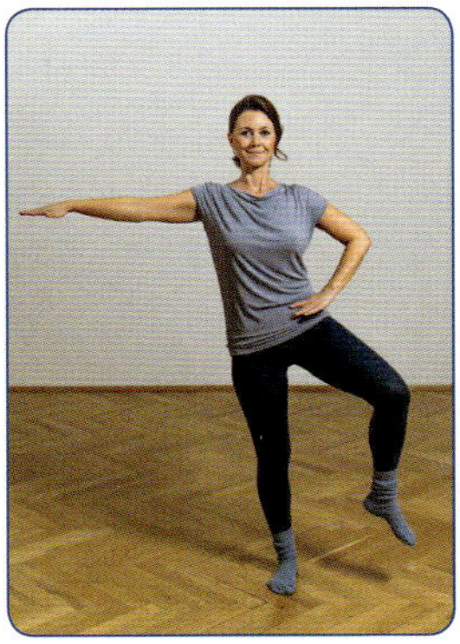

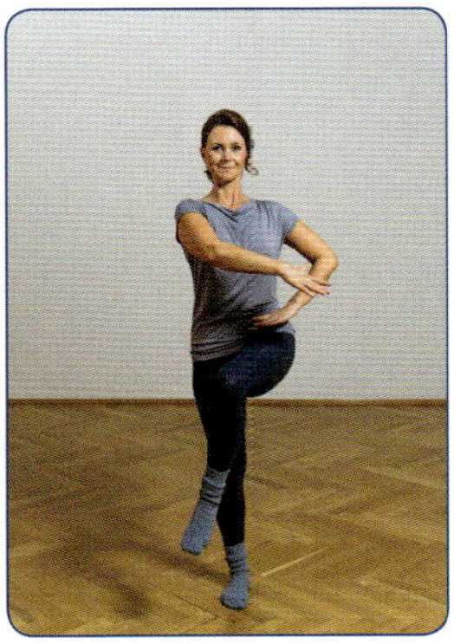

DREHSCHWUNG

Eine der wichtigen Faszien-Bahnen des Oberkörpers zieht sich spiralförmig um den Rumpf, der Faszienexperte Thomas Myers nennt sie die *Spirallinie*. In der folgenden Schwungübung bringen Sie den Oberkörper in eine sanfte Rotationsbewegung, wodurch die Muskeln und Faszien entlang dieser Bahn rund um die Wirbelsäule aufgewärmt werden. Die Übung eignet sich daher besonders gut, um vor den tieferen Rückenschwüngen geübt zu werden.

Kontraindikationen:
Akuter Bandscheibenvorfall, Gleitwirbel, Schwindel

So geht's:

1. **Stehen Sie aufrecht, die Oberschenkel und Füße sind leicht ausgedreht und etwas weiter als hüftbreit auseinander.**
2. **In einer Rotationsbewegung drehen Sie den Oberkörper nun abwechselnd nach rechts und nach links auf und lassen Ihre Arme mitschwingen. Beugen Sie Ihre Knie dabei leicht.**

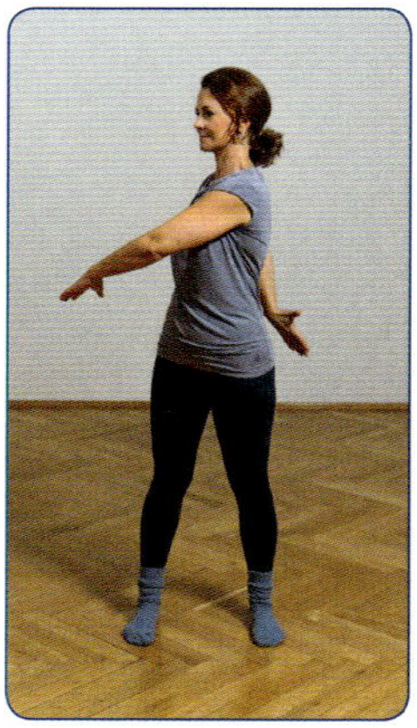
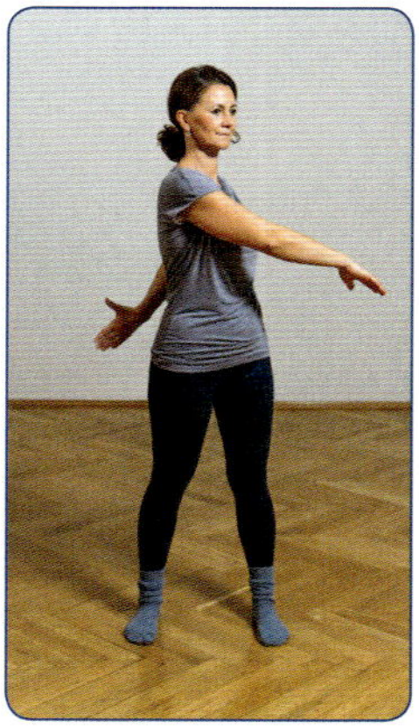

3. **Beginnen Sie mit einer kleinen Schwungbewegung, die Sie langsam größer werden lassen. Nehmen Sie bewusst die Drehung Ihrer Wirbelsäule wahr, die sich bis ins Becken fortsetzt.**
4. **Üben Sie für 1 – 2 Minuten und atmen Sie dabei entspannt durch die Nase in den Bauch.**

TIEFER RÜCKENSCHWUNG

Die Lendenfaszie ist Teil der langen Faszien-Bahn, der *oberflächlichen Rückenlinie*, die sich über die gesamte Körperrückseite erstreckt. Sie ist von besonders vielen Nervenrezeptoren durchzogen, weswegen es hier häufig zu Schmerzen kommt, wenn die Faszie verklebt und steif ist. Mit den folgenden Rückenschwüngen bringen wir Bewegung und Dehnung in diese lange Faszien-Bahn.

Wichtig: Üben Sie die folgenden beiden Übungen bitte immer nur im aufgewärmten Zustand, hierzu eignen sich zum Beispiel alle bis zu diesem Punkt aufgeführten Schwünge. Üben Sie zunächst nur wenige Wiederholungen mit geringer Vorwärtsbeuge! Nach und nach können Sie dann tiefer gehen. Hören Sie auf Ihren Körper!

Kontraindikationen:
Rücken- oder Nackenprobleme, akuter Bandscheibenvorfall, Gleitwirbel, Hexenschuss, Kopf- und Zahnschmerzen, niedriger Blutdruck, Gleichgewichtsstörungen, Schwindel

So geht's:

1. **Stehen Sie aufrecht, mit den Füßen hüftbreit auseinander. Mit der Einatmung heben Sie beide Arme parallel zueinander nach oben und strecken sich dabei bis in die Fingerspitzen.**
2. **Mit der Ausatmung schwingen Sie die Arme nach unten. Dabei lassen Sie das Kinn in Richtung Brust sinken und runden den oberen Rücken leicht nach vorne. Den Schwung nehmen Sie mit gebeugten Knien federnd auf. Runden Sie anfänglich nur den oberen Rücken; nach und nach können Sie tiefer gehen und auch den unteren Rücken miteinbeziehen. Achten Sie auch darauf, den Kopf locker hängen zu lassen und die Arme vollständig nach hinten ausschwingen zu lassen.**

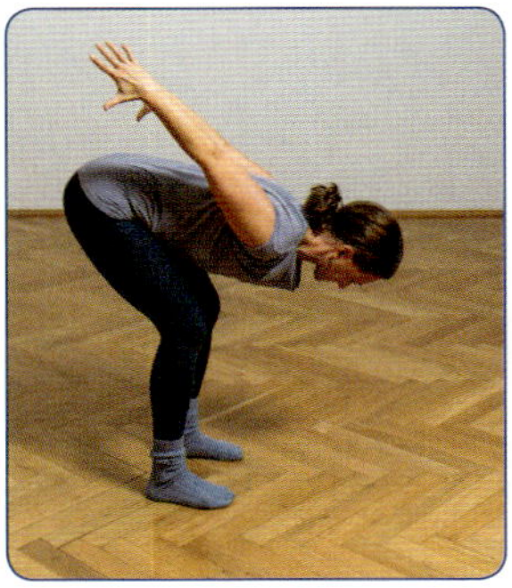
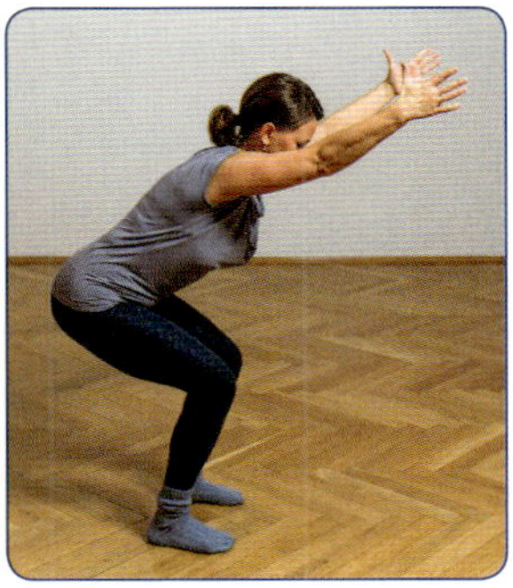
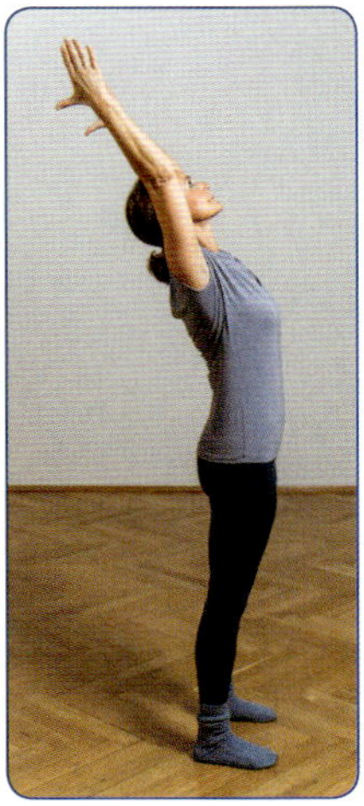

links: Lassen Sie den Nacken beim Schwung nach unten entspannt!
mittig: Zwischenschwung bis auf halbe Höhe.
rechts: Achten Sie bei der Rückbeuge darauf, in der Körpermitte stabil zu bleiben und im unteren Rücken und Nacken nicht nach hinten abzuknicken!

3. **Bevor Sie wieder zurück nach oben schwingen, legen Sie einen Zwischenschwung ein. Das heißt, Sie schwingen mit der Einatmung Arme und Rumpf nur auf halbe Höhe zurück nach oben und mit der Ausatmung gleich wieder nach unten.**
4. **Wenn Sie diesen Zwischenschwung 2 – 3 Mal gemacht haben, schwingen Sie mit der Einatmung wieder ganz zurück nach oben und bringen Ihren Körper in eine sanfte Rückbeuge. Achten Sie darauf, nicht im unteren Rücken abzuknicken! Stabilisieren Sie Ihre Körpermitte und ziehen sich aktiv bis in die Fingerspitzen lang!**
5. **Üben Sie diesen Schwung anfänglich nur einige Male und nehmen Sie achtsam wahr, wie Ihr Rücken darauf reagiert. Am Ende der Übung bleiben Sie mit gebeugten Beinen noch einen Moment locker vornübergebeugt, bevor Sie sich langsam wiederaufrichten.**

SEITLICHER RÜCKENSCHWUNG

Kontraindikationen: Rücken- oder Nackenprobleme wie akuter Bandscheibenvorfall, Gleitwirbel, Hexenschuss, Kopf- und Zahnschmerzen, niedriger Blutdruck, Gleichgewichtsstörungen

So geht's:

1. Stellen Sie sich mit leicht ausgedrehten Füßen in die Grätsche. Beugen Sie Ihre Knie und lassen Kopf und Arme ganz entspannt vornüberhängen.
2. Schwingen Sie Oberkörper und Arme in einer lockeren Bewegung abwechselnd von rechts nach links bis etwa auf Schulterhöhe, mittig streifen Ihre Hände dabei leicht über den Boden. Bleiben Sie dabei weich in den Knien und nehmen den Schwung dort federnd auf. Entspannen Sie auch Ihren Nacken, so dass Ihre gesamte Wirbelsäule in Bewegung ist!
3. Beim nächsten Aufschwung ziehen Sie Arme und Oberkörper in einer Halbkreisbewegung aktiv über die Seite nach oben, bis der ganze Körper gestreckt und in der Senkrechten ist. Im Abschwung führen Sie die Kreisbewegung über die andere Seite weiter und schwingen zurück nach unten, bis Sie sich wieder in der Ausgangsposition befinden.
4. Führen Sie vor dem nächsten Aufschwung einige Zwischenschwünge aus, wie unter Punkt 1 und 2 beschrieben. Üben Sie auf diese Weise etwa eine halbe Minute. Am Ende der Übung bleiben Sie mit gebeugten Beinen noch einen Moment locker vornübergebeugt, bevor Sie sich langsam wiederaufrichten.

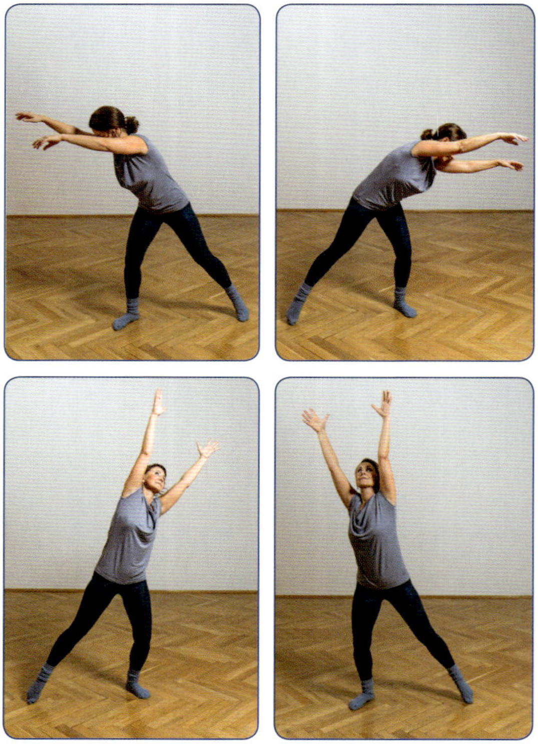

Arme und Oberkörper führen, von vorne betrachtet, eine komplette Kreisbewegung aus.

Prinzip Kontraktion

(Kräftigung)

Für jede Art von Bewegung brauchen wir ein gewisses Maß an Muskelkraft. Eine ausreichend trainierte Muskulatur ist die Voraussetzung für den Erhalt von Gesundheit und Lebensqualität. Wie wir im ersten Kapitel bereits erfahren haben, unterliegen viele körperinternen Prozesse, wie zum Beispiel Herzschlag und Atem, dem dynamischen Wechsel aus Muskelanspannung und -entspannung. Muskeln stabilisieren und schützen außerdem unsere Wirbelsäule und Gelenke vor Verschleiß. Mit dem Alter nimmt die Muskulatur natürlicherweise etwas ab. Das hat einerseits physiologische Ursachen, andererseits ist es darauf zurückzuführen, dass sich viele Menschen im Alter weniger bewegen. Heutzutage führt unser überwiegend sitzender Lebensstil jedoch dazu, dass auch schon viele junge Menschen eine zu schwache Muskulatur haben und folglich Probleme mit ihrem Bewegungsapparat bekommen.

Da nicht nur die großen Muskelgruppen von Bedeutung sind, werden wir mit den folgenden Übungen systematisch von unten nach oben in unserem Körper vorgehen und vor allem die tiefen stabilisierenden Muskeln und Bänder von den Füßen bis zum Nacken stärken. Wir nutzen dabei keine Gewichte, sondern arbeiten mit unserem eigenen Körpergewicht. Da Muskeln und Faszien als Einheit zusammenarbeiten, zielen die Übungen nicht so sehr auf einzelne Muskelgruppen ab, sondern auf das Zusammenspiel von Muskel und Faszie entlang der faszialen Zugbahnen. So werden bestimmte Bereiche gestärkt, während andere gleichzeitig eine Dehnung erfahren.

Wir können den Körper auf unterschiedliche Weise kräftigen, und wir unterscheiden dabei folgende Arten der Kontraktion:

1. **Isotonische Kontraktion (die Muskelspannung bleibt gleich, die Muskellänge verändert sich).**
2. **Isometrische Kontraktion (die Muskelspannung verändert sich, die Muskellänge bleibt gleich).**

Wenn wir zum Beispiel beim Hanteltraining unseren Ellenbogen beugen und die Hantel in Richtung Schulter führen, dann muss der Oberarmmuskel (Bizeps), um zu kontrahieren, einen Widerstand überwinden und verkürzt sich. Das nennt man *konzentrische Kontraktion*. Wenn wir den Arm mit der Hantel nun langsam wieder ausstrecken, dann verlängert sich der Bizeps wieder. In diesem Fall muss er dem Widerstand nachgeben beziehungsweise abbremsen, was man als *exzentrische Kontraktion* bezeichnet. In beiden Fällen verändert sich die Länge des Muskels, während seine Spannung gleichbleibt. Beides sind Beispiele für eine *isotonische Kontraktion*.

Wenn wir hingegen den Arm mit der Hantel statisch vor uns ausgestreckt in der Luft halten, dann findet keine sichtbare Druck- oder Zugbewegung statt. Entsprechend gibt es keine Längenveränderung im Muskel, also weder eine Verlängerung noch Verkürzung. Der Muskel verändert hier nur die Spannung in seinem Inneren. Dies ist ein Beispiel für *isometrische Kontraktion*.

Der Einfachheit halber sind die kräftigenden Übungen meistens in der statischen Variante erklärt, also der isometrischen Kontraktion, dennoch können sie selbstständig auch mit der isotonischen Kontraktion arbeiten. Das bedeutet konkret, dass Sie zum Beispiel die *Krieger-Haltung* (Seite 134) nicht statisch halten, sondern das vordere Bein abwechselnd kontrolliert beugen und strecken. So erweitern Sie die Übung auf einfache Weise um ein wertvolles Element. Viele der Übungen lassen sich auf diese Art variieren. Probieren Sie es aus!

Füße und Unterschenkel

Bei der Fußmuskulatur unterscheidet man zwischen den kurzen und den langen Fußmuskeln. Die kurzen Fußmuskeln befinden sich am Fußskelett, das heißt, sie haben hier ihren Ursprung und Ansatz. Die langen Fußmuskeln haben ihren Ursprung am Unterschenkel und verbinden ihn mit dem Fuß. Erst dadurch können wir unsere Füße und Zehen beugen und strecken, und die Gehbewegung wird möglich. Bänder und Muskeln straffen die Längs- und Quergewölbe unserer Füße und haben bei jedem Schritt eine stoßdämpfende Funktion. Sind die entsprechende Muskeln allerdings zu schwach, dann kollabieren die Gewölbe, und die Stöße werden schlechter abgefedert. Dadurch wird die knöcherne Struktur stärker belastet, was zu strukturellen Veränderungen (Senk-Spreizfuß, Hallux Valgus etc.) führen kann. Mit den folgenden Übungen stärken wir die Bänder und Muskeln unserer Füße und sorgen damit für bessere Fußgesundheit, wovon alle darüber liegenden Strukturen profitieren. Schenken Sie Ihren Füßen ab und zu etwas Aufmerksamkeit und stärken, dehnen, schütteln und massieren Sie sie! Ihre Füße haben es verdient, schließlich tragen sie Sie schon Ihr ganzes Leben lang...

KRÄFTIGUNG DER WADEN UND FUSSGEWÖLBE

So geht's:

1. **Stehen Sie in aufrechter Haltung, so dass die Knöchel und großen Zehen einander berühren. Kommen Sie so *langsam wie möglich* auf die Zehenspitzen, während Sie gleichzeitig Ihre Arme**

über die Seite nach oben heben. Die Innenknöchel sollten einander die ganze Zeit berühren!

2. Achten Sie darauf, nicht ins Hohlkreuz zu kippen! Stabilisieren Sie sich in der Körpermitte und ziehen Sie sich bis in die Fingerspitzen lang! Bleiben Sie in dieser Position für einige ruhige Atemzüge.
3. Beugen Sie nun Ihre Knie so weit, als ob Sie sich auf einen niedrigen Stuhl setzen wollten. Schieben Sie dafür Ihre Fersen so weit wie möglich nach vorne über die Zehen! Strecken Sie Ihren Oberkörper bist in die Fingerspitzen und bleiben auch in dieser Position einige ruhige Atemzüge.
4. Weiterhin auf den Zehenspitzen stehend, richten Sie sich langsam wieder auf und kommen dann zurück auf die Fersen. Wiederholen Sie diese Übung 3 – 5 Mal, bis Sie eine leichte Ermüdung Ihrer Wadenmuskeln spüren.

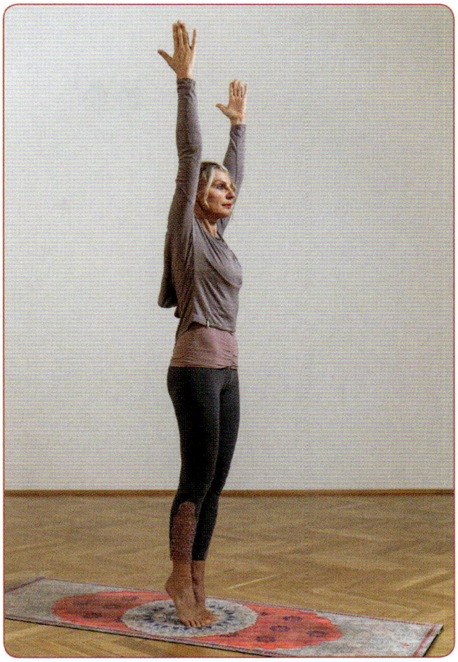

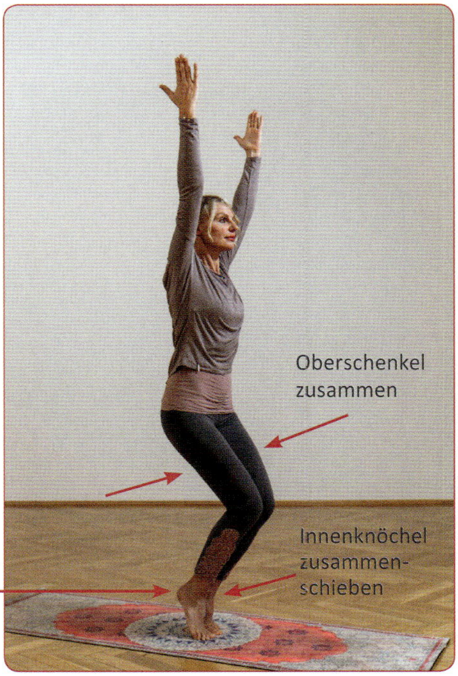

Heben Sie Ihre Fersen so hoch wie möglich und schieben Sie sie nach vorne über die Zehen!

GLEICHGEWICHTSÜBUNG

In jedem Fuß befinden sich 26 kleine Knochen, was zusammen ungefähr ein Viertel aller Knochen des menschlichen Körpers ausmacht. Darüber hinaus gibt es unzählige Bänder, Muskeln und Sehnen, deren Zusammenspiel bei jeder Bewegung perfekt aufeinander abgestimmt ist. Mit der folgenden Übung, bei der die Augen die ganze Zeit über geschlossen bleiben, stärken wir nicht nur die Bänder der Füße, sondern verbessern auch unsere Eigenwahrnehmung (Propriozeption).

So geht's:

1. **Stehen Sie aufrecht mit den Füßen hüftbreit auseinander. Schließen Sie Ihre Augen und spüren bewusst die kleinen Ausgleichsbewegungen, die Ihr Körper ausführt, um im Gleichgewicht zu bleiben.**
2. **Lassen Sie die Augen geschlossen und heben Ihren linken Fuß so weit an, dass nur noch das Gewicht einer Feder auf Ihrem linken großen Zeh ruht. Schieben Sie Ihren Scheitelpunkt aktiv nach oben, und spüren Sie die Mikro-Bewegungen Ihres linken Fußes!**
3. **Wenn Sie sicher stehen, dann heben Sie nun langsam und kontrolliert den Fuß vom Boden weg, allerdings nur so weit, dass Sie ihn, wenn Sie aus der Balance geraten, jederzeit sofort wieder absetzten können, ohne die Augen öffnen zu müssen. Halten Sie das Gleichgewicht mit geschlossenen Augen, und bleiben Sie so lange es Ihnen möglich ist in dieser Haltung.**
4. **Kommen Sie zurück auf beide Füße und spüren nach. Dann wechseln Sie die Seite.**

Tipp: Fast alle Übungen lassen sich mit geschlossenen Augen durchführen! Das hält nicht nur die Praxis abwechslungsreich, sondern verbessert auch deutlich Gleichgewicht und Propriozeption.

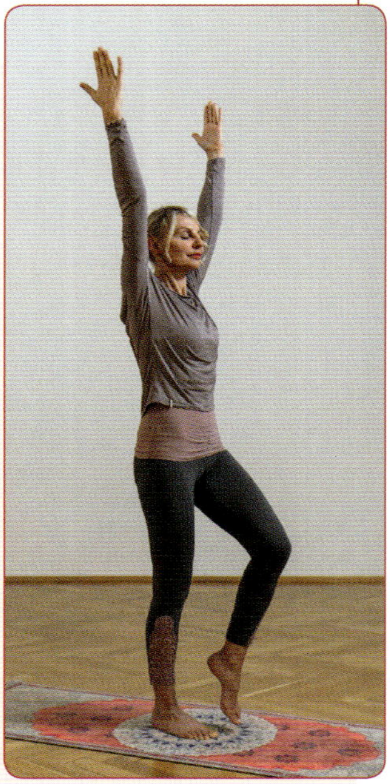

Beine

Eine starke Beinmuskulatur ist wichtig, um Knie- und Hüftgelenke zu entlasten. Dabei ist darauf zu achten, dass die Beine nicht einseitig trainiert werden, also zum Beispiel nur die Vorderseite des Oberschenkels (Quadrizeps), da dies zu muskulären Dysbalancen führt. Mit den folgenden Übungen stärken wir die gesamte Beinmuskulatur und folgen dabei den Bewegungsrichtungen der Hüfte, die wir weiter oben kennengelernt haben.

STÄRKEN DER ÄUSSEREN BEINMUSKULATUR

So geht's:

1. Stellen Sie einen Block hochkant vor sich auf den Boden und platzieren Ihre Hände darauf, so dass Sie unter den Schultern stehen. Wichtig ist, dass Ihr Rücken ganz gerade ist! Wenn das nicht der Fall ist, nehmen Sie statt des Blocks einen niedrigen Stuhl.
2. Mit der Einatmung heben Sie Ihr rechtes Bein zur Seite an, so hoch, wie es Ihnen möglich ist, ohne dabei Ihr Gewicht zu weit nach links zu verlagern. Achten Sie darauf, dass beide Beine gestreckt und in einer Ebene zueinander sind!

Richtig

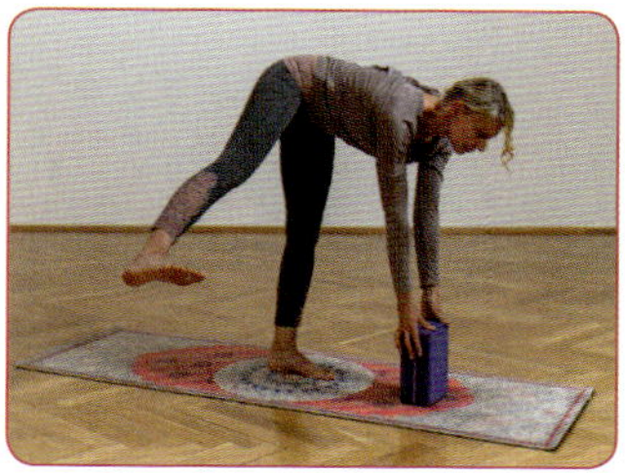

Falsch

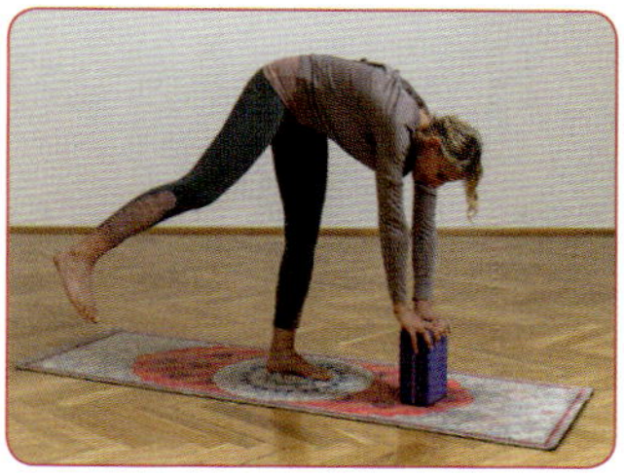

3. Mit der Ausatmung bringen Sie Ihr Bein zurück zur Mitte, ohne dabei den Fuß auf dem Boden abzusetzen. Üben Sie auf diese Weise 5 – 10 Wiederholungen und wechseln dann die Seite. Atmen Sie während der Übung bewusst durch die Nase!

STÄRKEN DER INNEREN BEINMUSKULATUR

1. Legen Sie sich auf die Seite, so dass Beine und Oberkörper in einer geraden Linie sind. Stützen Sie sich auf dem Unterarm auf und stellen Ihr oberes Bein angewinkelt vor sich auf dem Boden ab.
2. Heben und senken Sie das untere Bein langsam im Rhythmus Ihres Atems. Achten Sie darauf, dass Ihre obere Hüfte dabei weder nach vorne noch nach hinten kippt. Falls Sie in dieser Position einen unangenehmen Druck auf Ihrer unteren Hüfte verspüren, können Sie eine weiche Decke darunterlegen.

3. **Üben Sie so viele Wiederholungen, bis Sie eine leichte Ermüdung im Bein spüren. Kreises Sie dann Ihr Bein noch 5 – 10 Mal in die eine und 5 – 10 Mal in die andere Richtung. Wechseln Sie dann die Seite.**
4. **Am Ende der Übung legen Sie sich auf den Rücken und spüren nach.**

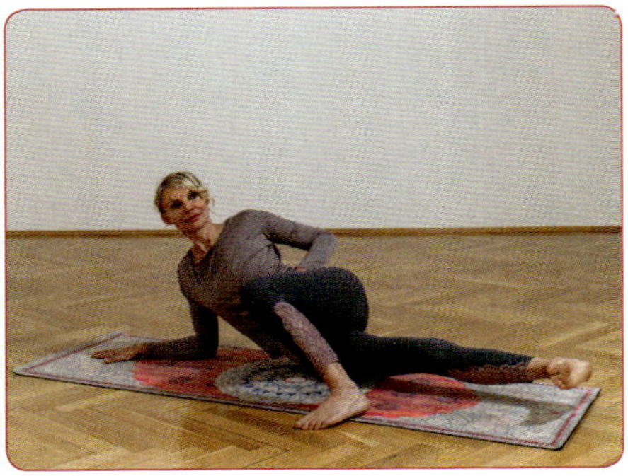

TISCHPOSITION

Diese Übung stärkt Beine, Rücken und Schultern.

So geht's:

1. **Setzen Sie sich auf den Boden und stellen Ihre Füße so vor sich auf, dass die Fersen ein Stück weit vor den Knien stehen. Platzieren Sie Ihre Hände etwas weiter als schulterbreit hinter der Hüfte. Rollen Sie Ihre Schultern nach hinten und drehen die Arme nach außen, so dass die Finger zur Seite zeigen.**
2. **Mit der Einatmung heben Sie zunächst Ihre Brust so weit wie möglich an. Drücken Sie dann Hände und Füße kräftig in den Boden und heben Ihr Becken so hoch wie es Ihnen möglich ist! Achten Sie darauf, dass Ihre Oberschenkel parallel zueinander bleiben! Ziehen Sie Ihr Kinn etwas in Richtung Brust und drücken sich kräftig aus den Schultern heraus nach oben!**
3. **Ziehen Sie gefühlt Ihre Füße in Richtung Becken, und Sie werden spüren, wie dadurch die Rückseite der Oberschenkel aktiviert wird. Halten Sie diese Spannung für einige Sekunden, während Sie normal weiteratmen.**
4. **Mit der Ausatmung kommen Sie langsam zurück auf den Boden. Üben Sie einige Wiederholungen und beenden die Übung, indem Sie sich auf den Rücken legen und nachspüren.**

Drücken Sie sich aus den Schultern heraus und heben Brust und Becken!

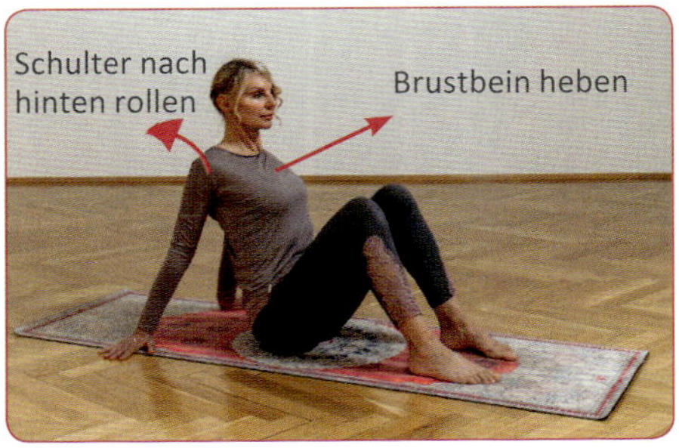

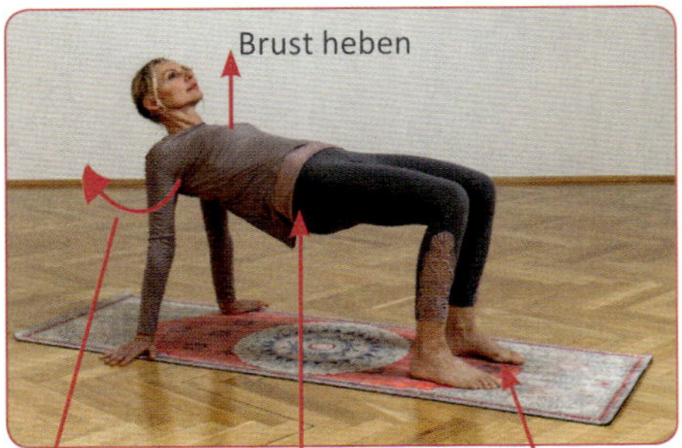

Wenn Sie sich etwas mehr fordern möchten, können Sie in der Tischposition zusätzlich ein Bein nach oben strecken oder die Übung auch mit gestreckten Beinen machen.

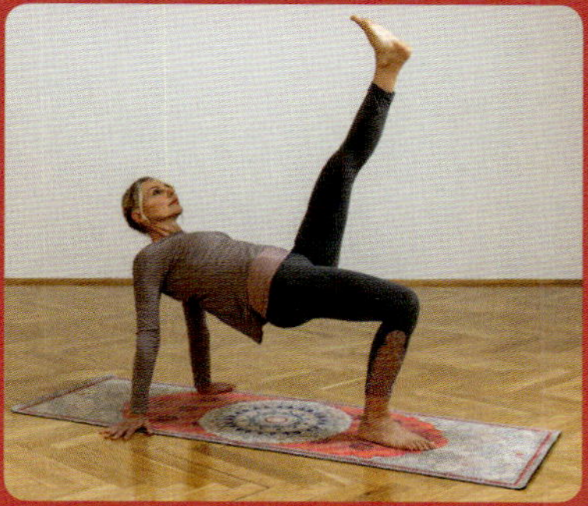

Varianten für Fortgeschrittene

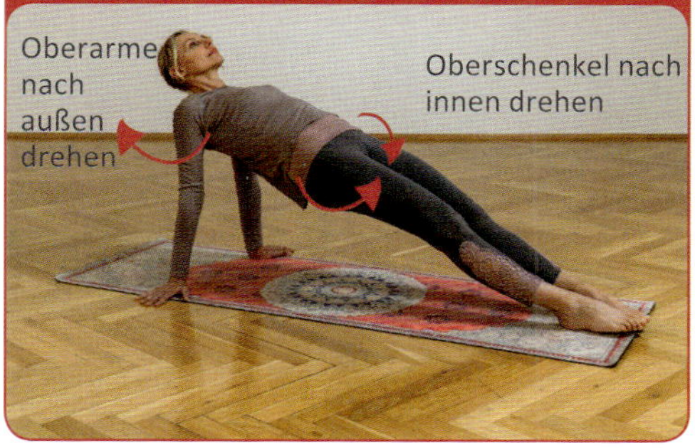

STABILE KNIEBEUGE

Für starke Beine und eine stabile Körpermitte.

So geht's:

1. **Stehen Sie aufrecht mit beiden Füßen zusammen. Beugen Sie Ihre Knie so weit, als ob Sie sich auf einen Stuhl setzen wollten. Verlagern Sie Ihr Gewicht auf die Fersen, so dass Sie, wenn Sie nach unten blicken würden, Ihre Zehen sehen könnten.**
2. **Schieben Sie Ihre Füße und Beine leicht nach außen, bis Sie spüren, dass Ihre äußere Beinmuskulatur aktiv wird. Achten Sie darauf, nicht ins Hohlkreuz**

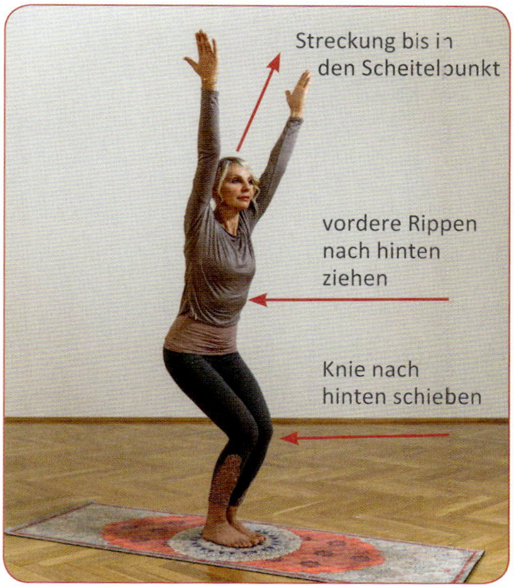

zu kippen, indem Sie das Schambein in Richtung Bachnabel ziehen.
3. **Strecken Sie beide Arme parallel zueinander nach oben, so dass die Handflächen zueinander zeigen. Lassen Sie Ihre Schultern unten und Ihren Nacken lang. Führen Sie mit den Armen nun abwechselnd kurze und schnelle „Hack-Bewegungen" aus, bis Sie eine leichte Ermüdung in den Armen spüren. Achten Sie darauf, dass die Bewegung lediglich aus den Schultern kommt. Ihre Körpermitte sollte die ganze Zeit über stabil bleiben!**
4. **Bleiben Sie noch für 5 – 10 Atemzüge statisch in der Haltung und atmen dabei ruhig durch die Nase. Danach kommen Sie zurück in die Ausgangsposition.**

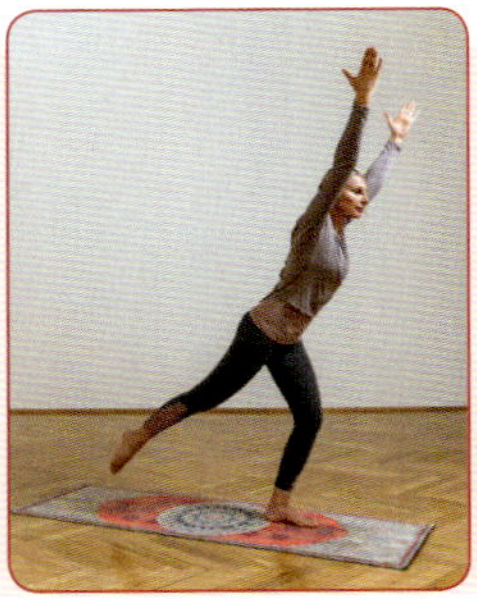
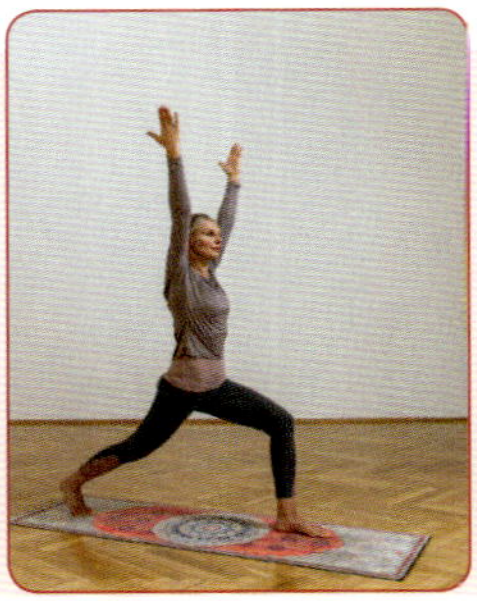
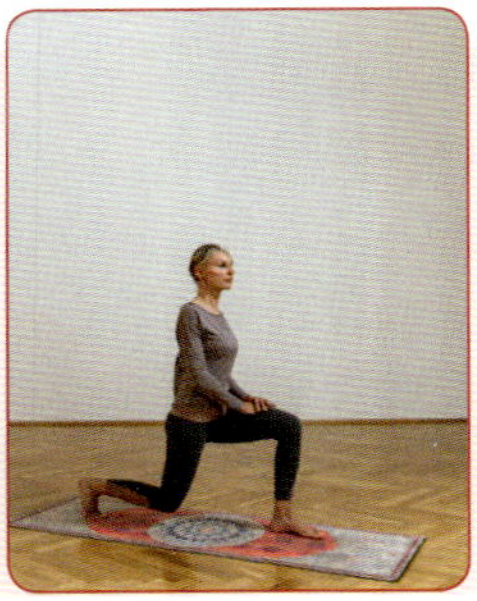

Tippen Sie mit dem Knie den Boden nur kurz an!

AUSFALLSCHRITT

So geht's:

1. **Führen Sie Schritt 1 der** *Stabilen Kniebeuge* **aus. Verlagern Sie nun Ihr Gewicht auf ein Bein und strecken das andere diagonal nach hinten. Hinteres Bein, Oberkörper und Arme sollten jetzt in einer gestreckten Diagonale sein!**
2. **Setzen Sie Ihren Fuß *kontrolliert und in Zeitlupe* in einem großen Ausfallschritt hinter sich auf dem Boden ab und richten Becken und Oberkörper auf.**
3. **Legen Sie Ihre Hände auf den vorderen Oberschenkel und beugen beide Beine so stark, dass Sie mit dem hinteren Knie kurz den Boden antippen können. Diese Bewegung führen Sie 5 Mal aus.**
4. **Kommen Sie wieder zurück in den Ausfallschritt und heben beide Arme gestreckt nach oben. Ziehen Sie sich bis in die Fingerspitzen lang und bringen Ihr hinteres Bein langsam in Streckung, wodurch Sie eine Dehnung in den Hüftbeuger bringen. Wenn es Ihre Balance erlaubt, schauen Sie nach oben zu Ihren Händen! Bleiben Sie in dieser Position für 5 – 10 ruhige Atemzüge.**
5. **Kommen Sie mit einem langsamen und kontrollierten Schritt zurück nach vorne in die Ausgangsposition der** *stabilen Kniebeuge* **und üben die andere Seite.**

Hüfte

Ist die Hüftmuskulatur schwach, kann es zu einer Vielzahl von Problemen im Bewegungsapparat kommen. Mit den folgenden Übungen stärken wir diese Muskulatur und verbessern Stabilität und Statik.

EINFACHE ÜBUNG ZUR KRÄFTIGUNG DER HÜFTE:

Was Sie hierfür brauchen:
Ein Block

So geht's:

1. **Legen Sie den Block in der flachsten Stufe vor sich auf den Boden und stellen sich mit dem linken Fuß darauf. Wenn Sie Probleme mit dem Gleichgewicht haben, können Sie die Übung vor einer Wand machen und sich mit den Händen abstützen.**

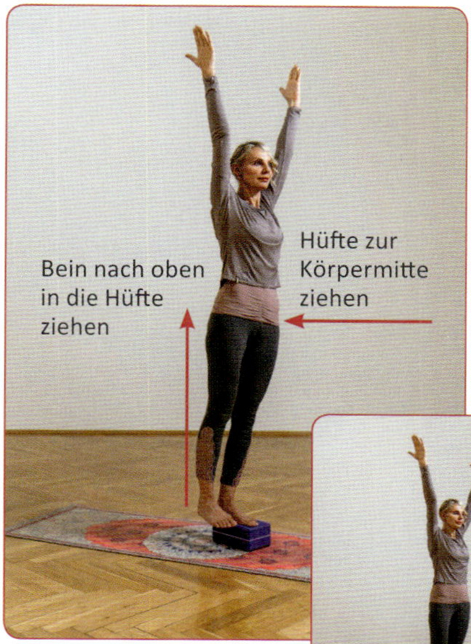

richtig

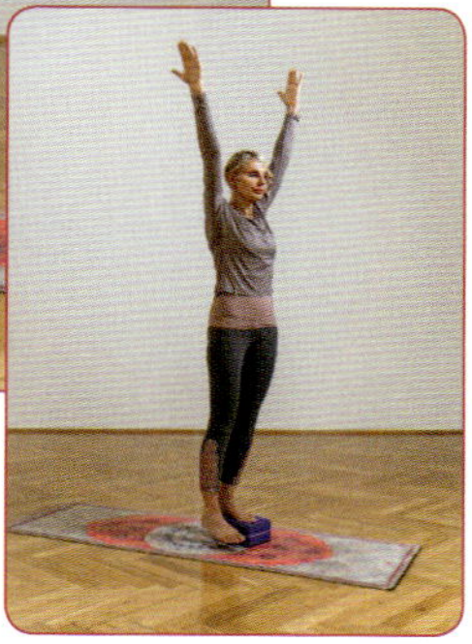

falsch: Rechte Hüfte sackt nach unten.

2. **Schieben Sie den linken Fuß kräftig in den Block und ziehen gleichzeitig das gestreckte rechte Bein nach oben in die Hüfte, ohne es dabei nach vorne oder hinten anzuheben. Der rechte Fußknöchel sollte nun etwas höher sein als der linke, gleiches gilt für die Hüftknochen. Sie stehen also nicht kerzengerade auf dem Block, sondern mit einer leichten Neigung nach links.**
3. **Strecken Sie beide Arme parallel zueinander nach oben und ziehen sich bis in die Fingerspitzen lang. Achten Sie darauf, stabil in Ihrer Körpermitte zu bleiben!**
4. **Bleiben Sie in dieser Haltung, bis Sie eine leichte Ermüdung in Ihrer linken Hüfte spüren, und atmen Sie entspannt in den Bauch. Wechseln Sie dann die Seite.**

STANDWAAGE

Was Sie hierfür brauchen: Zwei Blöcke

So geht's:

1. **Stellen Sie einen Block hochkant vor sich auf den Boden und platzieren Sie Ihre Hände darauf, so dass Sie unter den Schultern stehen. Ihr Rücken sollte nun gerade und parallel zum Boden sein, wenn das nicht der Fall ist, dann nehmen Sie statt des Blocks einen niedrigen Stuhl.**
2. **Heben Sie ein Bein so weit an, bis es ebenfalls möglichst parallel zum Boden ist. Leichter geht das, wenn Sie dafür Ihr Standbein gebeugt lassen. Schieben Sie die Hüfte des Standbeins von sich weg nach hinten.**

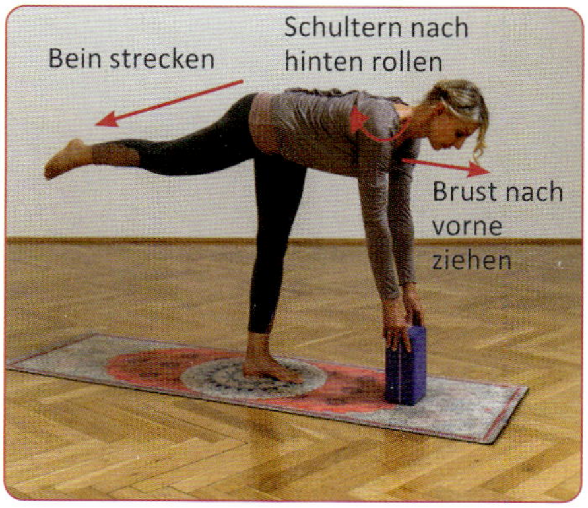

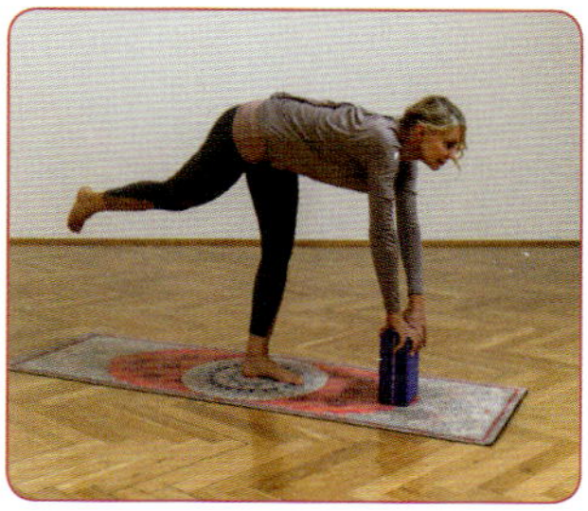

oben richtig: Rücken und Nacken sind lang, die Körpermitte stabil.
unten falsch: Die Hüfte des angehobenen Beins sackt nach unten, Oberkörper und Schultern runden sich.

3. **Rollen Sie Ihre Schultern nach hinten, und ziehen Sie das Brustbein nach vorne. Bleiben Sie dabei stabil in Ihrer Körpermitte und ziehen Schambein und Bauchnabel zueinander! Ziehen Sie sich nun maximal in die Länge und bleiben in dieser Position einige bewusste Atemzüge.**
4. **Wenn es Ihre Balance erlaubt, heben Sie Ihre Arme parallel zum Oberkörper und strecken zusätzlich Ihr Standbein. Halten Sie diese Position für einige Atemzüge und kommen dann zurück in die Ausgangsposition.**

KRIEGERHALTUNG

Eine klassische Position aus dem Yoga, die ebenfalls die Bein- und Hüftmuskulatur stärkt.

So geht's:

1. **Stehen Sie aufrecht und setzen Sie einen Fuß mit einem großen Schritt hinter sich ab. Drehen Sie diesen Fuß so, dass er in etwa parallel zum kurzen Ende der Matte steht.**
2. **Drücken Sie die Außenkante Ihres hinteren Fußes kräftig in den Boden, so dass Ihr hinteres Bein ganz gestreckt ist und Ihnen ein Gefühl von Stabilität vermittelt!**
3. **Beugen Sie Ihr vorderes Knie nun so weit, bis es senkrecht über der Ferse steht. Für mehr Intensität üben Sie mit größerer Schrittlänge! Drehen Sie dabei den Oberschenkel aus der Hüfte heraus nach außen, so dass das Knie gerade nach vorne zeigt.**
4. **Drehen Sie Ihren Oberkörper in die Gegenrichtung zur Seite hin auf – also von Ihrem vorderen Oberschenkel weg – und richten sich auf. Vermeiden Sie, in ein Hohlkreuz zu kippen, indem Sie das Schambein etwas nach oben in Richtung Bauchnabel ziehen.**
5. **Schieben Sie Ihren Scheitelpunkt aktiv nach oben! Heben Sie die Arme auf Schulterhöhe und schauen Sie über Ihre vordere Hand. Bleiben Sie in dieser Haltung 5 – 10 ruhige Atemzüge und wechseln dann die Seite.**

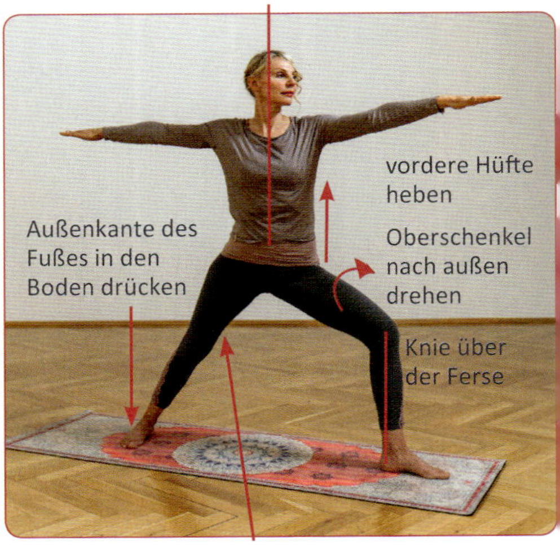

KRIEGERHALTUNG MIT SEITLICHER DEHNUNG

Aus der *Kriegerhaltung* können Sie direkt in die folgende Haltung übergehen. Dabei bringen Sie lediglich Ihren Oberkörper in eine andere Position, die Stellung der Beine bleibt gleich. Mit dieser Haltung dehnen Sie Ihre gesamte Körperseite, vom Fuß bis zu den Fingerspitzen.

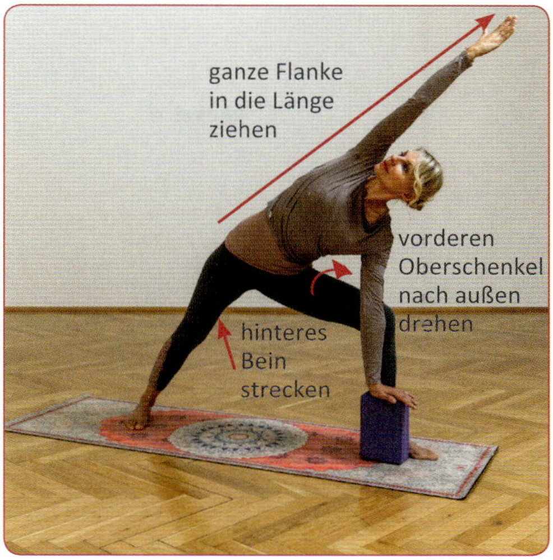

Was Sie hierfür brauchen: Einen Block

So geht's:

1. **Kommen Sie in die oben beschriebene *Kriegerhaltung* und platzieren einen Block hochkant auf der Innenseite Ihres vorderen Fußes.**
2. **Ziehen Sie nun den vorderen Arm und den Oberkörper so weit nach vorne, bis Ihre vordere Flanke nah über dem Oberschenkel ist. Platzieren Sie Ihre Hand auf dem Block und drehen Sie Ihren Oberkörper vom Oberschenkel weg zur Seite hin auf. Achten Sie unbedingt darauf, dass Ihr vorderes Knie dabei nicht nach innen kippt, sondern über der Ferse bleibt! Drehen Sie den vorderen Oberschenkel gegebenenfalls stärker nach außen!**
3. **Ziehen Sie den oberen Arm gestreckt über Ihren Kopf nach vorne, die Ellenbeuge sollte dabei zur Wand hinter Ihnen zeigen. Drücken Sie die Außenkante des hinteren Fußes in den Boden und ziehen sich bis in die Fingerspitzen lang, so dass Sie eine Dehnung über die gesamte Körperseite erfahren.**
4. **Bleiben Sie in dieser Haltung 5 – 10 ruhige Atemzüge, bevor Sie zurück in die Kriegerhaltung kommen. Dann wechseln Sie die Seite.**

Bauch

Wir haben mehrere Schichten von Bauchmuskeln in unserem Körper, die unseren Rücken stützen und unsere Körpermitte stabilisieren. Ist die Bachmuskulatur schwach, kann sie Ihre stützende Funktion nur unzureichend übernehmen, so dass die Wirbelsäule stärker belastet wird. Gut trainierte Bauchmuskeln sind also essenziell für unsere Rückengesundheit!

TIEFE BAUCHMUSKELN STÄRKEN

Die tiefste Schicht der Bauchmuskeln (*Muskulus transversus abdominis*) ist besonders wichtig, bei fast allen Bewegungen wird dieser Muskel als Erster aktiviert. Sie können ihn spüren, wenn Sie zwei Finger unterhalb des Bauchnabels legen und husten.

So geht's:

1. **Legen Sie sich auf den Rücken und stellen Sie Ihre Füße vor sich auf. Die Fersen sollten bei dieser Übung *nicht* unter den Knien stehen, sondern etwas weiter davor. Falten Sie Ihre Hände hinter dem Hinterkopf.**
2. **Drücken Sie Ihren unteren Rücken kräftig nach unten, so dass kein Zwischenraum mehr zum Boden besteht. In dieser Position werden Sie spüren, wie sich Ihre tiefen Bauchmuskeln anspannen.**

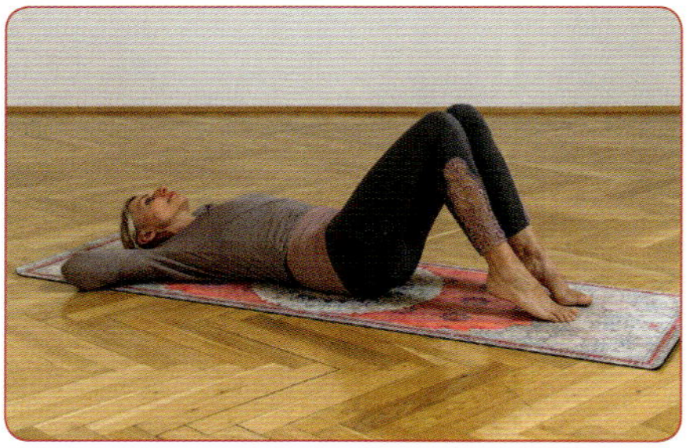

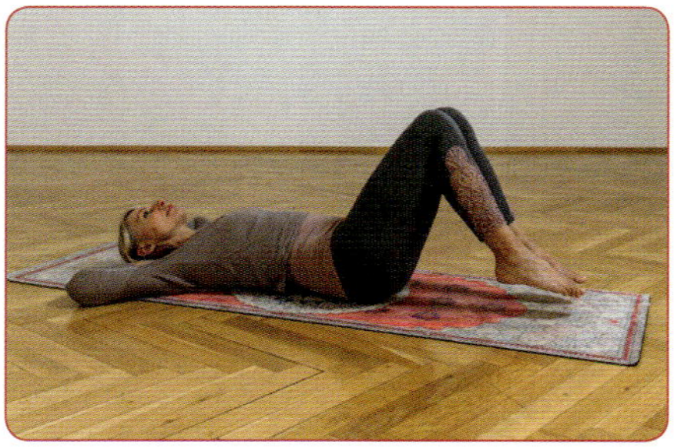

Drücken Sie Ihren unteren Rücken kräftig in den Boden, lassen aber gleichzeitig Gesicht, Schultern und Arme entspannt!

3. **Heben Sie die Fersen an, so dass nur noch wenig Gewicht auf Ihren Zehen ruht. Wenn Sie Ihren unteren Rücken in dieser Position problemlos auf dem Boden lassen können, dann heben Sie Ihre Füße so weit an, dass sie etwa fünf Zentimeter über dem Boden schweben. Je weiter Sie Ihre Füße von sich weg nach vorne schieben, umso fordernder wird die Übung. Spielen Sie also etwas mit der Distanz!**
4. **Bleiben Sie in dieser Haltung für 5 – 10 Atemzüge. Setzen Sie dann Ihr Füße zurück auf den Boden und entspannen sich. Wiederholen Sie die Übung 3 – 4 Mal.**

GERADE UND SCHRÄGE BAUCHMUSKELN STÄRKEN

Mit der nächsten Übung stärken wir nicht nur die tiefen, sondern auch die geraden und schrägen Bauchmuskeln. Die schrägen Bauchmuskeln ermöglichen eine Drehung des Rumpfes und sind ein wichtiger Stabilisator für die Lendenwirbelsäule.

So geht's:

1. **Legen Sie sich auf den Rücken. Falten Sie die Hände hinter Ihrem Kopf und ziehen beide Knie zur Brust.**
2. **Mit der nächsten Ausatmung heben Sie den Oberkörper an und ziehen Ihr linkes Knie so nah wie möglich zur Brust. Gleichzeitig strecken Sie das rechte Bein nach vorne aus, so dass es knapp über dem Boden bleibt.**
3. **Wechseln Sie dann die Seite, indem Sie**

das rechte Knie zur Brust ziehen und das linke Bein nach vorne ausstrecken. Üben Sie auf diese Weise im Rhythmus Ihres Atems abwechselnd jede Seite einige Male, bis Sie eine leichte Ermüdung Ihrer Bauchmuskeln spüren.

4. **Um die schrägen Bauchmuskeln zu trainieren, versuchen Sie folgende Variante: Wenn Sie das rechte Knie zur Brust ziehen, drehen Sie den angehobenen Oberkörper ebenfalls nach rechts und versuchen, mit dem linken Ellenbogen das rechte Knie zu berühren.**
5. **Üben Sie auch diese Variante abwechselnd auf beiden Seiten, bis Sie eine leichte Ermüdung der Bauchmuskeln spüren. Nach der Übung strecken Sie sich wieder auf dem Boden aus und entspannen sich.**

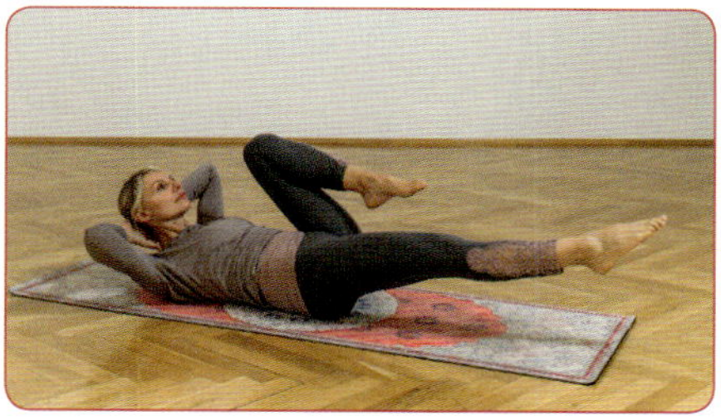

Ziehen Sie Stirn und Knie so weit wie möglich zueinander!

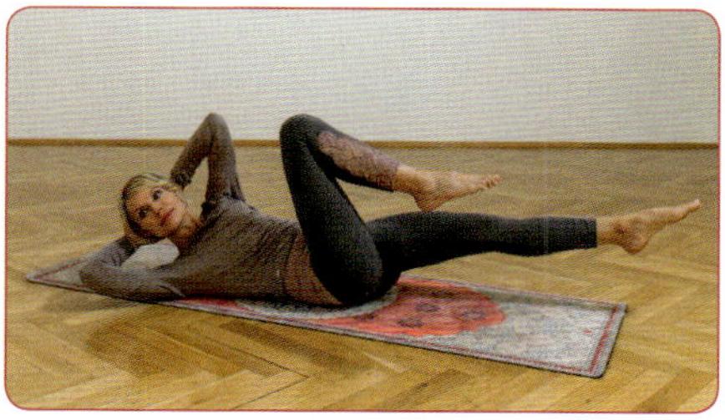

Heben Sie den Oberkörper so weit wie möglich, um Ellenbogen und Knie zueinander zu bringen!

Rücken

Mit den folgenden Übungen stärken Sie Ihre Rumpf- und Rückenmuskulatur. Eine starke Rückenmuskulatur stabilisiert und entlastet die Wirbelsäule.

KRÄFTIGUNG IM VIERFÜSSLERSTAND

So geht's:

1. **Kommen Sie in den Vierfüßlerstand. Platzieren Sie Ihre Hände schulterbreit mit den Handgelenken unter den Schultern. Ihre Knie stehen hüftbreit unter den Hüften.**

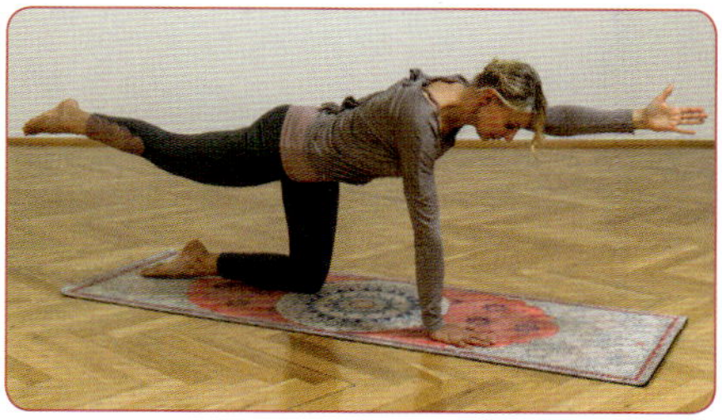

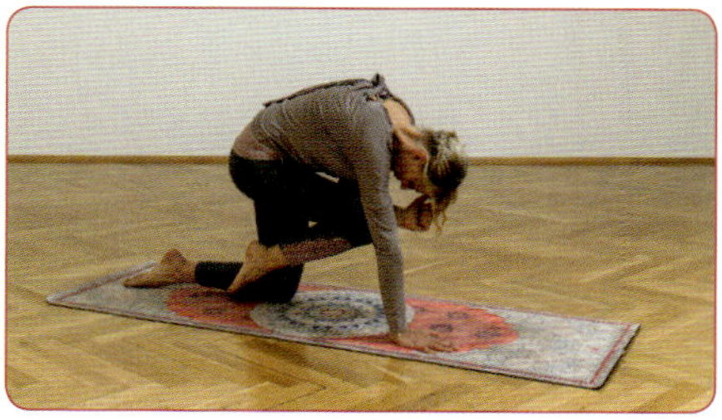

oben: Heben Sie Arm und Bein parallel zum Boden und ziehen Sie sich in die Länge!
unten: Ziehen Sie Ellenbogen, Knie und Kinn möglichst nahe zueinander und runden Sie Ihren Rücken!

2. Mit der Einatmung heben Sie Ihren linken Arm und Ihr rechtes Bein parallel zum Boden. Ziehen Sie Ihr Schambein zum Bauchnabel, so dass Sie stabil im unteren Rücken bleiben und nicht ins Hohlkreuz kippen!
3. Mit der Ausatmung ziehen Sie Ellenbogen, Knie und Kinn zueinander und runden den Rücken. Mit der Einatmung strecken Sie Arme und Bein wieder in die Länge.
4. Üben Sie, bis Sie eine leichte Ermüdung im Rücken spüren und wechseln dann die Seite.

SCHWIMMER

In dieser Übung aktivieren wir die Rückenmuskeln in einer Diagonalbewegung. Die schnellen Bewegungen fördern nicht nur die Core-Stabilität, sondern auch die Koordination!

So geht's:

1. Kommen Sie in die Bauchlage. Strecken Sie beide Arme parallel zueinander nach vorne, so dass die Handflächen zueinander zeigen. Die Beine liegen ebenfalls parallel zueinander auf dem Boden.
2. Mit der Einatmung heben Sie Arme, Beine, Brust und Kopf. Achten Sie darauf, dass Ihr Nacken in der Verlängerung der Wirbelsäule bleibt, Sie schauen also nicht nach oben, sondern vor sich auf den Boden! Strecken Sie Arme und Beine, und ziehen Sie Ihren ganzen Körper

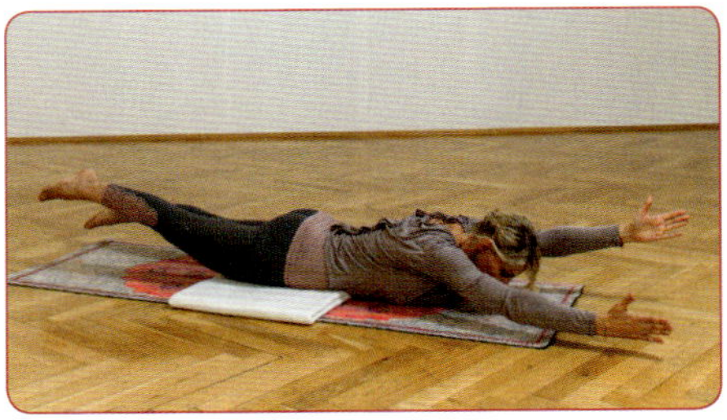

von den Zehen- bis in die Fingerspitzen in die Länge!
3. Beginnen Sie nun, schnelle, kurze Hack-Bewegungen mit gestreckten Armen und Beinen auszuführen. Arme und Beine heben und senken sich dabei gegenläufig, das heißt, dass sich der rechte Arm und das linke Bein heben, während sich der linke Arm und das rechte Bein senken.
4. Üben Sie so lange, bis Sie eine leichte Ermüdung in Ihrer Rückenmuskulatur verspüren. Ruhen Sie sich einen Moment aus und üben dann eine zweite Runde.

DREHENDER SCHWIMMER

So geht's:

1. Kommen Sie in die Bauchlage. Strecken Sie den linken Arm nach vorne und den rechten etwa 90 Grad zur Seite.
2. Mit der Einatmung heben Sie Arme, Beine, Brust und Kopf und drehen den Oberkörper nach rechts auf. Achten Sie darauf, nicht nur den Kopf zu drehen und den rechten Arm zu heben, sondern drehen Sie sich *vor allem aus der*

Brustwirbelsäule nach rechts auf! Ihre rechte Hüfte bleibt dabei auf dem Boden.

3. Mit der Ausatmung drehen Sie sich zurück zur Mitte, so dass jetzt der rechte Arm nach vorne zeigt und der linke zur linken Seite. Lassen Sie dabei Arme, Beine, Brust und Kopf angehoben.
4. Mit der Einatmung drehen Sie sich zur linken Seite auf. Üben Sie auf diese Weise abwechselnd beide Seiten einige Male, bis Sie eine leichte Ermüdung der Rückenpartie spüren. Entspannen Sie sich dann auf dem Bauch liegend.

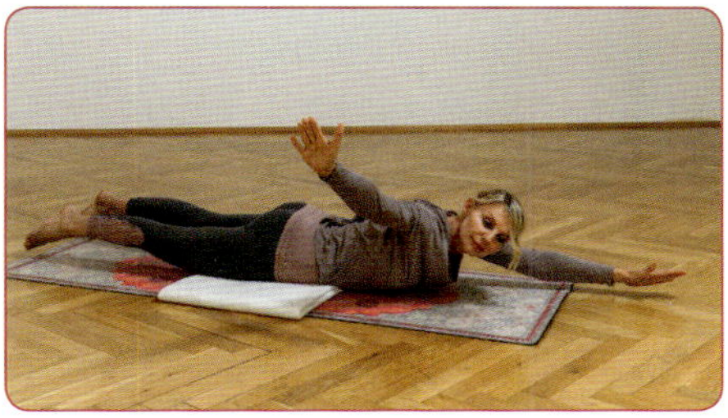

Drehen Sie sich vor allem aus der Brustwirbelsäule heraus zur Seite, nicht vom Nacken aus!

SCHULTERBRÜCKE

So geht's:

1. Legen Sie sich auf den Rücken. Stellen Sie Ihre Füße vor sich auf, so dass die Fersen unter den Knien stehen. Ziehen Sie die Schulterblätter etwas unter den Körper und weiten Ihren Brustraum! Ihre Arme liegen entspannt mit den Handflächen nach oben neben dem Körper, oder stellen Sie sie, wie auf dem Foto dargestellt, neben sich auf.
2. Mit der Einatmung heben Sie langsam Ihr Becken, indem Sie sich Wirbel für Wirbel nach oben rollen. Achten Sie darauf, dass Ihre Füße und Knie dabei nicht nach außen kippen, die Oberschenkel bleiben parallel zueinander!
3. Mit der Ausatmung rollen Sie sich Wirbel für Wirbel langsam wieder nach unten. Wiederholen Sie diese Bewegung 8 – 10 Mal. Bleiben Sie während der Übung im Schultergürtel, Hals und Nacken entspannt, und atmen Sie ruhig in den Bauch.

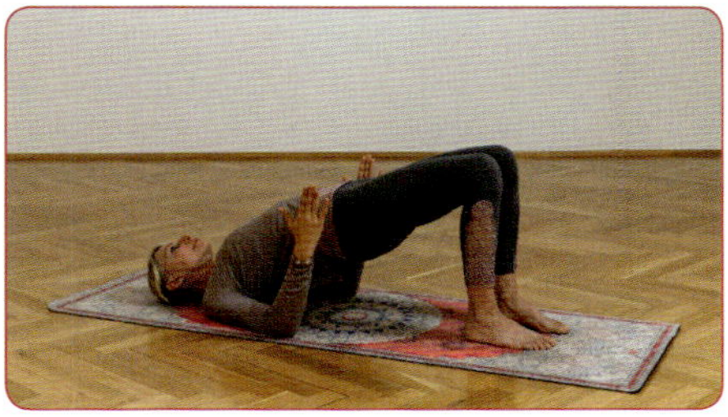

Heben Sie Ihren Rücken zunächst Wirbel für Wirbel langsam an und rollen sich auf die gleiche Weise wieder ab. Üben Sie auf diese Weise zuerst einige Male dynamisch, danach halten Sie die Position statisch.

4. Nachdem Sie die Übung beendet haben, strecken Sie sich aus und spüren nach.

Schultern

Eine kräftige Schultermuskulatur ist wichtig, um die Schultergelenke zu stabilisieren. Gleichzeitig müssen wir den Schulter- und Brustbereich immer wieder dehnen, so dass wir ein gutes Gleichgewicht aus Kraft und Beweglichkeit erhalten.

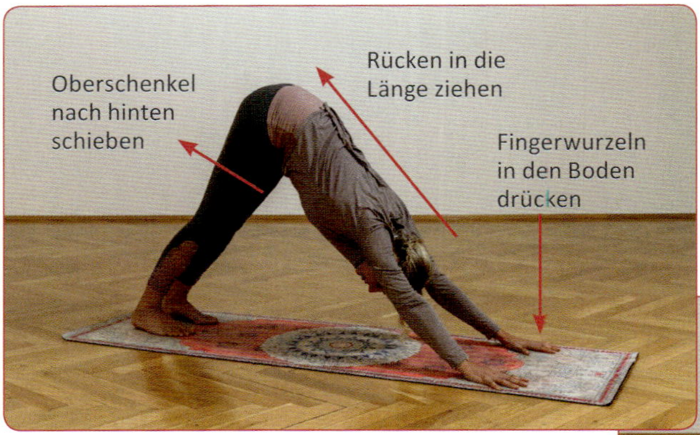

links rchtig: Arme, Nacken, Schultern und Rücken bilden eine gerade Linie. Leichter geht das, wenn Sie Ihre Beine beugen!

unten falsch: Der Rücken ist gerundet, Arme und Hände nach innen gedreht.

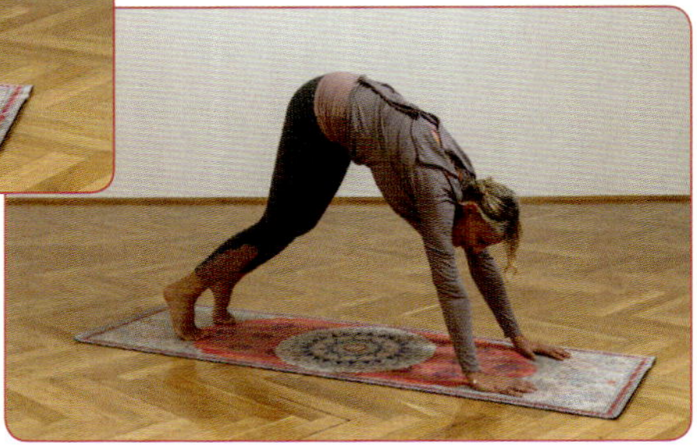

HUND

Bei dieser Übung handelt es sich ebenfalls um eine klassische Haltung aus dem Yoga.

So geht's:

1. **Kommen Sie in den Vierfüßlerstand. Platzieren Sie die Handgelenke unter den Schultern und die Knie hüftbreit unter dem Becken. Drehen Sie Ihre Hände und Arme leicht nach außen, so dass die rechte Ellenbeuge diagonal nach links vorne zeigt und die linke Ellenbeuge diagonal nach rechts vorne.**
2. **Stellen Sie die Zehen auf und drücken Sie die Hände, insbesondere die Fingerwurzeln, kräftig in den Boden. Heben Sie ihr Becken und schieben sich langsam von den Händen weg nach hinten. Lassen Sie dabei Ihre Arme in der beschriebenen Rotation nach außen!**
3. **Schaffen Sie Länge in Ihrem Rücken, indem Sie die Arme vollständig strecken und das Becken so weit wie möglich von den Händen wegschieben. Leichter geht das, wenn Sie die Knie gebeugt lassen! Lassen Sie Ihren Nacken lang, und schauen Sie zwischen Ihre Hände auf den Boden.**
4. **Bleiben Sie in dieser Haltung 10 Atemzüge lang und atmen entspannt in den Bauch. Danach kehren Sie in den Vierfüßlerstand zurück und ruhen sich aus. Üben Sie 3 – 4 Wiederholungen.**

SCHIEFE EBENE

für Schultern, Bauch und Rücken.

So geht's:

1. **Kommen Sie in die Bauchlage. Platzieren Sie Ihre Unterarme parallel zueinander mit den Handflächen nach unten, so dass die Ellenbogen unter den Schultern stehen.**
2. **Heben Sie Ihr Becken etwa 20 cm an. Wichtig: Kippen Sie Ihr Becken so, dass sich Schambein und Bauchnabel annähern und der untere Rücken spürbar**

Länge bekommt. Diese Aktion aktiviert die tiefe Bauchmuskulatur und verhindert, dass Sie ins Hohlkreuz kippen!

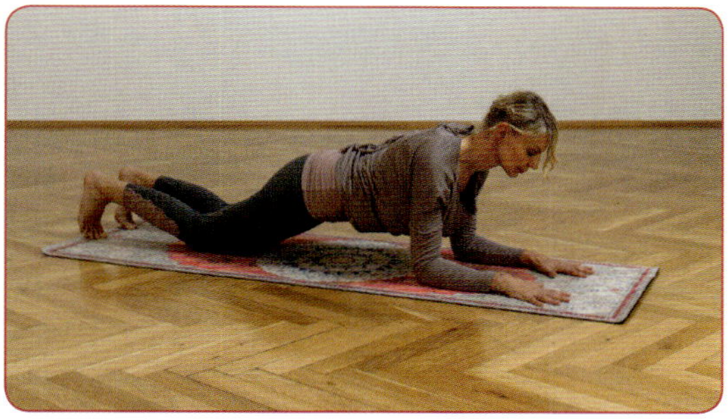

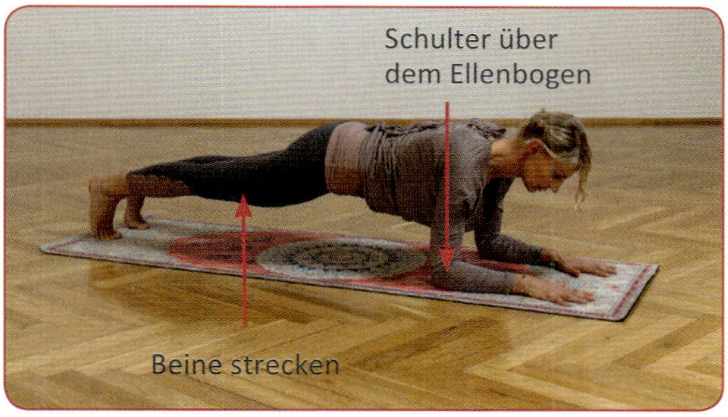

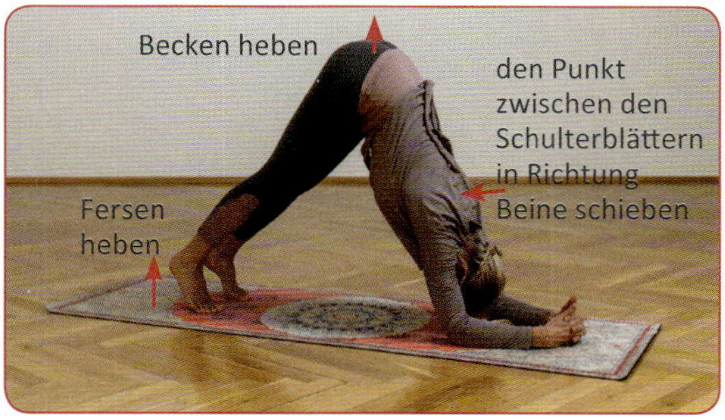

Variante für Fortgeschrittene. Schieben Sie die Schultern kräftig von den Händen weg nach hinten!

3. **Im nächsten Schritt strecken Sie Ihre Beine nach hinten aus und stellen Ihre Zehen auf. Ihr ganzer Körper bildet nun eine schiefe Ebene. Bleiben Sie in dieser Haltung einige ruhige Atemzüge.**
4. **Falls Sie noch einen Schritt weitergehen möchten, kommen Sie mit Ihren Füßen Schritt für Schritt in Richtung der Hände. Drücken Sie Ihre Unterarme kräftig in den Boden und schieben Ihre Schultern weg von den Händen, so dass sie *immer über den Ellenbogen* bleiben!**
5. **Bleiben Sie in dieser Haltung für einige ruhige Atemzüge und lassen den Nacken entspannt. Kommen Sie zurück in den Vierfüßlerstand und ruhen sich aus. Üben Sie 2 – 3 Wiederholungen.**

KRÄFTIGUNG DES „SCHÜRZENBINDERMUSKELS“

Die nächste Übung stärkt den sogenannten Schürzenbindermuskel (*Latissimus dorsi*), der es uns ermöglicht, den Arm hinter den Rücken zu drehen. Die Übung dehnt außerdem die Schulter- und Brustmuskulatur, die bei vielen Menschen verkürzt ist. Da dies eine ungewohnte und intensive Dehnung für die Schulter ist, kann es vorkommen, dass Ihr Nervensystem anfänglich mit einem Schwindelgefühl darauf reagiert. Das ist nicht gefährlich, sondern ein Zeichen dafür, dass Sie tiefsitzende Verspannungen erreichen. Gehen Sie achtsam und behutsam vor, und üben Sie anfänglich im Sitzen!

So geht's:

1. **Kommen Sie mit aufgerichteter Wirbelsäule zum Sitzen oder Stehen. Legen Sie die rechte Hand hinter Ihren Rücken, so dass die Handfläche nach hinten zeigt. Der Handrücken sollte dabei auf der Wirbelsäule liegen.**

2. **Nun kommt der wichtigste Teil: Rollen Sie Ihre rechte Schulter nach hinten. Ziehen Sie Ihr rechtes Schulterblatt nach unten und gleichzeitig in Richtung Wirbelsäule! Dadurch verstärkt sich die Dehnung in der Schulter. Wenn die Dehnung zu stark ist, legen Sie die Hand etwas weiter nach unten in Richtung Becken. Bleiben Sie in dieser Haltung für einige entspannte Atemzüge.**
3. **Drücken Sie nun Ihren Handrücken sanft gegen die Wirbelsäule, während Sie gleichzeitig die Hand langsam nach unten in Richtung Becken ziehen. Achten Sie unbedingt darauf, dass Ihr Schulterblatt in der richtigen Position bleibt!**

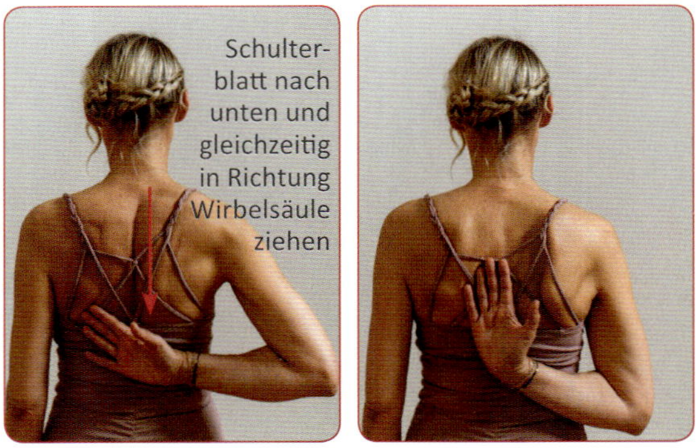

links richtig: Das Schulterblatt liegt am Rücken an und wird zur Wirbelsäule hingezogen.
rechts falsch: Das Schulterblatt steht heraus und rutscht nach außen.

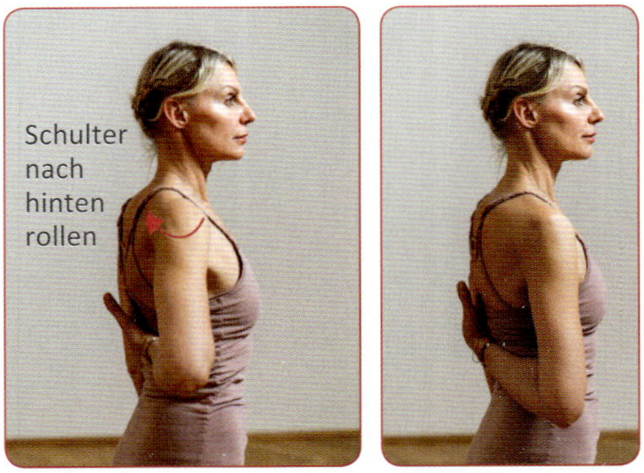

links rchtig: Die Schulter wird aktiv nach hinten gerollt.
rechts falsch: Die Schulter rollt nach vorne.

4. **Nach der Übung entspannen Sie den Arm und spüren einen Moment nach.**

- **Anmerkung:** Das Schulterblatt anzusteuern, ist anfänglich nicht einfach! Geben Sie also nicht auf, falls es Ihnen nicht gleich gelingen sollte, seine richtige Position zu finden. Sie trainieren hier nicht nur Ihre Schulterbeweglichkeit, sondern auch Ihre bewusste Propriozeption!

Nacken

Viele Menschen leiden unter Nackenverspannungen und den damit verbundenen Spannungskopfschmerzen. Beides wird durch vieles Sitzen in schlechter Haltung gefördert.

Wir haben schon darüber gesprochen, dass wir eine Körperhaltung dann als gerade bezeichnen, wenn sich das Knochengerüst des Körpers ohne große Muskelanstrengung im Gleichgewicht befindet. Beobachten Sie einmal, wo sich Ihr Kopf und Ihre Halswirbelsäule befinden, wenn Sie länger am Computer arbeiten. Wahrscheinlich werden Sie feststellen, dass beide deutlich nach vorne geschoben und nicht in der Senkrechten sind. Der Kopf ruht dann nicht mühelos auf der Halswirbelsäule, sondern muss von der Nackenmuskulatur gehalten werden. Temporär ist so ein Zustand unproblematisch, für viele Menschen ist diese Haltung aber die Realität vieler Stunden am Tag. Chronisch angespannte Muskeln verhärten mit der Zeit und können nicht mehr so ohne Weiteres loslassen. Deshalb ist es hilfreich, die Muskulatur vor der Dehnung erst zu bewegen und zu mobilisieren.

AKTIVIERUNG DER NACKENMUSKULATUR

So geht's:

1. **Setzen Sie sich mit aufrechter Wirbelsäule bequem auf den Boden oder einen Stuhl. Verschränken Sie Ihre Finger hinter dem Hinterkopf und schieben Ihre Ellenbogen so weit zueinander, dass die Oberarme parallel zueinander sind. Achten Sie darauf, die Schultern entspannt zu lassen!**
2. **Mit der Einatmung drücken Sie Hinterkopf und Handflächen gegeneinander, mit der Ausatmung lösen Sie den Druck wieder. Führen Sie diese Druckbewegung einige Male aus und nehmen bewusst den Wechseln aus Spannung und Entspannung wahr.**
3. **Platzieren Sie nun eine Handfläche an der Schläfe. Mit der Einatmung drücken Sie Handfläche und Schläfe gegeneinander, mit der Ausatmung lösen Sie den Druck wieder. Führen Sie diese Druckbewegung einige Male bewusst aus und wechseln dann die Seite.**
4. **Bleiben Sie nach der Übung noch für einige Atemzüge sitzen und spüren nach.**

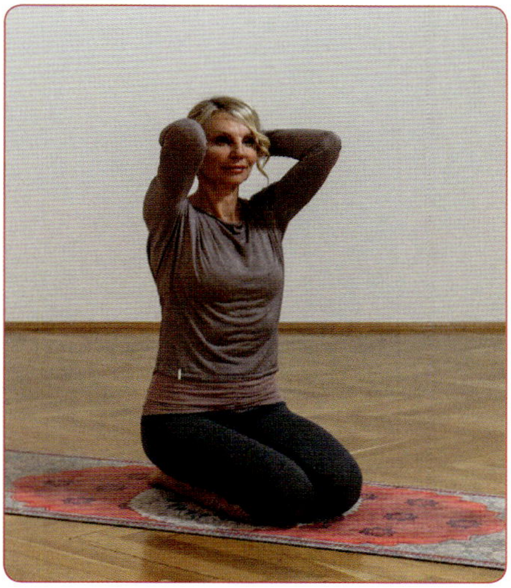

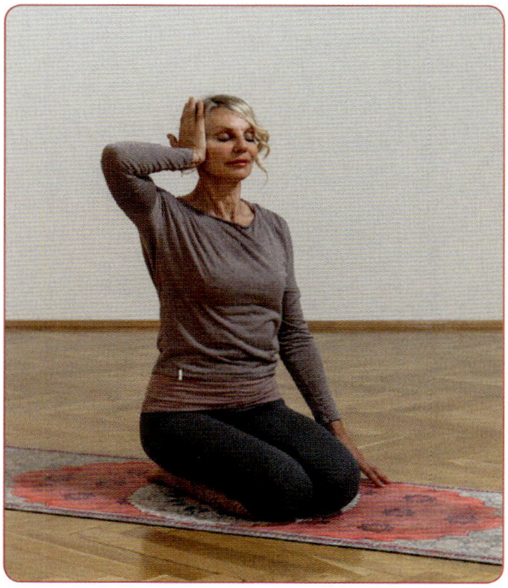

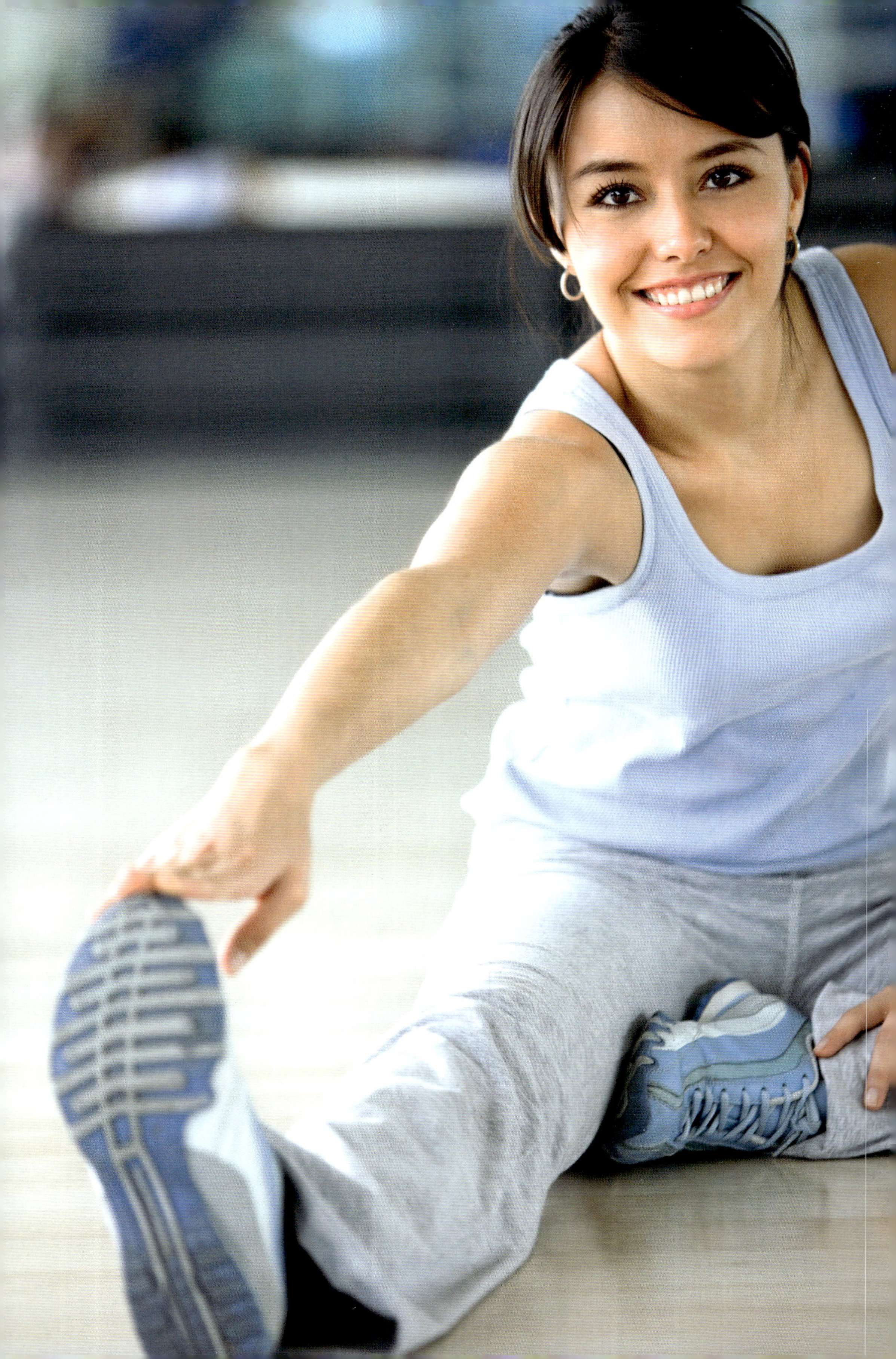

Prinzip Expansion

(Dehnung/Öffnung)

Viele der körperinternen Prozesse erfolgen über den Wechsel aus Spannung und Entspannung, darüber haben wir bereits gesprochen. Genauso sollte es sich auch in unserer Bewegungspraxis verhalten, denn wenn wir Muskeln immerfort nur anspannen, verkürzen sie sich mit der Zeit und werden weniger leistungsfähig. Zudem verkleben auch die mit den Muskeln in Verbindung stehenden Faszien und verlieren ihre Gleitfähigkeit und elastische Spannkraft, worunter nicht nur unsere physische Leistungsfähigkeit leidet, sondern auch der Stoffwechsel und Wasseraustausch auf Zellebene. Kräftigung und Dehnung ergänzen sich also, müssen jedoch nicht immer unbedingt in derselben Trainingseinheit vorkommen. So kann es für Faszien und Nervensystem sehr wohltuend sein, hin und wieder eine Einheit zu üben, die nur aus länger gehaltenen Dehnungen besteht. Nach stärkenden Übungen hingegen sollten wir uns immer noch etwas Zeit nehmen, um unseren Körper wieder zu dehnen, denn so vermeiden wir Verspannungen und Muskelkater. Mit einer abwechslungsreichen Bewegungspraxis erhalten wir also die optimale Funktionalität der Gelenke, Muskeln und Faszien und beugen Verletzungen vor.

Wenn Sie im Internet den Begriff *Dehnungsformen* googeln, dann werden sie unter Umständen eine lange und unübersichtliche Liste dazu finden. Es gibt unzählige Bezeichnungen für die verschiedenen Formen des Dehnens, im Grunde genommen kann man sie aber auf zwei Arten zusammenfassen:

1. **Aktives Dehnen (die zu dehnende Muskulatur ist aktiv)**
2. **Passives Dehnen (die zu dehnende Muskulatur ist passiv, zur Dehnung kommt es über die Schwerkraft oder einen äußeren Hebel)**

Beide Dehnungsformen können sowohl *statisch* als auch *dynamisch* ausgeführt werden. Dynamisch heißt, dass man durch Wipp- oder Schwungbewegungen zwischen der Ausgangsposition und der Dehnposition hin- und herwechselt. Dies kann langsamer oder zügiger erfolgen. Statisch hingegen bedeutet, ohne Bewegung in einer Dehnhaltung zu verweilen.

Beispiele für die genannten Dehnungen:

1. **Aktiv-dynamische: Ausfallschritt mit wippenden Bewegungen in der Dehnung**

2. **Aktiv-statisch: Ausfallschritt in der Dehnung gehalten**
3. **Passiv-dynamische Dehnung: Körperschwünge bei entspannter Muskulatur**
4. **Passiv-statische Dehnung: Dehnübungen im Sitzen oder Liegen bei entspannter Muskulatur**

Dynamische Dehnungen eignen sich zum Aufwärmen, sofern die Wipp- und Schwungbewegungen zunächst sanft ausgeführt und erst langsam gesteigert werden. Für statische, länger gehaltene Dehnungen hingegen sollte die Muskulatur bereits aufgewärmt sein. Nach einem Hypertrophie-Training (Muskelaufbautraining) sollten statische Dehnungen vermieden werden, da bei dieser Art der Dehnung auch die Gefäße mitgedehnt werden, wodurch sich ihr Durchmesser verringert und folglich auch Stoffwechsel und Nährstoffaustausch verzögert werden. Gerade diese sind aber nach einem Krafttraining besonders wichtig, um die entstandenen Schlackstoffe abzutransportieren. Nach einem Krafttraining sollten Sie also immer dynamisch dehnen!

In einigen der folgenden Dehnübungen können wir mit der *Gegenspannung* arbeiten. Das heißt, dass wir die Muskeln, die gedehnt werden sollen, gleichzeitig anspannen. Konkret bedeutet das zum Beispiel, dass wir in der Übung *Nadelöhr* (siehe S. 151) den Unterschenkel nicht nur passiv über den Oberschenkel kreuzen, sondern aktiv für einige Atemzüge dagegen drücken und danach wieder entspannen. Durch den Wechsel aus Druck und Entspannung lässt der Muskel spürbar los – und die Dehnung wird leichter. Fast jede Dehnübung lässt sich mit Gegenspannung ausführen. Probieren Sie es aus, Sie werden dadurch ein gutes Bewusstsein entwickeln, welche Muskeln im jeweiligen Moment aktiv oder passiv sind. Darüber hinaus gilt grundsätzlich für alle Dehnübungen, gut zu spüren, wo die natürlichen und individuellen Grenzen des Körpers sind!

Achten Sie beim Dehnen auf folgende Punkte:

1. Gehen Sie Dehnungen immer langsam und achtsam an! Wenn Sie wippende Dehnungen ausführen, dann beginnen Sie zunächst mit sehr kleinen Bewegungen. Gehen Sie nie sofort an Ihr Limit, sondern geben Sie Ihren Muskeln und Faszien sowie Ihrem Nervensystem Zeit, sich auf die Dehnung einzustellen!
2. Unterscheiden Sie zwischen einem positiven, angemessenen Dehnungsschmerz und einem negativen Schmerz, der zur Verletzung führt. Beobachten Sie also genau, wie sich eine Dehnung entwickelt: Wird sie nach einiger Zeit leichter, dann sind Sie auf dem richtigen Weg. Stellt sich hingegen ein heißer, spitzer „ungesunder" Schmerz ein, dann überfordern Sie Ihren Körper und Ihr Nervensystem und laufen Gefahr, sich zu verletzen. Reduzieren Sie in diesem Fall die Intensität der Dehnung oder kommen Sie aus der Haltung heraus.

3. Variieren Sie eine Dehnübungen, indem Sie zum Beispiel mit der oben beschriebenen *Gegenspannung* arbeiten.
4. Wenn Sie hypermobile Gelenke haben, dann sollten Sie bei passiven Dehnungen vorsichtig sein, um Ihre Gelenke nicht zu stark zu belasten. Üben Sie diese Dehnungen dann vor allem mit der Gegenspannung und unterstützen Sie Ihre Gelenke, wie das zum Beispiel in der *Übung für den Piriformis* (siehe S. 177) dargestellt ist.

Füße

ZEHENSTAND

Die Faszie der Fußsohle, die sogenannte *Plantarfaszie,* ist eine der dicksten Faszien im Körper und federt beim Gehen und Laufen unser Körpergewicht ab. Es ist wichtig, sie zu pflegen, damit die Kraftübertragung auf die Achillessehne und die Kommunikation mit der oberflächlichen Rückenzugbahn optimal funktioniert. Durch mangelnde Stimulation der Füße und das Tragen von falschem Schuhwerk verkürzen sich nicht nur die Muskeln und Sehnen in den Füßen, auch die Plantarfaszie wird unbeweglich und verklebt. Mit der folgenden Übung bringen Sie wieder mehr Geschmeidigkeit in diese Faszie.

So geht's:

1. **Kommen Sie in den Vierfüßlerstand. Stellen Sie Ihre Zehen auf, so dass die Knie und Innenknöchel einander berühren.**
2. **Schieben Sie langsam Ihr Becken nach hinten, bis Sie eine mittelstarke Dehnung in Ihren Fußsohlen verspüren. Wenn möglich, setzen Sie sich mit aufrechtem Oberkörper auf Ihre Fersen. Falls die Dehnung zu stark ist, lassen Sie Ihren Oberkörper etwas nach vorne gebeugt und stützen sich mit den Händen ab. Bleiben Sie in dieser Haltung mindestens eine Minute und atmen dabei entspannt in den Bauch.**

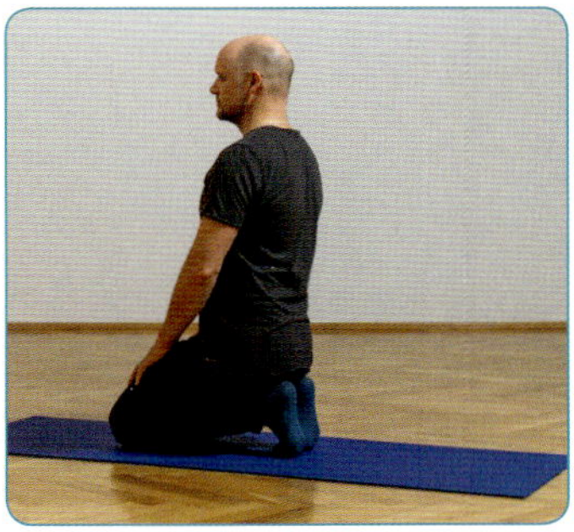

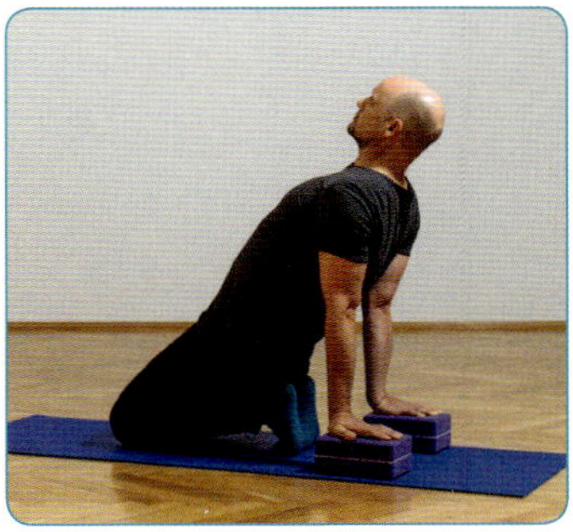

oben: Ziehen Sie die Innenknöchel zueinander!
unten: Variante für Fortgeschrittene

3. **Wenn Sie die Dehnung verstärken möchten, dann lehnen Sie Ihren Oberkörper etwas nach hinten und stützen sich mit den Händen hinter sich ab. Ziehen Sie Ihr Kinn leicht zur Brust, so dass Ihr Nacken lang bleibt und sich nicht verspannt. Bleiben Sie in dieser Haltung einige Atemzüge und kommen dann langsam zurück in den Vierfüßlerstand.**

HOCKE

Diese Übung dehnt das obere Sprunggelenk, die Achillessehne und die Wade. Viele Menschen auf der Welt arbeiten stundenlang in der Hocke, für den modernen *Schreibtischmenschen* ist es dagegen oft schon schwierig, nur wenige Atemzüge entspannt darin zu verweilen...

Was Sie hierfür brauchen: Stabile Unterlage

So geht's:

1. **Stehen Sie mit den Füßen hüftbreit und leicht nach außen gedreht. Legen Sie eine fest gerollte Decke unter Ihre Fersen und kommen in die Hocke. Ihr Gewicht sollte dabei auf den Fersen ruhen. Falls das problemlos geht, dann können Sie natürlich auch ohne Unterlage üben.**
2. **Strecken Sie beide Arme nach vorne, so dass Sie Ihre Innenknie und Oberarme gegeneinander drücken können. Benutzen Sie diesen leichten Hebel, um Ihren Oberkörper aufzurichten – der Rücken sollte in der Haltung möglichst gerade sein! Drücken Sie die Ballen der großen Zehen gut in den Boden und schieben Ihren Scheitel nach oben!**
3. **Im nächsten Schritt heben Sie beide Arme parallel zueinander nach oben. Strecken Sie Oberkörper und Arme bis in die Fingerspitzen lang und achten darauf, die Schultern unten zu lassen!**
4. **Bleiben Sie in dieser Haltung für 10 ruhige Atemzüge. Am Ende der Übung heben Sie Ihr Becken und lassen den Oberkörper für einige Atemzüge entspannt vornüberhängen.**

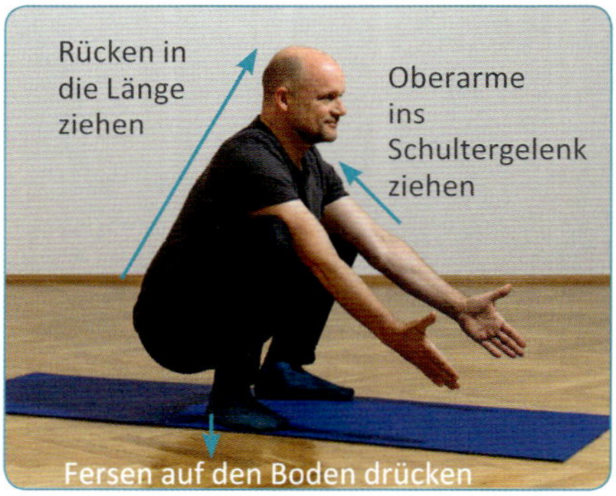

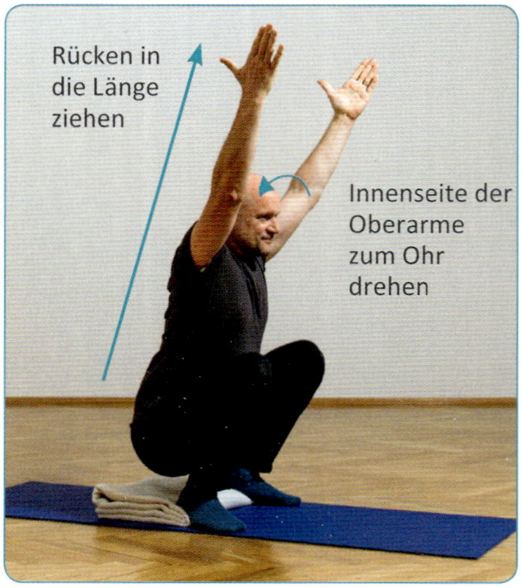

Wenn die Fersen nicht auf dem Boden sind, legen Sie eine feste Unterlage darunter!

Beine und Hüften

Viele von uns verbringen einen großen Teil Ihrer Zeit sitzend. Sogar während des Schlafens winkeln wir häufig die Beine an, was einer liegenden Sitzposition gleichkommt. Durch diese einseitige Körperhaltung verkürzen sich die hüftbeugenden Muskeln und Faszien der Körpervorderseite, ein Symptom, das besonders auch für Radsportler und Läufer typisch ist. In der Folge entstehen Zugspannungen, die den Rumpf im Drehpunkt des Hüftgelenks nach vorne ziehen würden[70], täte der Körper nicht alles dafür, um die einseitige Zugspannung auszugleichen und ein aufrechtes Gehen oder Stehen weiterhin zu ermöglichen. Dies geschieht, indem die hüftstreckenden Muskeln und Faszien der Körperrückseite mehr arbeiten müssen. Die dadurch entstehende Dauerspannung kann zu Problemen im Rücken, Iliosakralgelenk und Gesäß führen, wenn die entsprechenden Muskeln nicht immer wieder gedehnt und gelockert werden. Durch das einseitige „Training“ der Hüftbeuge (Flexion) vernachlässigen wir die anderen Bewegungsrichtungen und werden steif und unbeweglich in der Hüfte, was Folgen auf den gesamten Bewegungsapparat haben kann. Mit den nächsten Übungen dehnen wir die Hüfte in alle ihre Bewegungsrichtungen und sorgen für eine ausgeglichene Beweglichkeit.

DEHNUNG FÜR DIE RÜCKSEITE DER OBERSCHENKEL

Was Sie hierfür brauchen: Einen Gurt

So geht's:

1. **Kommen Sie in Rückenlage und ziehen beide Knie zur Brust. Legen Sie die Hände auf die Knie und lassen sie einige Male rechts- und linksherum kreisen.**
2. **Ziehen Sie ein Knie sanft zur Brust und strecken das andere Bein auf dem Boden aus. Dabei stellen Sie sich vor, dass Sie die Fußsohle aktiv gegen eine imaginäre Wand schieben wollen. Halten Sie diese Position einige Atemzüge.**
3. **Legen Sie den Gurt um den Fuß Ihres angewinkelten Beins und strecken dies nach oben. Wenn Ihnen das vollständige Strecken schwerfällt, stellen Sie den anderen Fuß auf, das macht es leichter.**

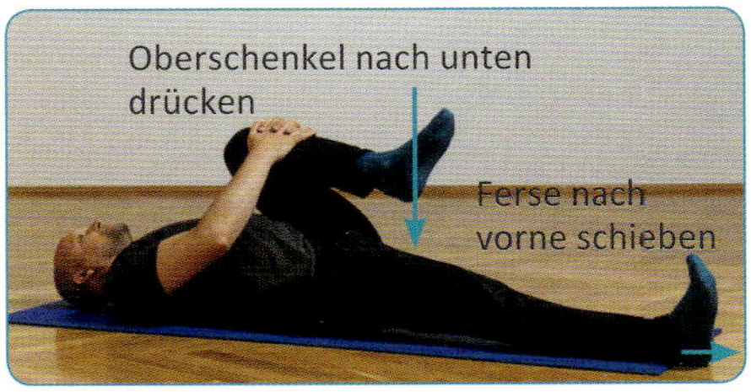

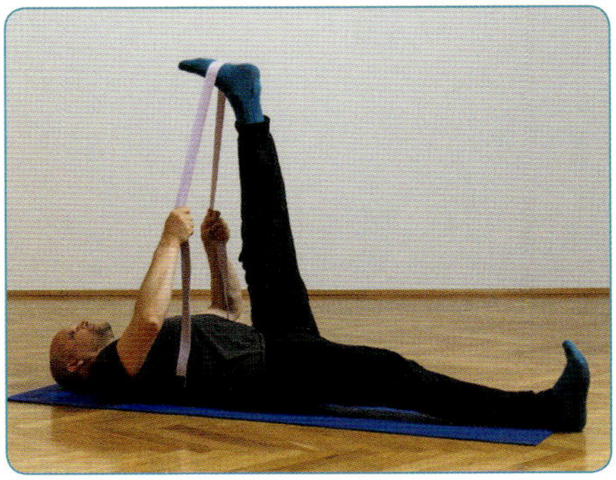

Führen Sie beide Varianten auch mit der Gegenspannung aus!

4. Führen Sie die Gegenspannung aus, indem Sie das nach-oben-gestreckte Bein für einige Atemzüge kräftig nach vorne drücken und mit dem Gurt dagegenhalten. Danach lösen Sie den Druck wieder. Führen Sie diese Druckbewegung 3 – 5 Mal aus. Vielleicht nehmen Sie wahr, dass sich das Bein mit jedem Mal etwas weiter zu Brust ziehen lässt.
5. Bleiben Sie noch etwa eine Minute statisch in dieser Dehnung und atmen entspannt in den Bauch.

DEHNUNG FÜR DIE INNEREN UND ÄUSSEREN OBERSCHENKEL

Was Sie hierfür brauchen: Einen Gurt

So geht's:

1. Kommen Sie in die Rückenlage. Legen Sie den Gurt um den linken Fuß und strecken das Bein nach oben. Das rechte Bein strecken Sie auf dem Boden gerade nach vorne aus. Greifen Sie beide Gurtenden mit der rechten Hand und ziehen Ihr linkes Bein etwas nach rechts über die Mittellinie Ihres Körpers. Gehen Sie dabei nur so weit, dass Ihre linke Hüfte noch leichten Kontakt zum Boden hat.
2. Schieben Sie mit der linken Hand Ihre Hüfte von sich weg nach vorne, das wird die Dehnung der Beinaußenseite verstärken. Lassen Sie beide Beine gestreckt und bleiben Sie für etwa eine Minute in dieser Dehnung.
3. Bringen Sie das Bein wieder zurück zur Mitte und greifen die Gurtenden nun mit der anderen Hand.
4. Ziehen Sie Ihr rechtes Knie zur Brust. Bringen Sie nun beide Beine in die Grätschposition, dabei ist das linke Bein gestreckt, das rechte gebeugt. Schieben Sie die linke Ferse aktiv nach außen und achten darauf, dass sich beide Oberschenkel in einem 90 Grad Winkel zum Oberkörper befinden. Sie werden in dieser Haltung eine Dehnung der Innenoberschenkel spüren.
5. Bleiben Sie hier etwa eine Minute und atmen entspannt in den Bauch.

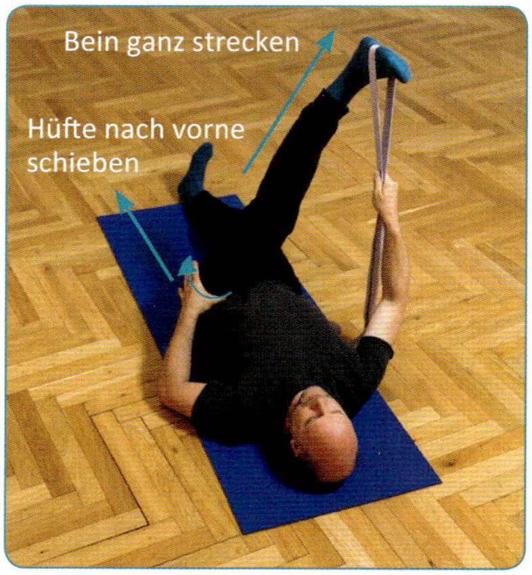

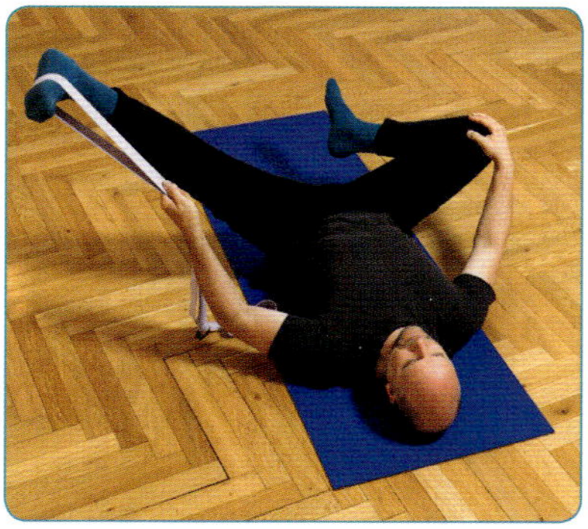

oben: Schieben Sie mit der Hand die Hüfte von sich weg nach vorne!

TIEFER AUSFALLSCHRITT (DEHNUNG FÜR DEN OBERSCHENKEL UND HÜFTBEUGER)

Was Sie hierfür brauchen:
Eine Decke, einen Gurt

So geht's:

1. Kommen Sie in den einbeinigen Kniestand, so dass das vordere Schienbein senkrecht steht. Angenehmer ist diese Haltung, wenn Sie sich eine weiche Unterlage unter das hintere Knie legen. Richten Sie den Oberkörper auf und legen beide Hände auf das vordere Knie.
2. Beginnen Sie, mit kurzen schnellen Bewegungen für etwa 20 Sekunden in der Haltung zu federn, danach verweilen Sie noch einige Atemzüge statisch darin.
3. Verringern Sie die Dehnung wieder etwas, indem Sie das vordere Knie weniger beugen. Winkeln Sie Ihr hinteres Bein an und greifen Ihren Fuß. Falls das nicht möglich ist, legen Sie einen Gurt um den Fuß und greifen die Gurtenden. Achten Sie darauf, dass beide Hüftknochen nach vorne zeigen, drehen Sie also die Hüfte des hinteren Beins nicht zur Seite auf sonders nach vorne!
4. Ziehen Sie die Ferse in Richtung Gesäß, dadurch verstärkt sich die Dehnung im Oberschenkel. Beugen Sie Ihr vorderes Knie nun wieder etwas stärker und stützen sich mit der Hand ab. Falls Sie in dieser Übung Probleme mit dem Gleichgewicht haben, üben Sie seitlich zur Wand und stützen sich dort ab. Bleiben Sie etwa eine Minute in der Dehnung und atmen entspannt in den Bauch.

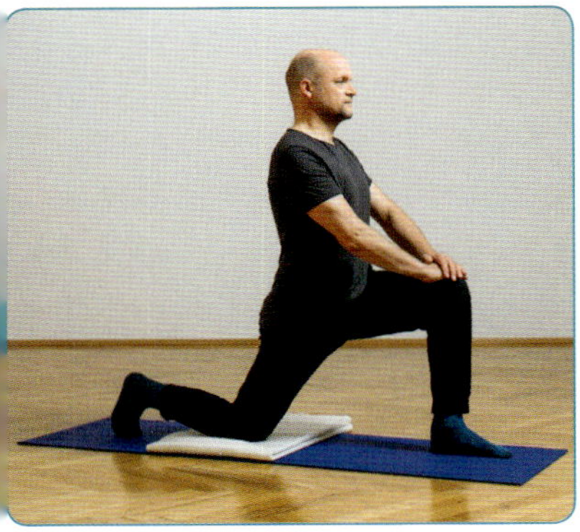

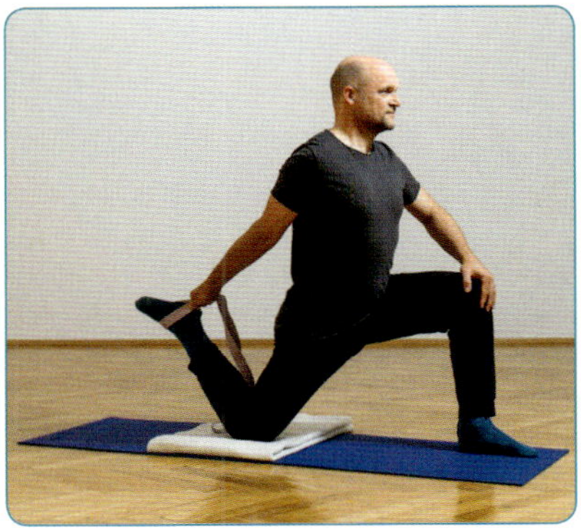

NADELÖHR (DEHNUNG FÜR ÄUSSERE HÜFTE UND GESÄSS)

So geht's:

1. Kommen Sie in die Rückenlage und stellen Sie beide Füße vor sich auf. Legen Sie den rechten Fuß in einem halben Schneidersitz über den linken Oberschenkel und flexen Sie den Fuß.
2. Ziehen Sie Ihr linkes Knie zu sich hin, indem Sie mit beiden Händen Ihr Schienbein oder die Rückseite des Oberschenkels greifen. Mit Ihrem rechten Arm fassen Sie dabei zwischen den Oberschenkeln durch. Achten Sie darauf,

dass der untere Rücken, das Kreuzbein und die Schultern entspannt auf dem Boden liegen. Sie sollten die Dehnung in Hüfte und Gesäß spüren, nicht aber im Knie!

3. Führen Sie die Gegenspannung aus, indem Sie für einige Augenblicke den rechten Fuß gegen den linken Oberschenkel drücken. Danach lösen Sie den Druck wieder. Führen Sie diese Druckbewegung 3 – 5 Mal aus und nehmen Sie die Veränderung der Dehnung wahr.
4. Bleiben Sie noch etwa eine Minute in der Dehnung und atmen entspannt in den Bauch. Danach wechseln Sie die Seite.

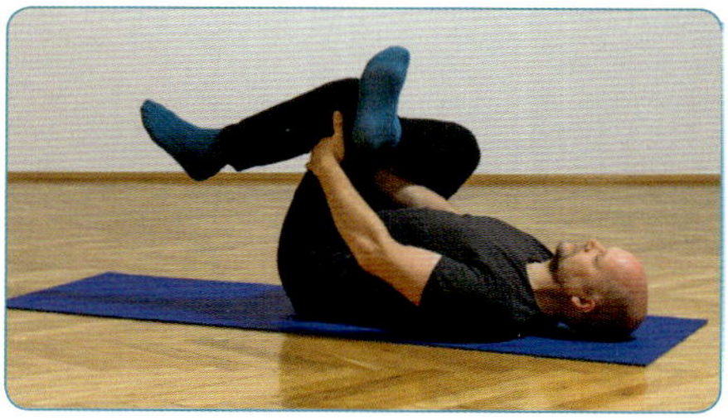

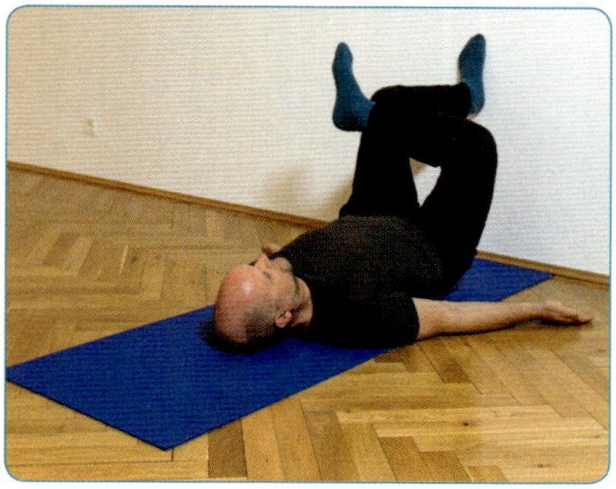

Falls Sie Ihren Oberschenkel nicht gut greifen können, üben Sie die einfachere Variante an der Wand!

DEHNUNG DER HÜFTE IN EINWÄRTSDREHUNG

So geht's:

1. Kommen Sie in Rückenlage und stellen Ihren rechten Fuß so auf, dass die Ferse etwas vor dem Knie steht.
2. Schieben Sie Ihren Fuß nun etwa 50 cm nach außen und lassen Ihr Knie nach innen in Richtung linkes Bein kippen. Sollten Sie hierbei keine Dehnung verspüren, dann schieben Sie den Fuß noch etwas mehr zur Seite und etwas weiter vom Becken weg nach vorne. Falls Sie Schmerzen an der Innenseite Ihres rechten Knies verspüren, nehmen Sie den Fuß wieder etwas mehr zurück zur Mitte.
3. Bleiben Sie in dieser Haltung etwa eine Minute und atmen Sie entspannt in den Bauch. Wechseln Sie dann die Seite.

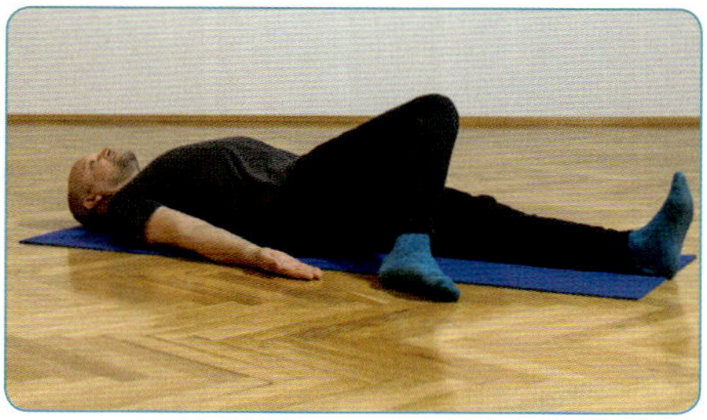

FROSCH (DEHNUNG FÜR DIE LEISTEN UND INNENOBERSCHENKEL)

Was Sie hierfür brauchen: Zwei Blöcke, ein Gurt, eine Decke, ein längliches festes Kissen

So geht's:

1. **Legen Sie im Sitzen Ihre Fußsohlen aneinander und unterstützen die Knie mit den Blöcken. Platzieren Sie ein längliches festes Kissen in ca. 20 cm Abstand hinter Ihrem Becken. Legen Sie den Gurt in einer großen Schlaufe um sich herum, so dass das hintere Ende über Ihrem Kreuzbein verläuft und das vordere Ende um Ihre Füße liegt.**

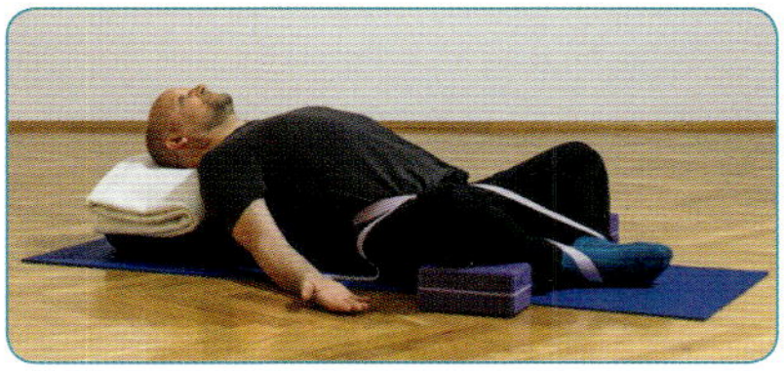

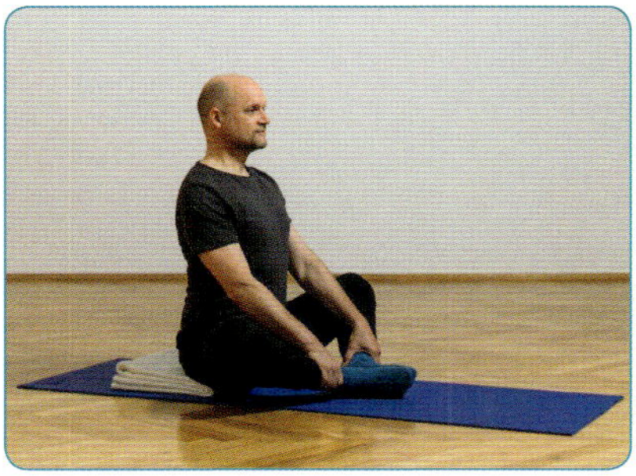

Fortgeschrittene können die Übung auch im Sitzen üben und sich zusätzlich mit geradem Rücken nach vorne beugen.

2. **Legen Sie sich auf das Kissen und stützen Sie gegebenenfalls Ihren Kopf zusätzlich mit der Decke ab. Sie sollten nur eine angenehme, nicht zu starke Dehnung an der Innenseite Ihrer Oberschenkel und Leisten verspüren.**
3. **Legen Sie Ihre Hände auf den Bauch und bleiben in dieser Haltung mindestens 3 – 5 Minuten. Wenn die Dehnung nach einer Weile leichter wird, dann stellen Sie die Blöcke eine Stufe flacher.**

VORWÄRTSBEUGE IM STEHEN (DEHNUNG DER BEINRÜCKSEITEN)

Was Sie hierfür brauchen: Zwei Blöcke

So geht's:

1. **Stehen Sie aufrecht mit den Blöcken hochkant vor sich auf dem Boden platziert. Stellen Sie Ihre Füße so aneinander, dass sich die großen Zehen berühren, zwischen den Fersen aber ca. 3 cm Zwischenraum ist. Legen Sie Ihre Hände an die Hüften und beugen sich vom Becken her mit geradem Rücken nach vorne. Lassen Sie Ihre Knie dabei gebeugt!**
2. **Legen Sie Ihre Fingerspitzen auf die Blöcke. Ziehen Sie Ihr Brustbein aktiv nach vorne und rollen die Schultern nach hinten!**
3. **Strecken Sie nun Ihr rechtes Bein, als ob Sie es nach oben in die Hüfte „saugen" wollten, und ziehen Sie die Kniescheibe hoch. Bleiben Sie in dieser Haltung einige Atemzüge und nehmen die Dehnung der Beinrückseite wahr. Wechseln Sie dann die Seite.**
4. **Strecken Sie nun beide Beine und verlagern Ihr Gewicht so weit wie möglich**

nach vorne auf die Zehen. Dadurch aktivieren Sie auch die Muskulatur an der Rückseite der Oberschenkel – dies ist speziell für Menschen mit hypermobilen Knien wichtig! Bleiben Sie in dieser Position einige Atemzüge.

5. Beugen Sie die Knie und legen die Hände an die Hüfte. Dann kommen Sie langsam und mit geradem Rücken wieder zurück nach oben zum Stehen. Spüren Sie im Stehen einen Moment nach und wiederholen die Übung noch 3 – 5 Mal.

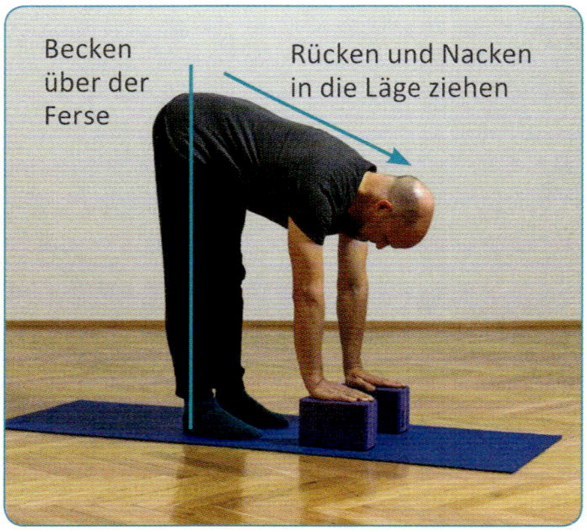

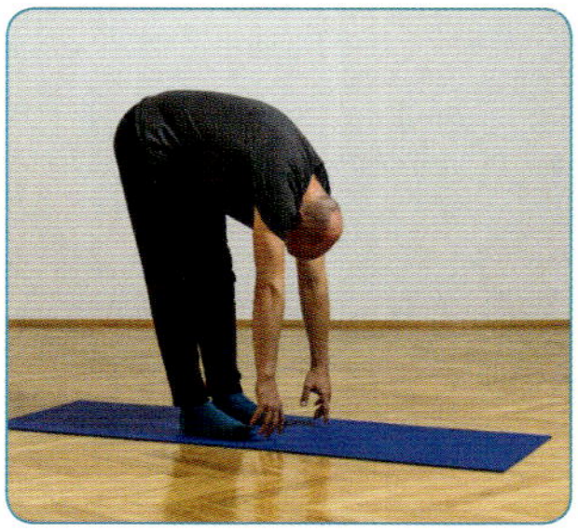

unten falsch: Der untere Rücken ist höher als das Becken und stark gerundet, das Gewicht ruht auf den Fersen.
oben richtig: Der untere Rücken ist gerade, das Gewicht ruht auf dem vorderen Teil der Füße.

Bauch

UNTERSTÜTZTE SCHULTERBRÜCKE (DEHNUNG DER KÖRPERVORDERSEITE)

Was Sie hierfür brauchen: Einen Block

So geht's:

1. Kommen Sie in die Rückenlage und stellen Ihre Füße vor sich auf. Heben Sie Ihr Becken und legen den Block in der flachsten Stufe unter Ihr Kreuzbein (nicht ins Kreuz!).
2. Legen Sie die Arme hinter Ihrem Kopf ab und bringen beide Beine vorsichtig in Streckung, die Fersen bleiben dabei auf dem Boden. Ihr Körper liegt nun ganz entspannt in einer Bogenform über dem Block ausgestreckt. Falls Sie Schmerzen im unteren Rücken verspüren, lassen Sie die Füße vor sich aufgestellt!
3. Bleiben Sie in dieser Haltung 1 – 2 Minuten und nehmen die Dehnung Ihrer gesamten Körpervorderseite wahr: Hüftbeuger, Bauch, Zwischenrippenmuskulatur, Brust und Armbeugen.
4. Wenn Sie noch einen Schritt weitergehen wollen, dann ziehen Sie Ihr linkes Knie zur Brust, während Sie gleichzeitig die rechte Ferse aktiv nach vorne schieben, so dass das rechte Bein vollständig gestreckt ist. Bleiben Sie in dieser Haltung für einige Atemzüge und wechseln dann die Seite.

5. **Um die Übung zu beenden, stellen Sie beide Füße wieder vor sich auf. Heben Sie Ihr Becken an und halten es aus eigener Kraft für einige Atemzüge in der Luft. Schieben Sie den Block zu Seite und legen sich wieder in die Rückenlage. Spüren Sie bewusst nach.**

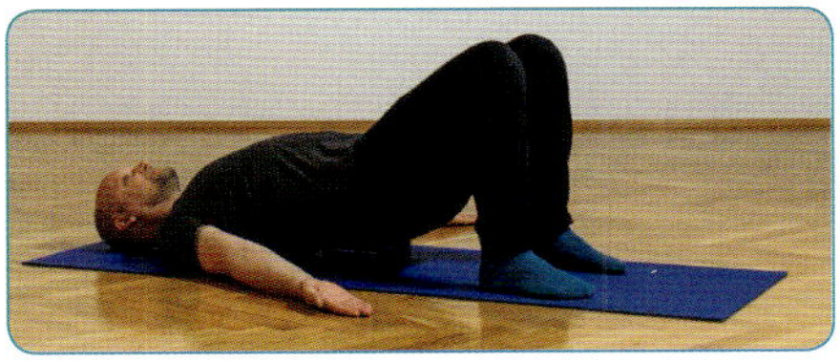

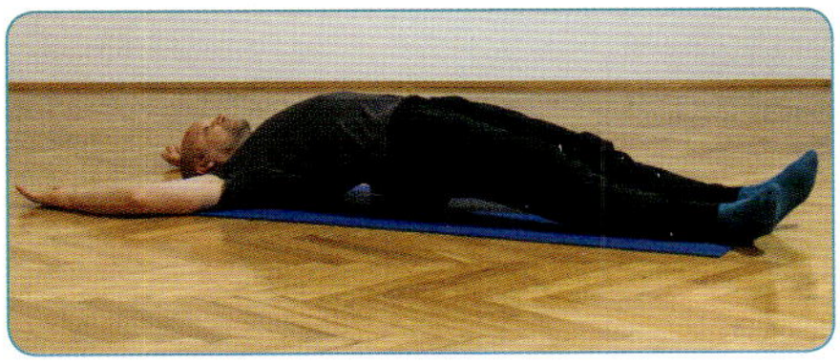

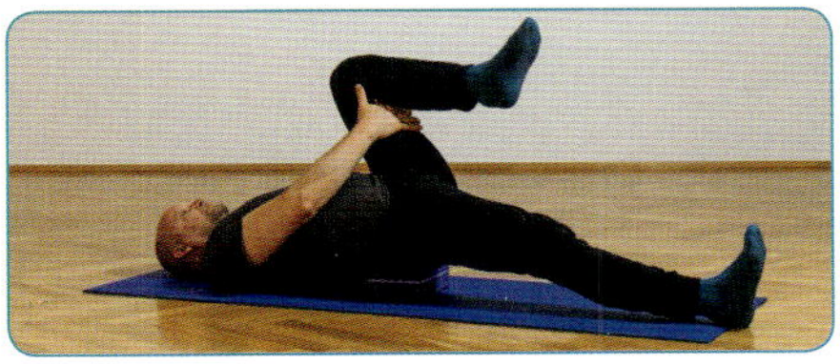

oben und Mitte: Üben Sie diese Variante nur im aufgewärmten Zustand. Falls Sie dabei Schmerzen im unteren Rücken verspüren, lassen Sie die Füße zunächst aufgestellt.
unten: Variation zur Dehnung des Hüftbeugers

Oberkörper/Rücken

Die Brustwirbelsäule ist natürlicherweise leicht nach hinten gekrümmt und wenig beweglich. Durch Alter und schlechte Haltung nimmt diese Krümmung zu, und die Beweglichkeit geht häufig fast gänzlich verloren. Der Körper kompensiert die Steifheit dann an anderer Stelle, zum Beispiel in der Halswirbelsäule. Das können Sie gut spüren, wenn Sie Ihren Rücken einmal stark runden, dabei aber Ihren Blick horizontal nach vorne ausgerichtet lassen: Je runder der Rücken, desto mehr müssen Sie Ihren Kopf anheben, und umso größer wird die Spannung im Nacken. Wenn Sie zusätzlich Ihre Arme heben, werden Sie spüren, dass in dieser Position auch Ihre Schultern stark beeinträchtigt sind. Um die Aufrichtung der Wirbelsäule und eine gute Körperstatik zu erhalten, müssen wir uns um die Beweglichkeit der Brustwirbelsäule kümmern. Mit den folgenden Übungen geht das auf einfache und effiziente Weise.

PASSIVE BRUSTÖFFNUNG

Die folgende Übung ist perfekt, um die Brustwirbelsäule beweglich zu halten und die Brustmuskulatur sanft zu dehnen. Sie gehört zu den Übungen, die Sie regelmäßig machen sollten, um dem typischen Rundrücken, wie er durch vieles Sitzen entsteht, entgegen zu wirken. Da diese Haltung regenerativ ist, können Sie sie wunderbar abends vor dem Schlafengehen üben.

Was Sie hierfür brauchen: Zwei Blöcke

So geht's:

1. **Platzieren Sie einen der Blöcke hochkant unter Ihrem Kopf, den anderen in die mittlere oder flachste Stufe (je nach Beweglichkeit) unter Ihrer Brustwirbelsäule. Ihr Nacken sollte dabei lang bleiben.**

Wichtig: Achten Sie darauf, dass der zweite Block nicht unter Ihren Schulterblättern liegt, da sonst die gewünschte Dehnung der Brustwirbelsäule beziehungsweise Brustmuskulatur nicht erreicht wird. Legen Sie ihn aber auch nicht zu weit nach unten in Richtung Becken, da er sonst unangenehm auf den unteren Rücken drückt. Der Block sollte ***unter der Brustwirbelsäule*** liegen, also ***gerade unterhalb der Schulterblätter***. Das kann anfänglich etwas unangenehm sein, sollte aber keine Schmerzen verursachen. Je beweglicher Ihre Brustwirbelsäule wird, desto leichter wird es gehen.

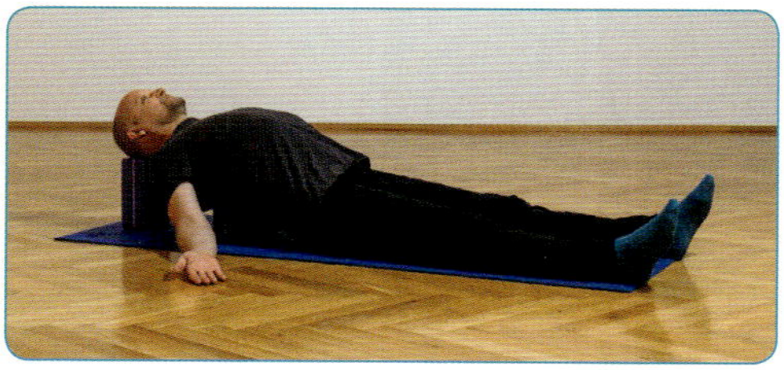

Der Kopf sollte so unterstützt sein, dass die Stirn etwas höher liegt als das Kinn.

2. Bleiben Sie in dieser Haltung entspannt mindestens 3 – 5 Minuten liegen. Schließen Sie die Augen und atmen in den Bauch.
3. Kommen Sie dann *langsam* aus der Haltung heraus. Am besten tun Sie das, indem Sie erst die Brust heben und den unteren Block herausziehen. Dann nehmen Sie den oberen Block weg und legen sich wieder flach auf den Boden. Spüren Sie bewusst nach.

EASY TWIST (DREHUNG DER WIRBELSÄULE)

Was Sie hierfür brauchen: Einen Block

So geht's:

1. Legen Sie sich auf den Rücken. Ziehen Sie beide Knie zur Brust und bleiben einige Atemzüge in dieser Haltung.

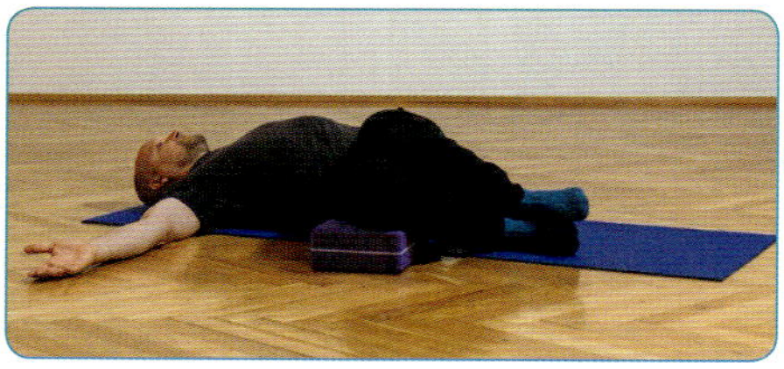

2. Mit der Ausatmung legen Sie Ihre Knie langsam rechts von sich auf dem Boden ab. Ihr linkes Schulterblatt sollte dabei auf dem Boden bleiben. Falls das nicht möglich ist, bringen Sie die Knie nicht ganz bis zum Boden, sondern unterstützen Sie sie mit einem Block.
3. Strecken Sie beide Arme mit den Handflächen nach oben zur Seite. Heben Sie Ihr Brustbein etwas in Richtung Decke an, so dass Sie eine sanfte Dehnung im Brustbereich spüren. Wenn sich das gut anfühlt, dann drehen Sie zusätzlich den Kopf nach links.
4. Bleiben Sie in dieser Haltung 1 – 2 Minuten und atmen entspannt in den Bauch.

Kommen Sie dann langsam mit den Knien zurück zur Mitte und üben die andere Seite.

AKTIVE BRUSTÖFFNUNG IM VIERFÜSSLERSTAND

So geht's:

1. Kommen Sie in den Vierfüßlerstand. Platzieren Sie die Handgelenke unter den Schultern und die Knie hüftbreit unter dem Becken.
2. Mit der Ausatmung runden Sie Ihre Wirbelsäule, insbesondere den unteren Rücken, und schieben jeden einzelnen Wirbel in Richtung Decke. Das Kinn ziehen Sie dabei zur Brust und das Kreuzbein nach unten in Richtung der Kniekehlen.
3. Mit der Einatmung gehen Sie in die Gegenbewegung und schieben die Wirbel der Brustwirbelsäule in Richtung Boden. Rollen Sie dazu die Schultern nach hinten und ziehen Ihr Brustbein aktiv nach vorne. Bleiben Sie dabei stabil im unteren Rücken und achten darauf, nicht ins Hohlkreuz zu kippen!
4. Wiederholen Sie diese Bewegung einige Male und beobachten, wie sich Ihre Schulterblätter bewegen: Wenn Sie den Rücken runden, rutschen die Schulterblätter auseinander, wenn Sie die Brust heben, kommen sie wieder zueinander.
5. Wenn Sie diese Bewegung einige Male gemacht haben, dann lassen Sie die Bewegungen freier werden: Kreisen Sie zum Beispiel Ihren Rücken oder schieben Sie Ihr Becken nach hinten in Richtung Fersen. Folgen Sie Ihrem Körpergefühl und recken und strecken Sie sich nach Herzenslust!

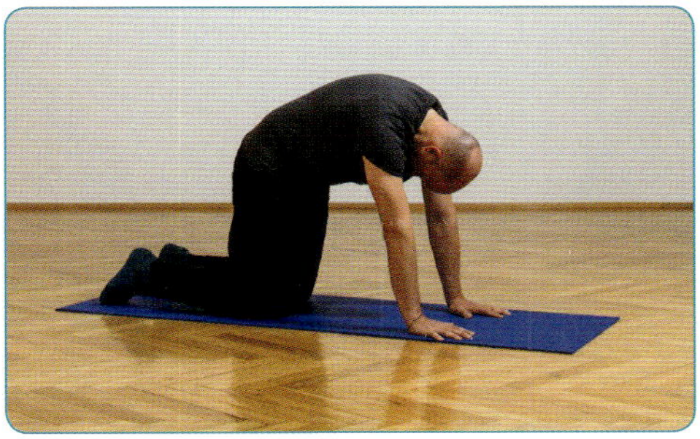

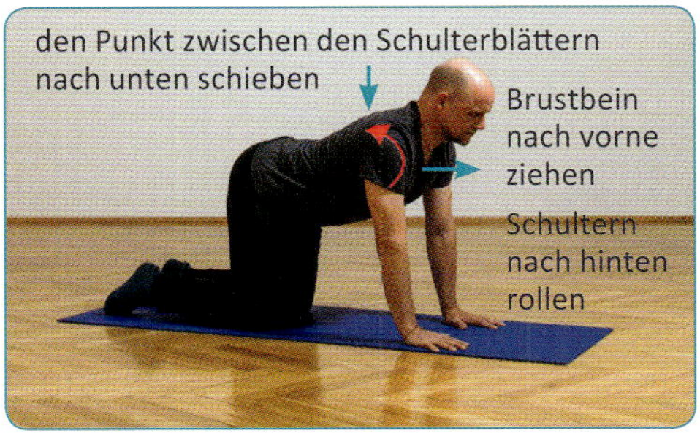

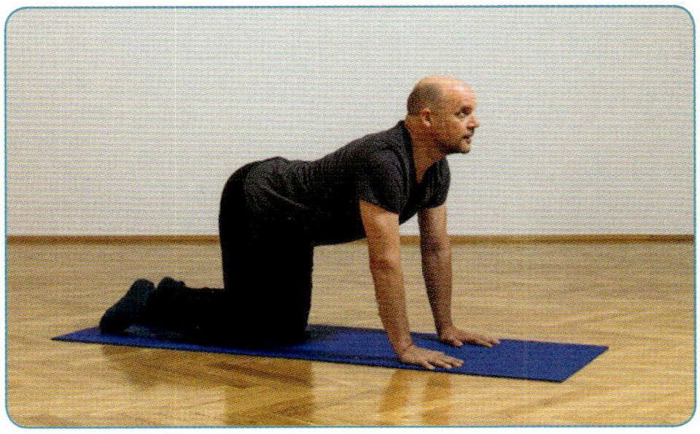

Falsch. Wenn Sie den Kopf zu stark heben, wird der Nacken gestaucht. Versuchen Sie stattdessen, Ihre Brust zu heben und den Bereich zwischen den Schulterblättern beweglich zu machen!

SEITLICHE DEHNUNG IM SITZEN

So geht's:

1. **Knien Sie sich auf den Boden. Legen Sie Ihren rechten Fuß über die linke Fußsohle und setzen sich auf eine Unterlage, die links der Füße platziert ist. Falls diese Position für Sie nicht möglich ist, können Sie auch eine andere Position wählen, in der Sie aufrecht sitzen können.**
2. **Heben Sie den linken Arm über die Seite**

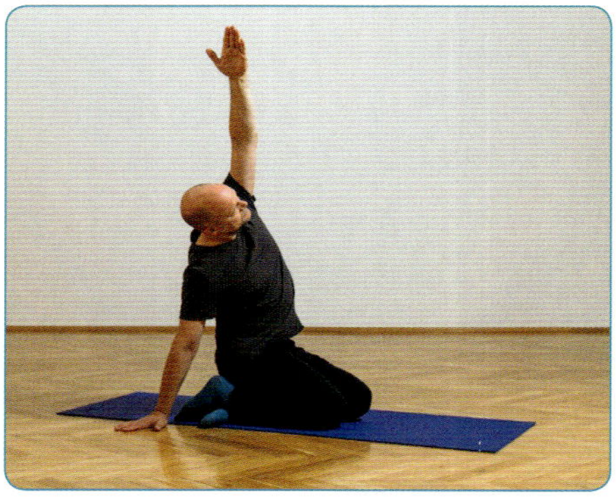

nach oben und beugen sich nach rechts, so dass Sie eine Dehnung in der linken Flanke verspüren. Mit der rechten Hand stützen Sie sich ab. Ziehen Sie Ihre ganze Körperseite bis in die Fingerspitzen lang!

3. **Drehen Sie die Brust etwas nach links oben auf und spüren, wie das die Dehnung verändert. Bleiben Sie in dieser Haltung einige entspannte Atemzüge.**
4. **Kommen Sie zurück in die Ausgangsposition und spüren einen Moment nach. Dann wechseln Sie die Seite.**

SEITLICHE DEHNUNG IM STEHEN

Diese Übung dehnt die gesamte Körperseite.

So geht's:

1. **Stehen Sie aufrecht. Kreuzen Sie das linke Bein über das rechte, so dass die Außenkante des linken Fußes aufliegt. Heben Sie die Arme und greifen Sie mit der rechten Hand das linke Handgelenk.**
2. **Ziehen Sie Ihren linken Arm über den Kopf zur rechten Seite hin, während Sie gleichzeitig Ihr Becken nach links schieben. Achten Sie darauf, die rechte Körperseite ebenfalls lang zu lassen und nicht in der Taille abzuknicken! Das gelingt, indem Sie die Körpermitte stabil halten und sanft Ihre Bauchmuskeln anspannen.**
3. **Bleiben Sie in dieser Haltung einige bewusste Atemzüge und wechseln dann die Seite.**

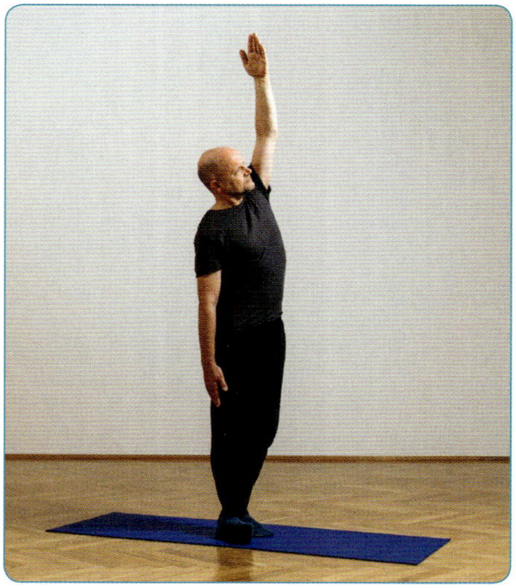

Schultern/Arme

Mit den folgenden Übungen mobilisieren und dehnen wir die Schulter in allen ihren Bewegungsrichtungen. Die Schulter verfügt über einen größeren Bewegungsspielraum als zum Beispiel die Hüfte, ist gleichzeitig aber anfälliger für Verletzungen. Wenn die Dehnungen zu schnell oder zu intensiv ausgeführt werden, besteht Verletzungsgefahr. Sie sollten daher Ihre Schultern vor dem Dehnen oder Kräftigen möglichst immer aufwärmen, zum Beispiel mit der folgenden Übung, dem Armkreisen.

ARMKREISEN

Führen Sie die Kreisbewegung zunächst langsam und bewusst aus, bis Ihre Schultergelenke aufgewärmt sind und Ihr Körper die Bewegung verstanden hat. Nach und nach können Sie die Bewegung schneller werden lassen.

So geht's:

1. **Stehen Sie aufrecht. Mit der Einatmung heben Sie den gestreckten rechten Arm über vorne nach oben. Dabei ist der Arm so gedreht, dass Ellenbeuge und Handfläche nach oben zeigen.**
2. **Am höchsten Punkt ziehen Sie sich aus der Körpermitte bis in die Fingerspitzen lang und drehen dabei den Oberkörper aus der Brust heraus nach rechts. Achten Sie darauf, Ihre Schulter unten zu lassen und den Oberarm gut ins Schultergelenk zu ziehen!**
3. **Mit der Ausatmung kreisen Sie den gestreckten Arm über hinten wieder nach unten. Drehen Sie den Arm nun so, dass die Handfläche nach unten zeigt. Unten angekommen, beginnen Sie den Kreis wieder von vorne. Führen Sie diese Kreisbewegung einige Male aus.**
4. **Ändern Sie dann die Kreisrichtung. Heben Sie Ihren Arm über hinten nach oben, diesmal zeigen Handfläche und Ellenbeuge nach oben. Am höchsten Punkt ziehen Sie sich maximal in die Länge, bevor Sie den Kreis vollenden und Ihren Arm über vorne wieder nach unten führen. In diesem Moment zeigt die Handfläche nach unten.**
5. **Kreisen Sie Ihren Arm auf diese Weise einige Male in beide Richtungen. Führen Sie die Bewegung anfänglich sehr bewusst aus, und achten Sie darauf, Ihren Arm ganz gestreckt zu lassen. Führen Sie das Armkreisen erst schneller aus, wenn Ihr Körper die Bewegung verstanden hat.**

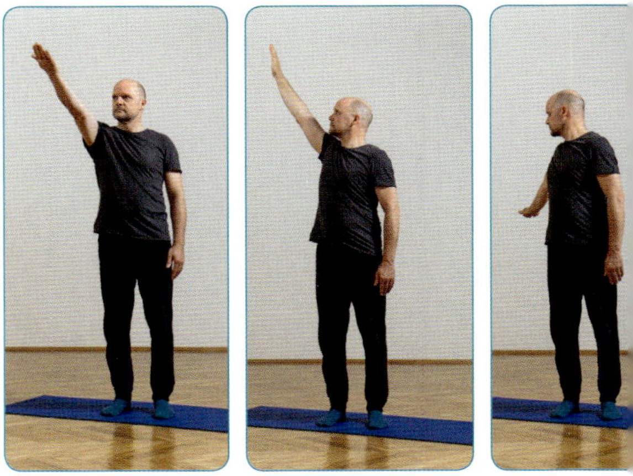

ADLERFLÜGEL IM SITZEN

So geht's:

1. Kommen Sie in eine bequeme Sitzposition. Kreuzen Sie den linken Arm über den rechten, so dass die Ellenbogen möglichst übereinander sind. Beugen Sie Ihre Arme, so dass die Unterarme senkrecht sind, und bringen Sie Ihre Handflächen möglichst nahe zueinander. Sollte Ihnen dies nicht möglich sein, dann verhaken Sie beide Daumen miteinander.
2. Ziehen Sie die Schultern nach unten und die Oberarme zurück in die Schultergelenke, so dass die Schulterblätter näher zusammenkommen.
3. Heben Sie die Ellenbogen so weit wie möglich an und drücken sie sanft gegeneinander. Bleiben Sie in dieser Haltung einige entspannte Atemzüge und wechseln dann die Seite.

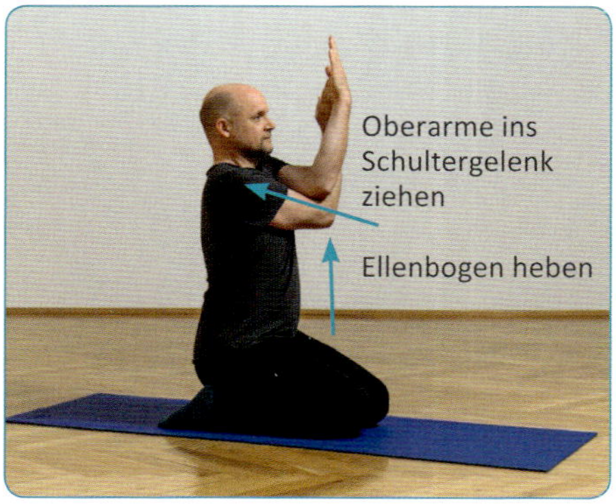

ADLERFLÜGEL IM LIEGEN

Was Sie hierfür brauchen: Einen Block

So geht's:

1. Kommen Sie in die Bauchlage. Heben Sie Ihren Oberkörper etwas an und platzieren den Block in der niedrigsten Stufe vor sich.
2. Kreuzen Sie beide Arme gerade oberhalb der Brust vor sich und legen sich auf den gekreuzten Armen ab. Die Handflächen zeigen nach oben. Wenn nötig, können Sie Ihre Stirn auf dem Block ablegen.
3. Lassen Sie Ihr ganzes Gewicht auf die Arme sinken und atmen entspannt in den Bauch. Sollte die Dehnung zu stark sein, können Sie die Übung auch einarmig ausführen, wie in der Abbildung dargestellt.
4. Bleiben Sie in dieser Haltung 1 – 2 Minuten, und wechseln Sie dann die Seite, indem Sie die Arme andersherum kreuzen. Entspannen Sie sich nach der Übung in Bauchlage.

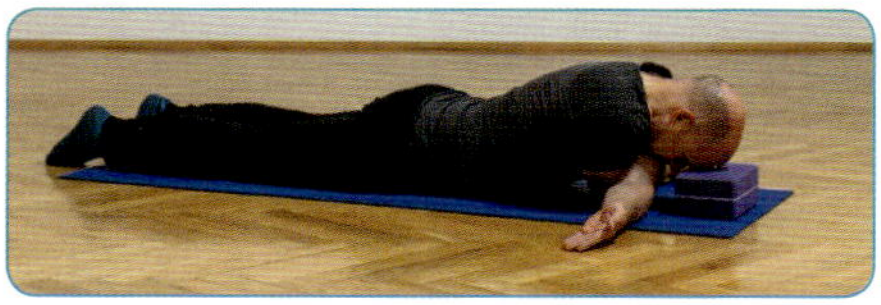

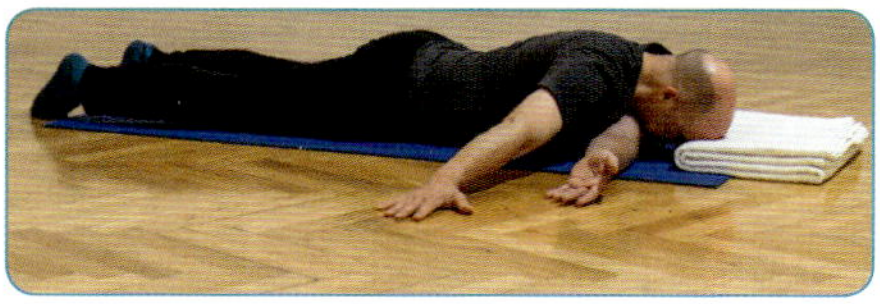

SCHULTERÖFFNUNG 1 (ARME IN FLEXION)

Diese Übung können Sie praktisch überall ausführen, sie wirkt erfrischend und energetisierend. Sie brauchen dafür lediglich einen Tisch.

So geht's:

1. **Stehen Sie aufrecht mit den Füßen hüftbreit auseinander. Legen Sie Ihre Hände schulterbreit und mit den Handflächen nach unten vor sich auf die Tischplatte.**
2. **Strecken Sie Ihre Arme und drehen Sie sie so, dass die rechte Ellenbeuge diagonal nach links vorne zeigt und die linke Ellenbeuge diagonal nach rechts vorne. Drücken Sie gleichzeitig beide Zeigefinger auf die Tischplatte.**

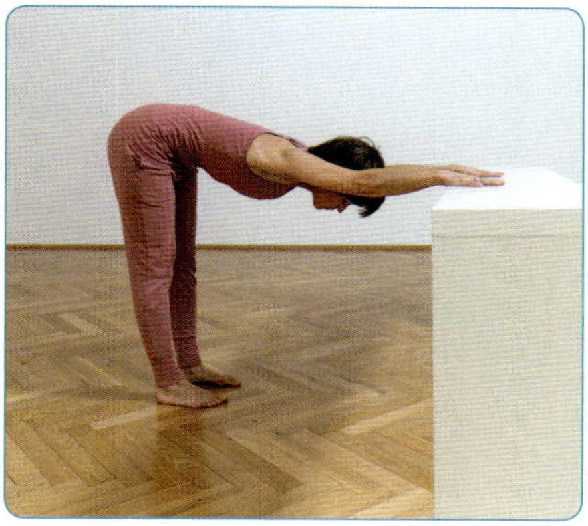

3. **Gehen Sie von hier aus so viele Schritte nach hinten, bis Ihr Oberkörper parallel zum Boden ist. Schieben Sie Ihr Becken so weit wie möglich vom Tisch weg und ziehen Ihre Achselhöhlen in die Länge. Achten Sie unbedingt darauf, die Arme ganz gestreckt zu lassen und so zu drehen, dass die Ellenbeugen diagonal nach oben zeigen! Schauen Sie nach unten, so dass der Nacken lang bleibt.**
4. **Bleiben Sie in dieser Dehnung einige Atemzüge und kommen dann zurück zum Stehen.**

SCHULTERÖFFNUNG 2 (ARME IN EXTENSION)

Diese Übung können Sie im Sitzen oder Stehen ausführen.

So geht's:

1. **Rollen Sie Ihre Schultern nach hinten und falten Sie Ihre Hände mit den Handflächen zueinander hinter dem Rücken. Wenn Sie Ihre Arme dabei nicht strecken können, dann benutzen Sie den Gurt.**

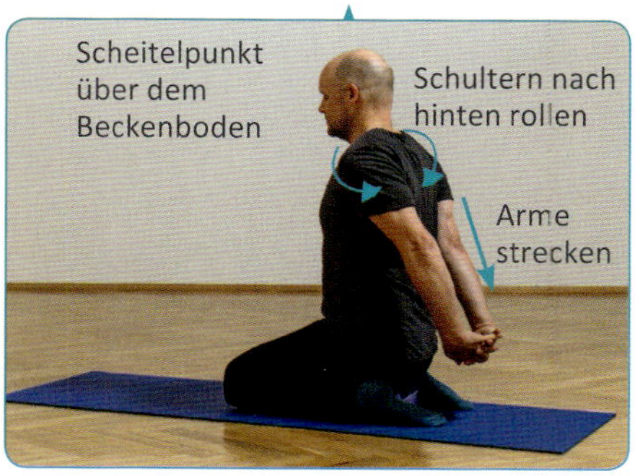

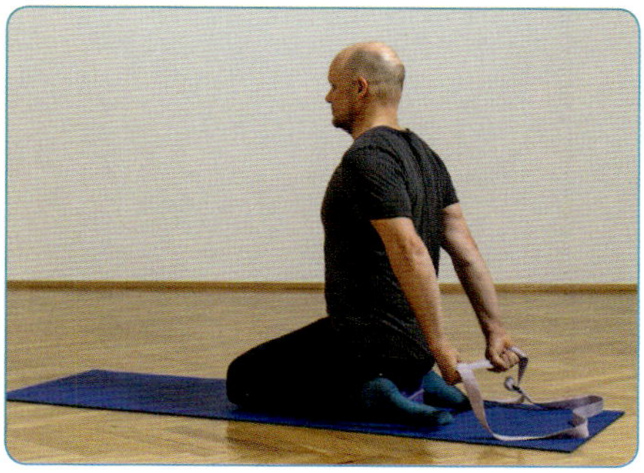

Einfachere Variante für steife Schultern

2. Ziehen Sie Ihre Hände (oder den Gurt) sanft auseinander und beginnen, die Arme langsam zu heben und wieder zu senken. Achten Sie darauf, dabei in der aufrechten Haltung zu bleiben und den Kopf nicht nach vorne zu schieben oder ins Hohlkreuz zu kippen. Ziehen Sie bewusst die vorderen Rippen zur Wirbelsäule hin!
3. Wenn Sie die Bewegung einige Mal ausgeführt haben, halten Sie die Arme am höchsten Punkt und bleiben einige Momente in der Dehnung. Atmen Sie entspannt in den Bauch.
4. Lockern Sie nach der Übung Schultern und Arme.

DEHNUNG DES BRUSTMUSKELS

So geht's:

1. Kommen Sie in die Bauchlage und platzieren einen Block in der flachsten Stufe vor sich. Strecken Sie Ihren linken Arm mit der Handfläche nach unten 90 Grad zur Seite aus. Ihren Kopf platzieren Sie mit der linken Seite auf dem Block.
2. Drehen Sie sich nun vorsichtig auf Ihre linke Seite. Dazu können Sie das rechte Bein vor oder hinter sich aufstellen und sich mit der rechten Hand abstützen. Gehen Sie hier langsam vor, denn die Dehnung kann schnell intensiv werden!
3. Wenn Sie merken, dass die Dehnung zu stark ist, dann schieben Sie den linken Arm etwas weiter nach unten in Richtung Becken, so dass er nicht mehr in einem 90 Grad Winkel zum Körper ist.
4. Bleiben Sie in der Dehnung etwa eine Minute und atmen ruhig und gleichmäßig in den Bauch. Wechseln Sie dann die Seite und entspannen sich nach der Übung in Bauchlage.

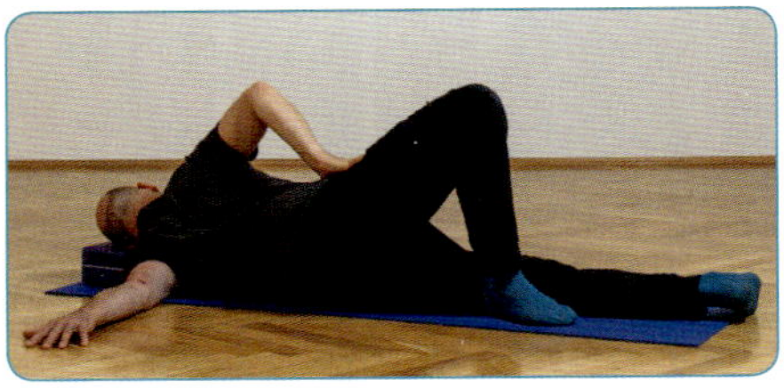

Falls die Dehnung in dieser Position zu stark ist, nehmen Sie den gestreckten Arm weiter nach unten in Richtung Becken.

Nacken

Wir haben im Verlauf dieses Buches immer wieder darüber gesprochen, dass wir Fehlhaltungen im Körper häufig in der Nackenwirbelsäule kompensieren. Viele Menschen leiden deshalb unter chronischen Nackenverspannungen, die zu Spannungskopfschmerzen führen, aber auch in den oberen Rücken oder die Arme ausstrahlen können. Um diesen Beschwerden vorzubeugen, ist es wichtig, den Nacken regelmäßig zu dehnen. Vor dem Dehnen sollte die Muskulatur jedoch mobilisiert werden, da sich die Symptome sonst verschlimmern können. Die entsprechenden Übungen finden Sie im Kapitel *Stärken*. Eine der Übungssequenzen im dritten Teil widmet sich übrigens ganz besonders dem Wohl des Nackens.

NACKENKREISEN

So geht's':

1. Kommen Sie in eine bequeme aufrechte Sitzhaltung. Heben Sie Ihr Brustbein an und rollen Ihre Schultern leicht nach hinten.
2. Lassen Sie Ihr Kinn langsam in Richtung Brust sinken, ohne dass sich Ihr Rücken dabei rundet. Versuchen Sie, die Nackenmuskulatur loszulassen und den Kopf locker hängen zu lassen. Bleiben Sie in dieser Haltung einige Atemzüge und kommen dann zurück in die Ausgangsposition.
3. Heben Sie Ihr Brustbein etwas stärker und lassen den Kopf dann langsam in den Nacken sinken. Gehen Sie dabei nur so weit, wie es sich gut anfühlt, und bleiben auch hier einige Atemzüge.
4. Zurück in der Ausgangsposition lassen Sie Ihren Kopf nun zur rechten Seite kippen. Schauen Sie dabei nach vorne und lassen das Kinn nicht nach rechts in Richtung Boden sinken. Nach einigen Atemzügen kommen Sie zurück nach oben und üben die linke Seite.
5. Verbinden Sie nun die Schritte 1 – 4 zu einer fließenden Bewegung: Beginnen Sie zur rechten Seite und lassen den Kopf dann in einer Viertelkreisbewegung nach vorne kommen, so dass das Kinn in Richtung Brust sinkt. Führen Sie die Bewegung nach links und hinten weiter, bis Sie den Kreis vollendet haben. Lassen Sie den Kopf auf diese Weise zweimal in jede Richtung kreisen.

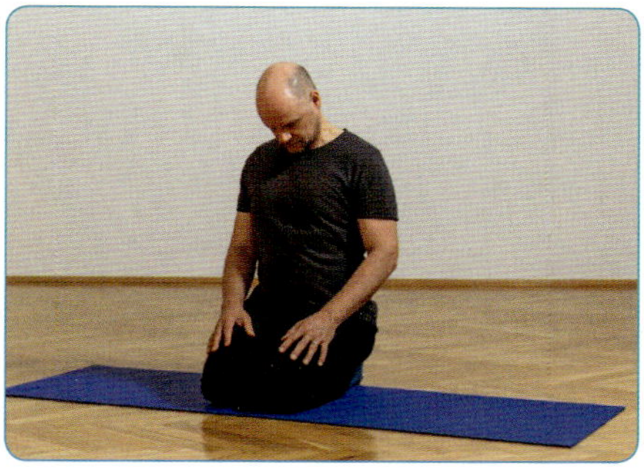

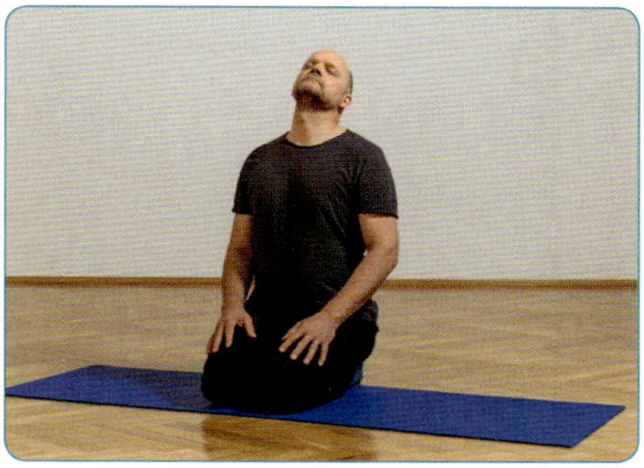

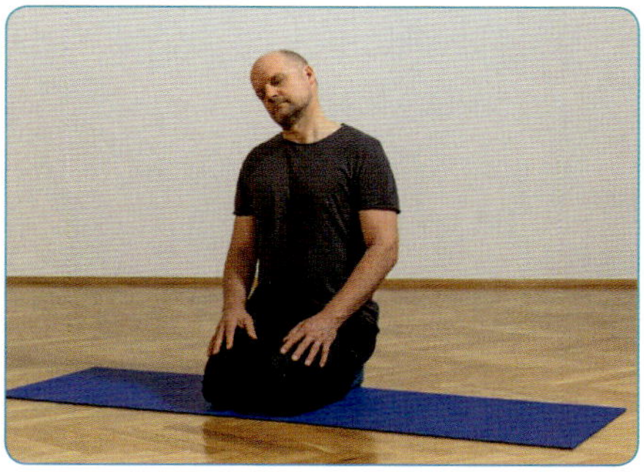

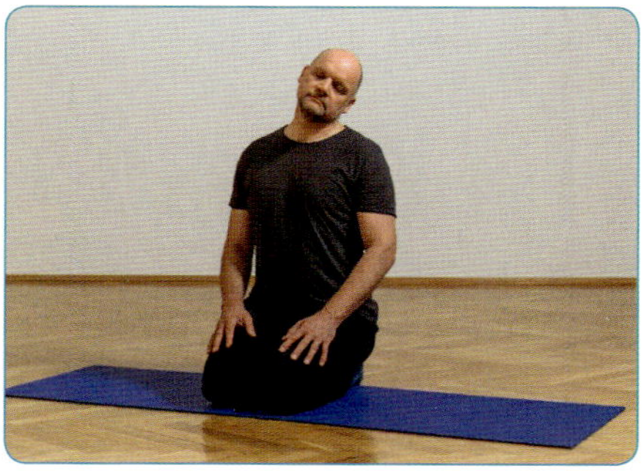

SEITLICHE NACKENDEHNUNG

So geht's:

1. Kommen Sie in eine bequeme aufrechte Sitzhaltung. Heben Sie Ihr Brustbein an und rollen Ihre Schultern leicht nach hinten.

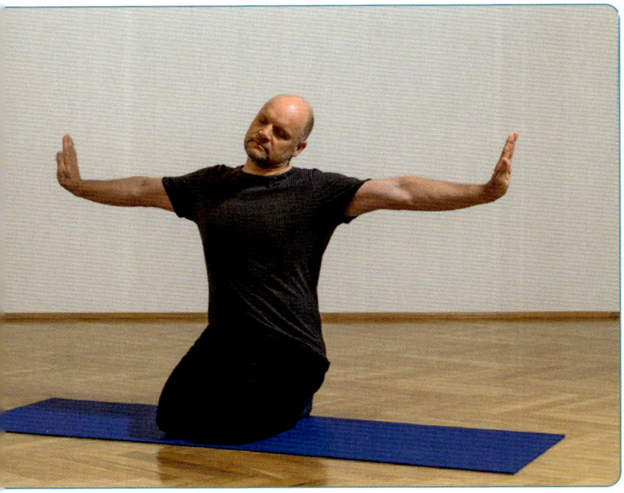

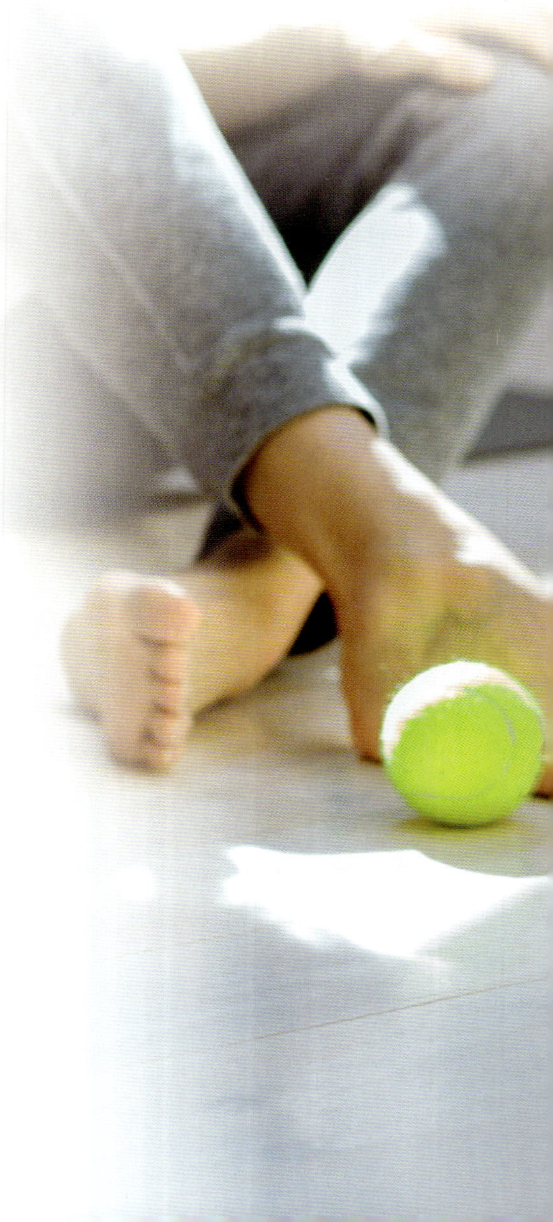

2. Strecken Sie Ihre Arme zur Seite aus und flexen die Hände, das heißt, Sie ziehen die Finger zu sich hin und drücken die Handballen kräftig nach außen. Beide Arme sollten dabei vollkommen gestreckt bleiben.
3. Lassen Sie nun langsam Ihren Kopf zur linken Seite kippen. Schauen Sie dabei nach vorne und lassen Ihr Kinn nicht nach unten sinken. Sie sollten die Dehnung nun in der rechten Nackenseite, Schulter und Arm spüren.
4. Bleiben Sie in dieser Position einige entspannte Atemzüge. Dann kommen Sie zurück in die Ausgangsposition und üben die andere Seite.

Prinzip Kompression

(Druck/Massage)

Faszien sind ein faszinierendes Gewebe. Sie verfügen über unterschiedlichste Eigenschaften und Funktionen, worüber wir im ersten Teil dieses Buches schon ausführlich gesprochen haben. Unser moderner Lebensstil mit zu einseitiger Bewegung schadet den Faszien und erfordert es daher, dass wir sie aktiv pflegen und uns um sie kümmern. Andernfalls verkleben sie und können auf mechanischer und physiologischer Ebene ihre Funktionen nicht mehr richtig erfüllen. Das spüren wir häufig nicht sofort, sondern erst, wenn unsere Bewegungsfreiheit eingeschränkt ist oder es zu Schmerzen im Bewegungsapparat kommt. Da die Faszien als ein zusammenhängendes Netzwerk funktionieren, treten die Schmerzen nicht immer dort auf, wo die Ursache des Problems liegt, sondern häufig an ganz anderer Stelle im Körper. Unspezifische Schmerzen in den Knien, im unteren Rücken und im ISG-Gelenk, in Rücken, Schultern und Nacken, aber auch Probleme in den Füßen und Armen haben ihre Ursache sehr häufig in den Faszien, wie es das englische Sprichwort *The issue is in the tissue* (das Problem liegt in den Faszien) so schön auf den Punkt bringt.

Mithilfe der folgenden Übungen, die Sie mittels einer Faszien-Rolle, einem Faszien- oder Tennisball durchführen, lassen sich Verklebungen in den Faszien behutsam lösen, wodurch Stoffwechsel und Wasseraustausch auf Zellebene angeregt werden. Ich spreche bei den Übungen mit der Faszien-Rolle oder dem Faszien-Ball gerne von *Massage*. Stellen Sie sich einmal eine gute Massage vor. Wie sollte diese sein? Sicherlich wären Sie nicht so glücklich, wenn der Masseur Ihren Körper schnell und oberflächlich bearbeiten würde. Eine entspannende und wirkungsvolle Massage ist meist langsam und tief, achtsam und verweilend. Genauso sollten Sie sich selbst auch massieren. Es gibt wissenschaftliche Untersuchungen, die besagen, dass die Rollbewegung ca. 2 cm/Sek sein sollte. Zu genau wollen wir es nicht nehmen, aber wir können uns darauf einigen, dass die Rollbewegung *sehr langsam* sein sollte, denn so ist ihre Wirkung am größten. Das kann am Anfang unangenehm bis schmerzhaft sein, gerade zum Beispiel an den Beinaußenseiten oder der Gesäßmuskulatur. Meistens fühlt sich die Massage aber schon nach kurzer Zeit besser an, was ein Zeichen dafür ist, dass sich die Verklebungen zu lösen beginnen und die Spannungen nachlassen. Üben Sie anfänglich kürzere Einheiten und gehen behutsam vor. Hören

Sie auf Ihren Körper! Machen Sie die Übungen nicht öfter als zwei- bis dreimal pro Woche, da die Faszien Zeit brauchen, um sich zu regenerieren und umzustrukturieren. Positive Veränderungen sind in der Regel jedoch sehr schnell spürbar, so lassen Verspannungen und Schmerzen in Rücken oder Hüfte, das Restless-Legs-Syndrom oder das Gefühl schwerer und müder Beine manchmal schon nach kurzer Zeit nach. Atmen Sie während des Übens wie immer sanft durch die Nase in den Bauch. Wie wir wissen, fördert dies die Entspannung der Faszien noch zusätzlich.

Bitte beachten Sie bei der Massage mit der Faszien-Rolle und dem Faszien-Ball auch folgende Kontraindikationen und sprechen Sie vorher mit Ihrem Arzt, wenn Sie sich unsicher sind, ob diese Übungen für Sie geeignet sind:

- **Osteoporose**
- **Krampfadern und Venenprobleme**
- **Hautkrankheiten**
- **Entzündungen, Knochenhautentzündung**
- **Bei Schwangerschaft: Vorsicht im Lendenwirbelsäulenbereich!**

Füße

Über Jahrtausende hinweg waren unsere Füße einer permanenten Stimulation durch den Untergrund ausgesetzt und mussten die ständig wechselnde Beschaffenheit des natürlichen Bodens ausgleichen. Heutzutage sind die Böden, auf denen wir laufen, überwiegend eben und versiegelt. Zudem tragen wir meist gepolstertes Schuhwerk, so dass unsere Füße kaum mehr stimuliert werden. Das mag zwar bequemer sein, für unsere Fußgesundheit aber ist es von Nachteil; denn wenn die nötigen Impulse ausbleiben und wir unsere Füße nicht mehr vollumfänglich benutzen, dann geschieht das, was im Körper in solchen Fällen immer passiert: Die Gelenkwinkel verkleinern sich, die Faszien verkleben, die Muskeln werden schwach, die Funktionalität insgesamt wird beeinträchtigt. Im Falle der Füße kann das zum Beispiel zu Fersensporn, Hallux Valgus, Knick-Senk-Spreizfuß etc. führen. Von dieser eingeschränkten Funktionalität sind nicht nur dir Füße betroffen, sondern auch alle darüber liegenden Strukturen. Beschwerden treten dann häufig an ganz anderer Stelle im Körper auf, obwohl das Problem eigentlich in den Füßen liegt.

FUSSSOHLEN ABROLLEN

Die folgende einfache und sehr effektive Übung hat mich durch mein gesamtes Artistenleben begleitet und ist auch heute noch regelmäßiger Teil meiner Praxis. Sie ist, wie ich finde, eine sehr gute Vorbereitung für jegliche Art von Körperarbeit, da sie ein Gefühl von Erdung und Verbundenheit mit dem Boden herstellt. Die Faszie der Fußsohle (*Plantarfaszie)* setzt unter dem Fersenbein an und reicht bis zu den Zehen. Sie ist der unterste Teil der *oberflächlichen Rückenlinie*, die wir weiter vorne im Theorieteil schon kennengelernt haben und die von den Zehen über die gesamte Körperrückseite bis zum Kopf hinauf verläuft. Sie ist von unzähligen Nervenrezeptoren durchzogen, die ständig wichtige Informationen an unser Gehirn weiterleiten. Durch die Fußmassage stimulieren wir diese Rezeptoren und verbessern damit unsere Propriozeption und Koordination. Eine regelmäßige Fußmassage ist also nicht nur für die Fußgesundheit gut, sondern verbessert die gesamte Körperwahrnehmung.

Was Sie hierfür brauchen: Einen Tennisball

So geht's:

1. **Stehen Sie aufrecht, mit den Füßen hüftbreit auseinander. Schließen Sie Ihre Augen, und atmen entspannt in den Bauch. Bringen Sie Ihre Aufmerksamkeit zu den Fußsohlen: Wie fühlen sie sich an?**
2. **Legen Sie den Tennisball unter die rechte Fußsohle. Verlagern Sie Ihr Gewicht auf den Ball und üben auf diese Weise Druck aus. Bleiben Sie auf dieser Stelle einige Atemzüge lang. Dann platzieren Sie den Ball wenige Zentimeter weiter an einer anderen Stelle und üben erneut Druck aus.**
3. **Bearbeiten Sie auf diese Weise Ihre ganze Fußsohle für etwa 2 – 3 Minuten. Massieren Sie das innere und äußere Fußgewölbe, die Ferse, die Ballen. Sie werden feststellen, dass nicht alle Stellen gleich empfindlich sind. Da, wo die Faszie verklebt ist, wird sie schmerzempfindlicher sein. Widmen Sie sich diesen Stellen ganz besonders, und variieren Sie ruhig auch die Menge an Gewicht, die Sie auf den Ball geben. Rollen Sie zum Schluss in einer langsamen Bewegung die ganze Fußsohle über den Ball ab.**
4. **Bevor Sie auf die andere Seite wechseln, stellen Sie sich wieder auf beide Füße in die Ausgangsposition. Nehmen Sie bewusst den Unterschied beider Fußsohlen wahr. Wie fühlen sie sich jetzt an? Wie würden Sie den Unterschied zwischen rechts zu links beschreiben? Vielleicht nehmen Sie auch eine Veränderung Ihrer Beine wahr?**

Wichtig: Bringen Sie während der Übung Ihre Aufmerksamkeit immer wieder zum Atem, und entspannen Sie bewusst Ihr Gesicht, Bauchdecke, Hände und Arme!

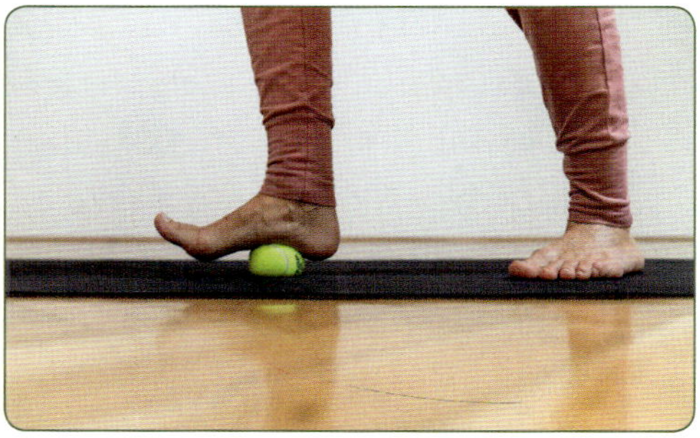

FUSSMASSAGE MIT DEN HÄNDEN

Mit dieser Übung massieren Sie nicht nur Ihre Füße, sondern mobilisieren auch die Zehen- und Fußgelenke.

So geht's:

1. **Setzen Sie sich bequem auf einen Stuhl und kreuzen den rechten Fuß über den linken Oberschenkel. Wenn Sie über die entsprechende Beweglichkeit verfügen, dann können Sie natürlich auch auf dem Boden sitzend üben.**
2. **Massieren Sie nun mit beiden Daumen kräftig Ihre Fußsohle und widmen sich besonders den Stellen, die etwas empfindlicher sind.**

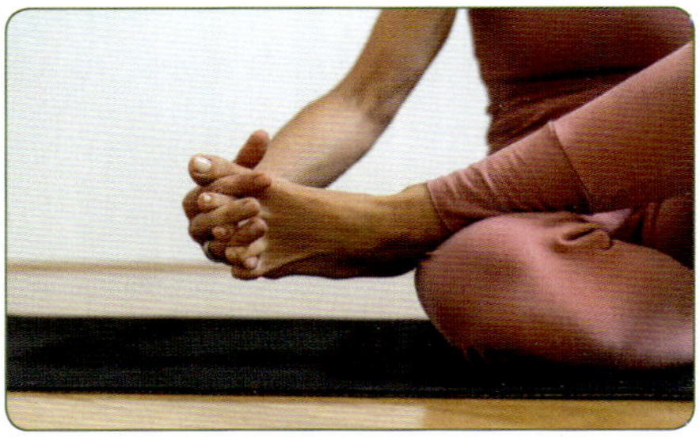

3. **Fädeln Sie Ihre Finger zwischen die gespreizten Zehen so weit unten am Zehenansatz ein, wie Ihnen das möglich ist. Das kann zunächst etwas unangenehm sein (besonders bei Hallux Valgus), da Ihre Zehen diese Spreizung nicht gewöhnt sind. Je öfter Sie üben, desto leichter wird es Ihnen fallen.**
4. **Bleiben Sie in dieser Position und kreisen den Fuß im Fußgelenk einige Male in die eine und einige Male in die andere Richtung. Üben Sie dann die andere Seite.**

Beine

Spannungen in den Beinen können zu unspezifischen Schmerzen in den Knien, den Hüften und sogar im unteren Rücken führen. Auch das quälende *Restless-Legs-Syndrom* wird dadurch verstärkt. Es äußert sich in einem ziehenden, stechenden Gefühl in den Beinen sowie dem Drang, sie zu bewegen. Typischerweise tritt es im Ruhezustand auf, also vor allem abends und nachts. Regelmäßige Massage der Beine kann diese Symptome lindern oder sogar ganz beheben. Da die Massage zu Beginn unangenehm sein kann, beginnen Sie mit kurzen Einheiten. Atmen Sie während der Übungen sehr bewusst, so dass Sie sich nicht verspannen!

Kontraindikationen: Durchblutungsstörungen, Krampfadern, Knochenhautentzündung, andere Entzündungen oder offene Wunden an den Beinen

MASSAGE FÜR DIE UNTERSCHENKEL

Was Sie hierfür brauchen: Einen Block, einen Tennisball oder einen Faszien-Ball

So geht's:

1. **Setzen Sie sich auf den Boden. Stellen Sie den Block in die flachste Stufe und platzieren den Tennisball darauf. Legen Sie nun Ihr rechtes Bein gerade oberhalb der Achillessehne auf den Ball und**

kreuzen das linke darüber. Stützen Sie sich mit den Händen ab.

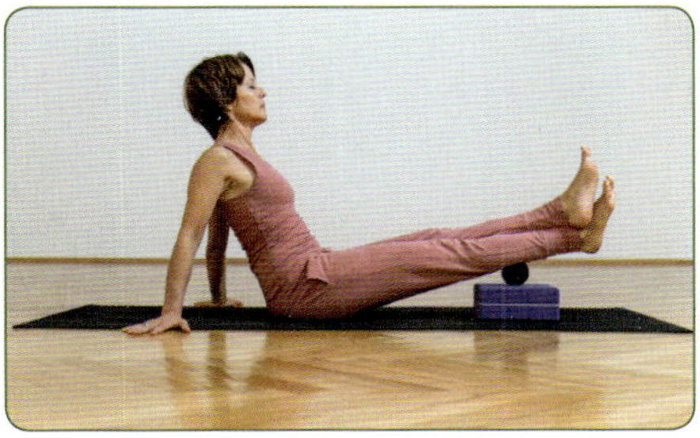

2. Lassen Sie Ihr Gewicht vollständig auf dem Ball ruhen und üben auf diese Weise ein Druckmassage aus. Bleiben Sie auf dieser Stelle einige Atemzüge lang und führen dabei Mikro-Kreisbewegungen aus. Dann platzieren Sie den Ball wenige Zentimeter weiter nach oben.
3. Massieren Sie auf diese Weise die ganze Wade bis nach oben zur Kniekehle. Danach wechseln Sie die Seite. Achten Sie darauf, während der Übung entspannt in den Bauch zu atmen!

MASSAGE FÜR DIE RÜCKSEITE DER OBERSCHENKEL

Was Sie hierfür brauchen: Eine Faszien-Rolle oder einen großen Faszien-Ball

So geht's:

1. Setzen Sie sich auf den Boden und platzieren Sie die Fazien-Rolle (für mehr Intensität den großen Faszien-Ball) unter einem Oberschenkel, gerade oberhalb der Kniekehle. Den Fuß des anderen Beins stellen Sie auf.
2. Massieren Sie nun sehr langsam – in Zeitlupe! – die gesamte Oberschenkelrückseite bis zum Gesäß hinauf und wieder hinunter zur Kniekehle. Wenn Sie dabei an Stellen kommen, die besonders intensiv oder sogar schmerzhaft sind, dann verweilen Sie dort einige Atemzüge und lassen sich mit der Ausatmung in den Druck hineinsinken.
3. Massieren Sie Ihren Oberschenkel auf

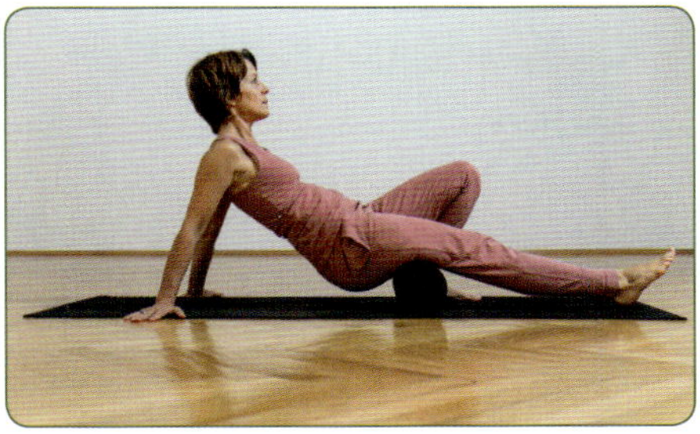

diese Weise 1 – 2 Minuten und wechseln dann die Seite. Achten Sie während der gesamten Übung darauf, entspannt in den Bauch zu atmen!

MASSAGE FÜR DIE VORDEREN UND SEITLICHEN OBERSCHENKEL

Führen Sie die nächste Übung zunächst mit der Faszien-Rolle durch. Speziell an den Außenseiten der Oberschenkel kann der Druck anfänglich unangenehm bis schmerzhaft sein. Wenn sich Ihr Bindegewebe daran gewöhnt hat und die Verklebungen sich langsam lösen, dann können Sie auch mit dem Faszien-Ball arbeiten, der noch etwas tiefer ins Gewebe hineinwirkt.

Was Sie hierfür brauchen: Eine Faszien-Rolle oder einen großen Faszien-Ball

So geht's:

1. **Kommen Sie in den Vierfüßlerstand. Platzieren Sie die Rolle unter Ihren Oberschenkeln und stützen sich mit den Unterarmen ab.**
2. **Massieren Sie nun sehr langsam – in Zeitlupe! – die gesamte Oberschenkelvorderseite bis zur Hüfte hinauf und wieder hinunter zum Knie. Wenn Sie dabei an Stellen kommen, die besonders intensiv oder sogar schmerzhaft sind, dann verweilen Sie hier einige Atemzüge und lassen sich mit Ihrer Ausatmung in den Druck hineinsinken. Massieren Sie Ihren Oberschenkel auf diese Weise 1 – 2 Minuten.**
3. **Kippen Sie sich nun auf Ihre linke Seite, so dass die Rolle unter der Außenseite Ihres linken Oberschenkels platziert ist. Stützen Sie sich auf Ihrem linken Unterarm ab, der Ellenbogen sollte dabei unter Ihrer Schulter liegen. Ihren rechten Fuß stellen Sie vor sich auf. Sie können den Druck auf die Rolle reduzieren, indem Sie Unterarm und Fuß entsprechend mehr belasten. Massieren Sie nun sehr langsam – in Zeitlupe! – die gesamte Oberschenkelaußenseite ab, von der Hüfte hinunter zum Knie und wieder hinauf.**
4. **Massieren Sie Ihren Oberschenkel auf diese Weise für 1 – 2 Minuten. Bevor Sie auf die andere Seite wechseln, legen Sie sich für einen Moment auf den Rücken und entspannen sich bewusst.**

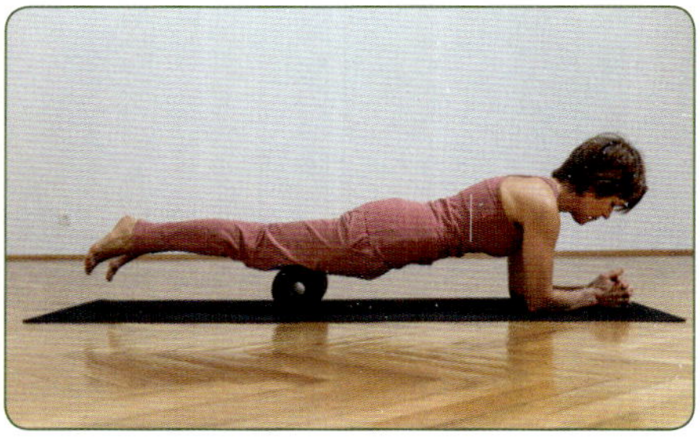

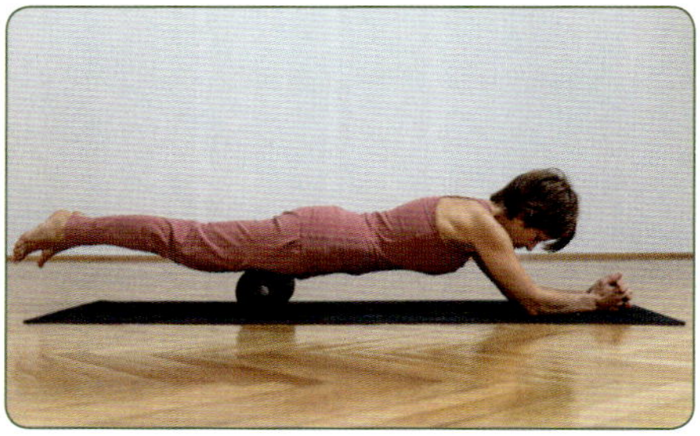

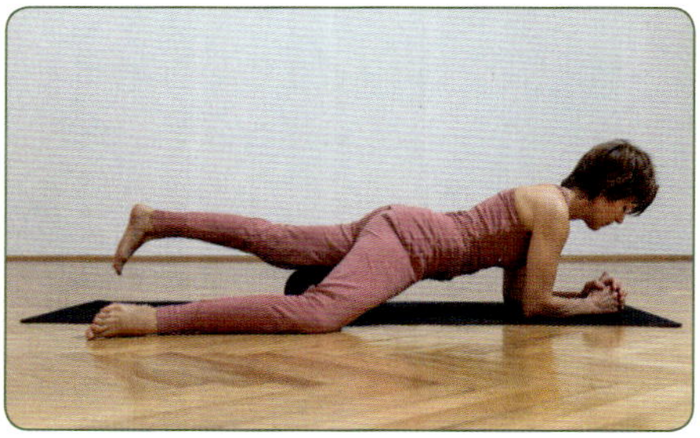

Intensiver wird es, wenn Sie jeden Oberschenkel einzeln massieren.

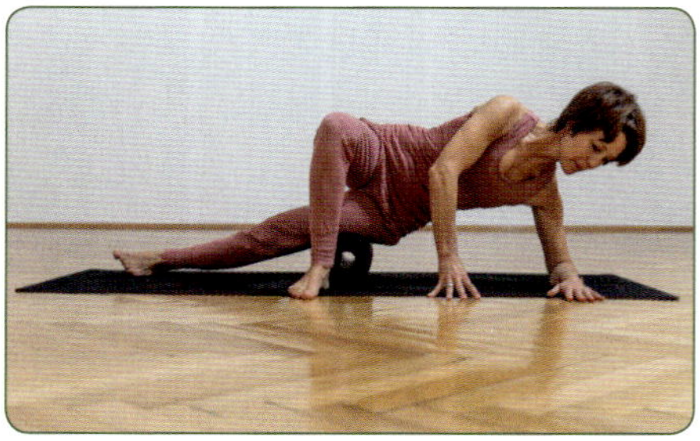

Massage des äußeren Oberschenkels

MASSAGE FÜR DIE INNENSEITE DER OBERSCHENKEL

Was Sie hierfür brauchen: Eine Faszien-Rolle

So geht's:

1. **Legen Sie sich auf Ihre linke Seite und stützen sich so auf Ihrem Unterarm ab, dass der Ellenbogen unter Ihrer Schulter liegt. Winkeln Sie Ihr rechtes Bein an und platzieren Sie die Rolle unter die Oberschenkelinnenseite.**
2. **Massieren Sie nun sehr langsam die Innenseite Ihres Oberschenkels von oberhalb des Knies bis zur Hüfte hinauf. Dazu drehen Sie den Oberkörper etwas in Richtung Boden.**

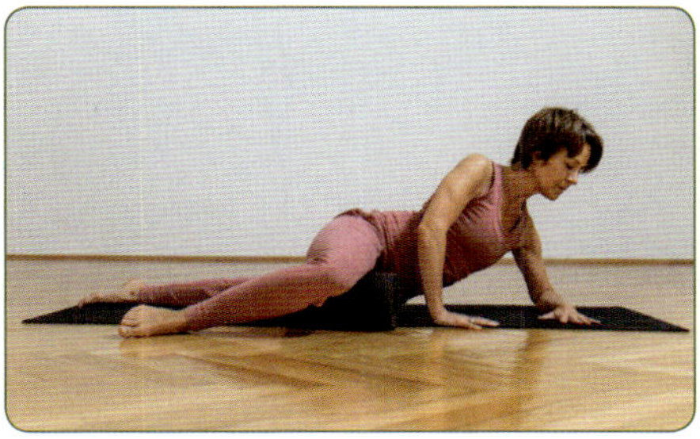

3. **Massieren Sie auf diese Weise 1 – 2 Minuten und atmen entspannt in den Bauch. Wechseln Sie dann die Seite.**

Hüften

Durch übermäßiges Sitzen sind bei vielen Menschen die hüftbeugenden Muskeln der Körpervorderseite verkürzt. Dadurch müssen die hüftstreckenden Muskeln und Faszien der Körperrückseite deutlich mehr arbeiten, was zu chronischen Verspannungen und Verklebungen in diesem Bereich führt. Die Folge können Schmerzen im ISG, im unteren Rücken, Gesäß oder in den Beinen sein. Mit den folgenden Übungen massieren Sie die Hüftmuskulatur, was ähnlich wie in den Beinen anfänglich unangenehm bis schmerzhaft sein kann. Auch hier werden Sie jedoch die wohltuende Wirkung schon nach kurzer Zeit spüren können.

MASSAGE FÜR DIE GESÄSSMUSKULATUR

Was Sie hierfür brauchen: Zwei Tennisbälle

So geht's:

1. **Legen Sie sich auf den Rücken und stellen Ihre Füße auf. Heben Sie Ihr Becken und platzieren Sie beide Tennisbälle unter Ihrem Gesäß rechts und links vom Kreuzbein. Die Bälle sollten also nicht unter dem Knochen selbst liegen, sondern unter dem weichen Muskelgewebe rechts und links davon.**
2. **Bewegen Sie Ihre Knie in langsamen und kleinen Schaukelbewegungen von rechts nach links und massieren Sie die Muskulatur auf diese Weise für etwa eine Minute.**
3. **Platzieren Sie dann die Bälle einige Zentimeter weiter nach außen in Richtung Hüften. Massieren Sie auch diese Stelle wieder für einige Atemzüge, bevor Sie die Bälle erneut positionieren, diesmal weiter nach oben in Richtung Beckenkamm.**

4. **Massieren Sie auf diese Weise Ihre gesamte Gesäßmuskulatur. Verschieben Sie die Bälle jedes Mal um wenige Zentimeter in eine andere Position, nach oben, nach unten, zu den Seiten. Sie werden spüren, dass manche Punkte empfindlicher sind als andere, verweilen Sie dort jeweils etwas länger und lassen sich mit der Ausatmung in den Druck hineinsinken.**
5. **Am Ende legen Sie sich flach auf den Rücken und spüren nach.**

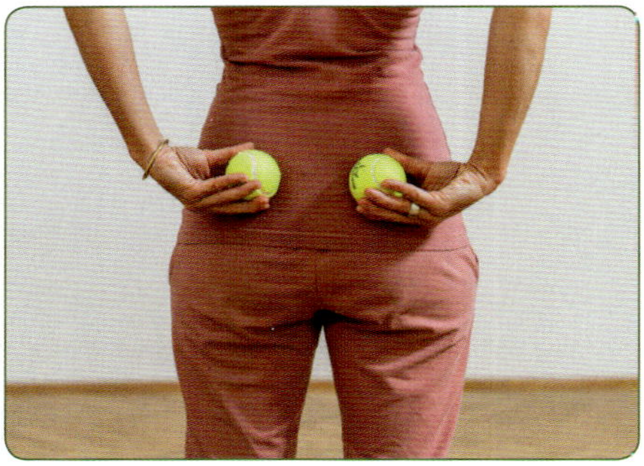

Platzieren Sie die Bälle unter der Muskulatur rechts und links vom unteren Ende des Kreuzbeins.

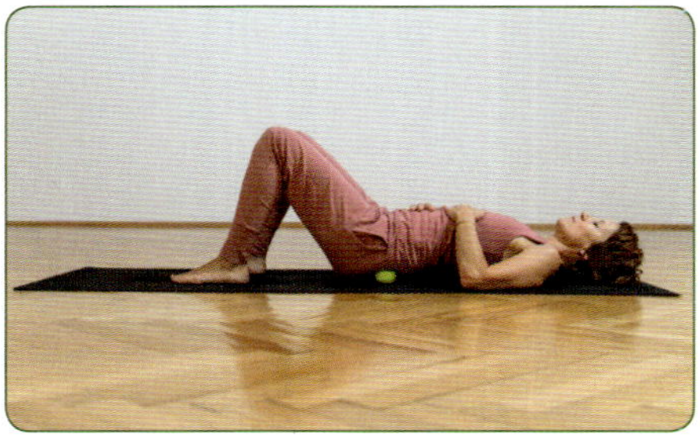

MASSAGE FÜR DIE SEITLICHE HÜFTMUSKULATUR

Was Sie hierfür brauchen: Einen Tennisball

Ertasten Sie zunächst mit den Daumen Ihre beiden *Hüftstacheln*, das sind die deutlich spürbaren knöchernen Stellen an Ihrer Beckenvorderseite. Etwas unterhalb dieser Knochen wandern Sie mit Ihren Händen nun einige Zentimeter weit nach außen in Richtung der Körperseiten, bis Sie einen Muskel ertasten können, der sich meist hart und verspannt anfühlt. Wenn Sie den Muskel nicht gut spüren können, dann heben Sie Ihr Bein seitlich an. Dadurch spannt sich der Muskel deutlich spürbar an, und Sie können ihn leicht ertasten. Das ist der Bereich, den Sie im Liegen massieren möchten.

So geht's:

1. **Legen Sie sich auf die Seite und stützen sich so auf Ihren Unterarm auf, dass der Ellenbogen unter der Schulter steht. Stellen Sie das obere Bein angewinkelt vor sich auf. Heben Sie Ihr Becken und platzieren den Tennisball unter Ihrer Hüfte, genau unter dem Punkt, den Sie eben ertastet haben! Sie können den Druck auf den Ball reduzieren, indem Sie**

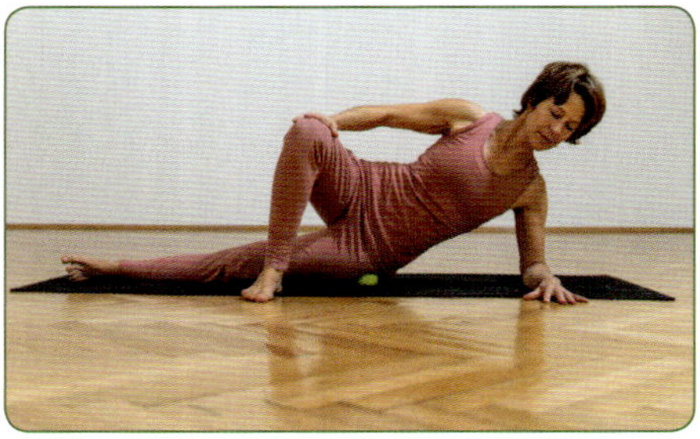

Unterarm und Fuß entsprechend mehr belasten.

2. **Massieren Sie diesen Punkt nun mit kleinen, langsamen Kreisbewegungen und atmen bewusst in den Bauch. Bevor Sie auf die andere Seite wechseln, legen Sie sich für einen Moment auf den Rücken und spüren nach.**

MASSAGE FÜR DIE HÜFTBEUGENDE MUSKULATUR

Zunächst ertasten Sie wieder die Stelle, die Sie gleich massieren werden. Setzen Sie sich dazu auf den Boden oder auf einen Stuhl und legen Ihre Daumen in die Hüftbeugen. Wenn Sie nun beide Knie etwas anheben, können Sie spüren, wie sich die hüftbeugenden Muskeln anspannen. Das ist der Bereich, den Sie im Liegen massieren möchten.

Was Sie hierfür brauchen: Einen großen Faszien-Ball

So geht's:

1. **Legen Sie sich in Bauchlage und stützen Sie sich so auf Ihre Unterarme auf, dass die Ellenbogen unter Ihren Schultern liegen. Drehen Sie ein Bein leicht aus und ziehen das Knie etwas in Richtung Schulter. Diese Position wird Ihnen dabei helfen, das Gewicht, dass Sie gleich auf dem Ball platzieren werden, besser zu dosieren.**
2. **Heben Sie Ihr Becken und platzieren den großen Faszien-Ball unter der Stelle des gestreckten Beins, die Sie eben ertastet haben, den Hüftbeuger.**

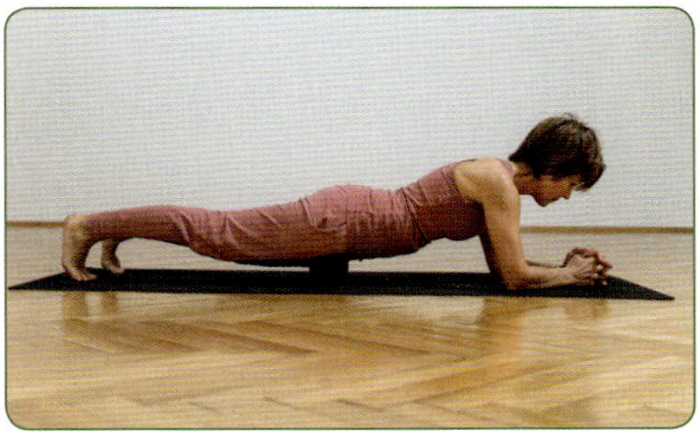

3. **Massieren Sie diese Stelle nun mit kleinen, langsamen Kreisbewegungen. Wenn Sie einen pochenden, pulsierenden, heißen oder „elektrischen" Schmerz verspüren, deutet das darauf hin, dass Sie sich in der Nähe eines Gefäßes befinden, was Sie vermeiden sollten. Verändern Sie in diesem Fall die Position des Balls ein wenig.**
4. **Massieren Sie diesen Bereich etwa eine Minute und wechseln dann die Seite. Am Ende der Übung legen Sie sich auf den Rücken und spüren nach.**

Rücken

Mit der folgenden einfachen Übung lassen sich Verspannungen im Rücken wunderbar lösen. Alles, was Sie dafür brauchen, sind zwei Tennisbälle. Sie können die Übung entweder auf dem Rücken liegend ausführen oder im Stehen mit dem Rücken gegen eine Wand.

RÜCKENMASSAGE

Was Sie hierfür brauchen: Zwei Tennisbälle

So geht's:

1. **Kommen Sie in die Rückenlage und stellen Ihre Füße vor sich auf. Heben Sie Ihr Becken an und platzieren die beiden Bälle nebeneinander unter Ihrem unteren Rücken. *Wichtig: Die Bälle liegen nicht unter der Wirbelsäule, sondern unter dem weichen Muskelgewebe direkt rechts und links davon!* Lassen Sie Ihr Becken wieder auf den Boden sinken. Durch das Gewicht Ihres Körpers wird nun eine Druckmassage auf die Muskeln ausgeübt. Bleiben Sie in dieser Haltung für einige entspannte Atemzüge.**
2. **Heben Sie Ihr Becken wieder an und ziehen es etwas zu den Füßen hin. Auf diese Weise verschieben Sie die Bälle um einige Zentimeter nach oben in Richtung der Schultern. Lassen Sie Ihr Becken wieder sinken und bleiben in dieser neuen Position wieder für einige Atemzüge.**
3. **Massieren Sie Ihre Rückenmuskulatur auf diese Weise über die ganze Länge vom Kreuzbein bis zu den Schultern. Wenn Sie an eine Stelle kommen, die sich besonders verspannt anfühlt, dann verweilen Sie hier einen Moment länger. Atmen Sie dabei entspannt durch die Nase in den Bauch. Am Ende der Übung legen Sie sich auf den Rücken und spüren nach.**

Anmerkung: Manchmal kann es bei dieser Übung zu einem Knacken in den Wirbeln kommen, was ungefährlich ist. Solange Sie keine Schmerzen verspüren, können Sie mit der Übung fortfahren!

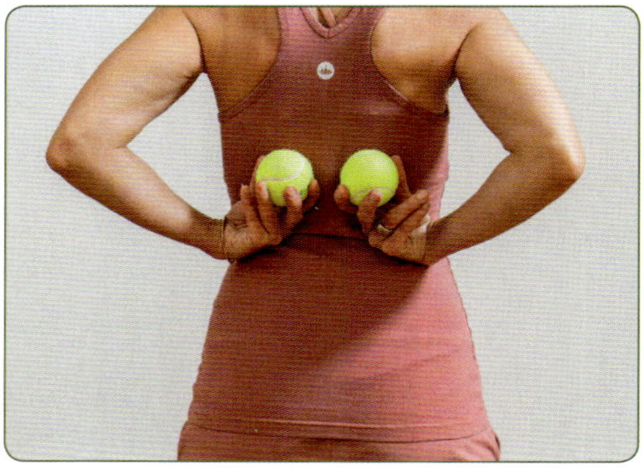

Platzieren Sie die Bälle im Liegen direkt rechts und links von der Wirbelsäule.

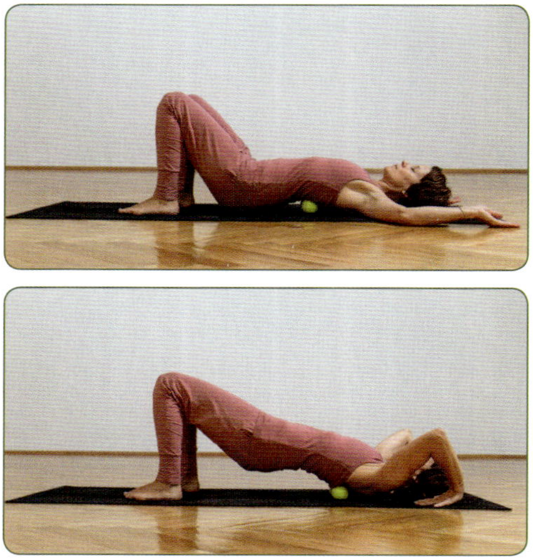

Um die Position der Bälle zu verändern, können Sie sich, wenn möglich, zusätzlich mit den Händen abstützen.

SCHULTER/BRUST

Eine verkürzte Brustmuskulatur ist ebenfalls die Folge unserer überwiegend sitzenden Tätigkeit. Mit der folgenden Übung massieren Sie die Brustmuskeln und lösen Spannungen, sie eignet sich besonders gut, bevor Sie diesen Bereich dehnen möchten. Die Übung kann entweder auf dem Bauch liegend oder im Stehen gegen eine Wand ausgeführt werden.

MASSAGE FÜR DIE BRUSTMUSKULATUR

Was Sie hierfür brauchen:
Einen großen Faszien-Ball oder
einen Tennisball

An der Innenseite Ihrer Schulter, direkt unter dem Schlüsselbein, können Sie eine kleine Kuhle ertasten, dort, wo die Brustmuskulatur ansetzt. Diesen Punkt möchten Sie gleich massieren.

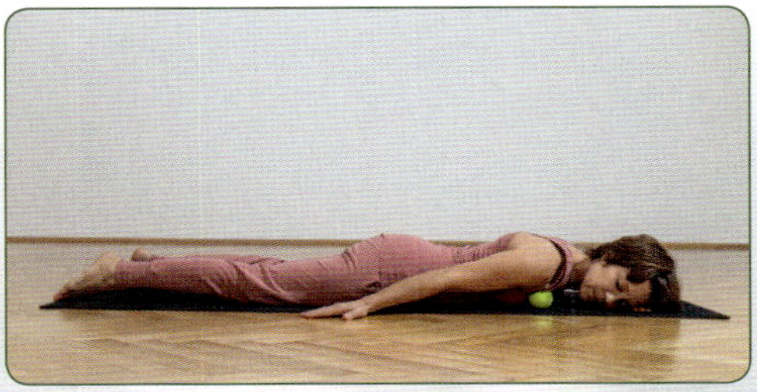

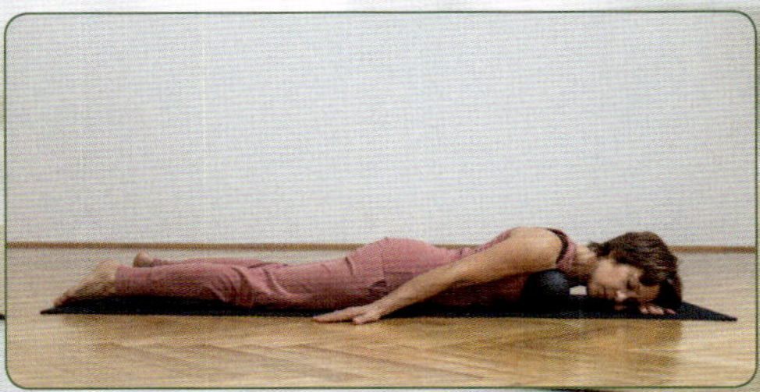

So geht's:

1. **Legen Sie den Ball in die Kuhle unterhalb Ihres Schlüsselbeins und massieren die Muskulatur mit langsamen, kreisförmigen Bewegungen. Auf dem Bauch liegend, können Sie Ihr ganzes Körpergewicht auf den Ball ruhen lassen, im Stehen gegen die Wand müssen Sie Ihren Körper dazu etwas gegen den Ball drücken.**
2. **Massieren Sie die Brustmuskeln für etwa 1 – 2 Minuten und atmen dabei entspannt in den Bauch. Wechseln Sie dann die Seite und legen sich nach der Übung auf den Rücken, um nachzuspüren. Wie fühlt sich Ihr Schultergürtel jetzt an?**

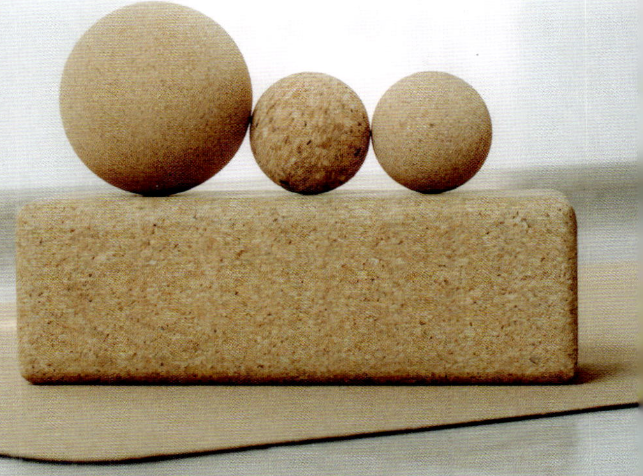

SOS für spezifische Beschwerden

Die folgenden Übungen sind zur Anwendung bei spezifischen Problemen gedacht und daher in den Sequenzen des dritten Teils nur teilweise enthalten. Sie dienen dazu, bestehende Beschwerden zu lindern oder sogar ganz loszuwerden, natürlich aber können sie genauso auch präventiv geübt werden. Wenn Sie unter Schmerzen leiden und sich unsicher sind, ob eine Übung für Sie geeignet ist oder nicht, sprechen Sie bitte vorher mit Ihrem Arzt!

Bei Beschwerden ist es besonders wichtig, die Übungen langsam und achtsam auszuführen. Seien Sie konzentriert bei der Sache und spüren Sie, ob Ihnen eine Übung guttut und die Situation verbessert oder nicht. Achten Sie darauf, wie Sie sich vor der Übung fühlen und danach! Ihr Körper wird Ihnen ein Feedback geben und Ihnen sagen, ob Sie auf dem richtigen Weg sind.

Unspezifische Knieschmerzen

Viele Menschen bekommen mit zunehmendem Alter Probleme in den Knien. Das äußert sich zum Beispiel durch Schmerzen beim Treppensteigen oder Steifheit nach längerem Sitzen. Das Problem liegt häufig nicht in der knöchernen Struktur, sondern im weichen Gewebe, also in den Muskeln und Faszien, die das Gelenk umgeben. Sind Muskeln und Faszien verkürzt, schwach oder verklebt, führt das zu vermehrtem Druck auf das Gelenk und in der Folge zu Schmerzen. In diesem Zustand nehmen wir dann zusätzlich eine Schonhaltung ein, so dass das Gelenk noch weniger bewegt wird. Mit den folgenden beiden Übungen können Sie diesen Teufelskreis durchbrechen. Mit der ersten Übung lockern und dehnen Sie durch eine einfache Schwungbewegung die Bänder Ihres Kniegelenks und reduzieren so den Druck darauf. Durch die Bewegung wird zudem die Produktion von Gelenkflüssigkeit angeregt und im Gelenk verteilt. In der zweiten Übung massieren Sie die Muskulatur und Faszien des Oberschenkels. Mit beiden Übungen entlasten Sie Ihr Kniegelenk und können unspezifische Knieschmerzen reduzieren oder manchmal sogar ganz beheben.

ÜBUNG 1: LOCKERN DER BÄNDER DES KNIEGELENKS

Was Sie hierfür brauchen: Ein Paar schwere Schuhe (z.B. Skischuhe oder schwere Wanderschuhe), einen Tisch

So geht's:

1. **Ziehen Sie die schweren Schuhe an und setzen Sie sich so auf einen Tisch, dass Ihre Unterschenkel locker hin- und her-**

schwingen können. Beginnen Sie zunächst mit einer kleinen Schwungbewegung. Wenn das ohne Schmerzen geht, dann lassen Sie die Bewegung langsam größer werden.

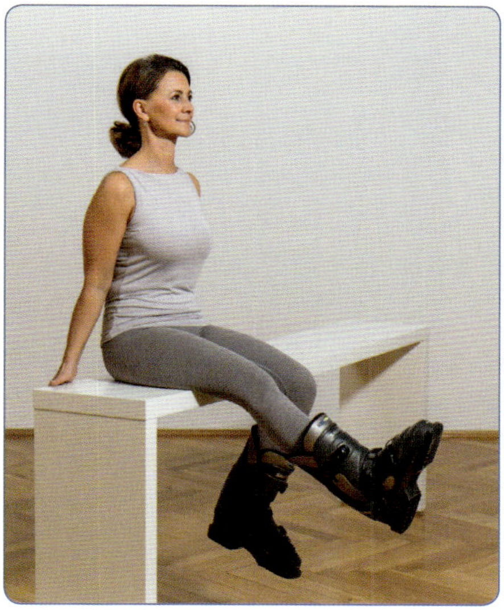

2. **Schwingen Sie Ihre Unterschenkel auf diese Weise etwa zwei Minuten und atmen dabei entspannt in den Bauch. Danach ziehen Sie die Schuhe aus und legen sich für einen Moment auf den Rücken. Wie fühlen sich Ihre Knie nun an?**

ÜBUNG 2: MASSIEREN DER MUSKELN UND FASZIEN ZUR ENTLASTUNG DES KNIEGELENKS

Was Sie hierfür brauchen: Einen Block, einen Tennisball

So geht's:

1. **Legen Sie sich auf die Seite und platzieren Sie den Tennisball gerade oberhalb des Knies an der Innenseite Ihres Oberschenkels. Zum Stabilisieren legen Sie einen Block auf den Ball und lassen den oberen Oberschenkel darauf ruhen.**
2. **Führen Sie mit dem oberen Bein nun *langsam kleine kreisende* Bewegungen aus, so dass Sie eine Druckmassage gerade oberhalb des Knies erfahren. Das kann anfänglich intensiv bis schmerzhaft sein, beginnen Sie daher mit kurzen Einheiten und legen Pausen ein!**

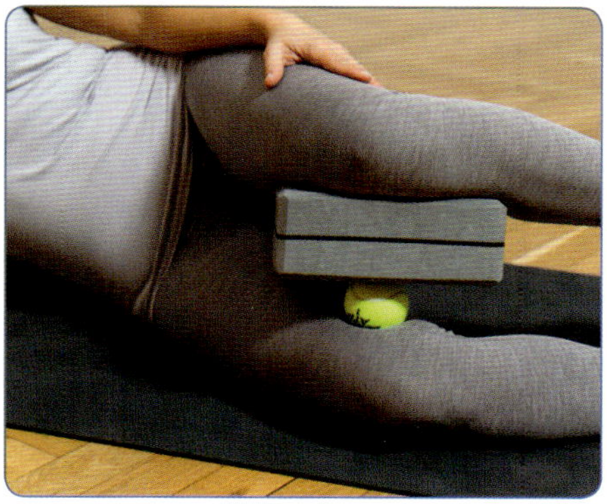

3. **Massieren Sie auf diese Weise den Bereich Ihres Innenoberschenkels für etwa eine Minute und atmen dabei entspannt in den Bauch. Wechseln Sie dann die Seite.**

ÜBUNG FÜR DEN PIRIFORMIS-MUSKEL

Der Piriformis ist ein birnenähnlicher Muskel, der unter dem großen Gesäßmuskel vom Kreuzbein über das Iliosakralgelenk zum Oberschenkel verläuft. Er ist einer der tiefen Außenrotatoren der Hüfte, das heißt, er ist vor allem für die Ausdrehung des Oberschenkels zuständig und hat stabilisierende

Funktion. Bei einer Beugung der Hüfte von mehr als 60 Grad ist er zudem an der Einwärtsdrehung der Hüfte beteiligt. Wenn sich der Piriformis-Muskel durch Fehlhaltung verspannt und verkürzt, dann kann es geschehen, dass er auf den in der Nähe verlaufenden Ischiasnerv drückt. Diese auch als Piriformis-Syndrom bezeichneten Beschwerden äußern sich in ziehenden oder stechenden Schmerzen, die vom Gesäß bis ins Bein ausstrahlen. Man geht davon aus, dass für ca. 6 bis 8% aller Schmerzen im unteren Rücken und der Gesäßregion der Piriformis verantwortlich ist.[71] Die folgende Dehnung zielt speziell darauf ab, diesen Muskel zu dehnen und zu entspannen.

Was Sie hierfür brauchen: Ein bis zwei Blöcke oder eine andere stabile Unterlage

So geht's:

1. **Kommen Sie in der Vierfüßlerstand, so dass die Knie einander berühren. Stellen Sie das rechte Knie hinter das linke und spreizen Sie Ihre Unterschenkel so weit auseinander, dass sie ein nach hinten geöffnetes V bilden.**
2. **Legen Sie die Unterlage zwischen Ihre Füße und schieben Ihr Becken langsam nach hinten, bis Sie auf ihr zum Sitzen kommen. Wenn die Dehnung zu stark ist, erhöhen Sie die Unterlage, wenn Sie zu schwach ist, entfernen Sie sie.**
3. **Bleiben Sie in dieser Haltung mit aufrechtem Oberkörper und atmen entspannt in den Bauch. Wenn das gut geht, können Sie Ihren Oberkörper zusätzlich nach vorne beugen.**
4. **Bleiben Sie etwa 1 – 2 Minuten in der Haltung und wechseln dann die Seite. Am Ende der Übung legen Sie sich auf den Rücken und entspannen.**

Wichtig: Falls es Ihnen trotz Unterlage nicht möglich ist, diese Haltung einzunehmen, weil Sie zum Beispiel Schmerzen in den Knien haben, dann können Sie die Übung der Abbildung entsprechend anpassen und ein Bein gestreckt lassen!

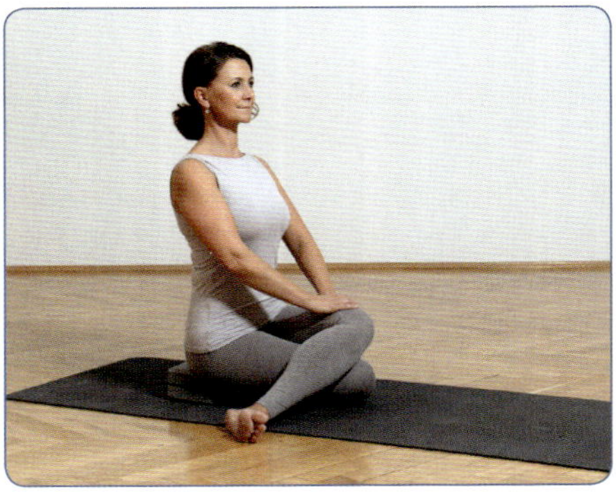

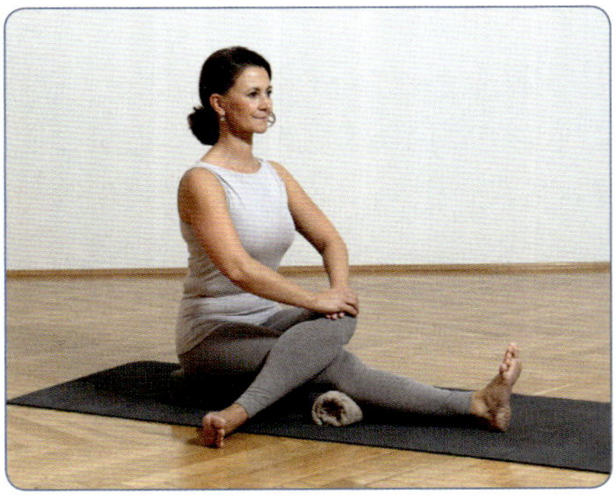

Einfache Variante, unterstützen Sie wenn nötig Ihr Kniegelenk mit einer Decke.

ÜBUNG FÜR DEN ISCHIASNERV

Verspannte Muskeln und Faszien der Hüfte können Druck auf den Ischias-Nerv ausüben, was sich typischerweise in ziehenden und „nervigen“ Schmerzen an der Beinrückseite äußert. Mit der folgenden Übung dehnen Sie auf sanfte Weise die Muskulatur und Faszien, die den Nerv umgeben, und reduzieren so den Druck auf ihn.

Kontraindikationen: Akuter Bandscheibenvorfall, Gleitwirbel

So geht's:

1. **Setzen Sie sich auf den Boden und schlagen ein Bein über das andere, so dass die Knie übereinander liegen. Falls Sie in dieser Position Schwierigkeiten haben, aufrecht zu sitzen, weil der untere Rücken sich rundet, setzen Sie sich auf eine Unterlage. Unterstützen Sie dabei auch Ihr Knie, so dass es in der Vorwärtsbeuge nicht belastet wird.**
2. **Lassen Sie nun Ihr Kinn in Richtung Brust sinken und rollen sich mit rundem Rücken Wirbel für Wirbel langsam nach vorne. Ihr Nacken sollte dabei ganz entspannt sein. Wenn Sie spüren, dass die Dehnung an einer Stelle stärker wird, dann verweilen Sie dort einen Moment. Es kann sein, dass Sie die Dehnung über die gesamte Beinrückseite bis in den Fuß hinein spüren werden.**
3. **Bleiben Sie in der Dehnung etwa eine halbe bis eine Minute und atmen dabei entspannt in den Bauch. Danach rollen Sie sich langsam zurück nach oben und wechseln die Seite.**
4. **Nachdem Sie die Übung beendet haben, legen Sie sich in die Rückenlage und spüren nach.**

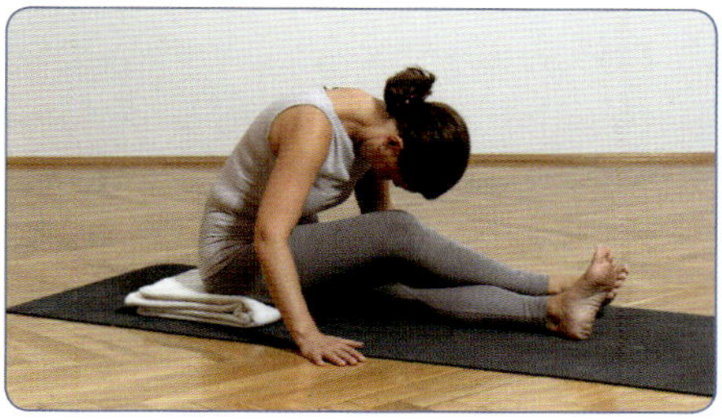

Normalerweise führen wir Vorwärtsbeugen mit geradem Rücken aus, was besonders bei bestehenden Rückenproblemen wichtig ist (siehe auch Kontraindikationen)! In dieser Übung runden wir den Rücken jedoch, um die lange Faszien-Bahn über die gesamte Körperrückseite noch besser zu erreichen.

HILFE BEI HÜFTDYSPLASIE

Bei Schmerzen in der Hüfte, wie sie insbesondere bei einer Hüftdysplasie immer wieder auftreten, hat sich meiner Erfahrung nach neben den weiter vorne beschriebenen Dehnungen für die Hüfte auch die folgende Übung bewährt. Bei einer Hüftdysplasie handelt es sich um eine angeborene oder erworbene Fehlstellung des Hüftgelenks, die verschiedene Ursachen haben kann. Zu Schmerzen führt sie meistens erst dann, wenn die das Hüftgelenk umgebenden Muskeln und Faszien schwach, steif und verklebt sind. Auch bei eine Hüftdysplasie sollte daher das Gelenk nicht geschont, sondern regelmäßig und sanft in alle Richtungen bewegt werden.

Was Sie hierfür brauchen: Zwei Blöcke

So geht's:

1. **Stellen Sie sich in eine aufrechte Position, mit den Füßen hüftbreit und parallel zueinander. Stellen Sie einen Block hochkant links neben sich auf den Boden. Den anderen Block legen Sie in der niedrigsten Stufe unter Ihren rechten Fuß.**
2. **Mit gebeugten Beinen kommen Sie nun langsam in eine Vorwärtsbeuge und platzieren beide Hände auf dem Block zu Ihrer Linken. Schieben Sie den Block so weit nach außen, dass Ihre Arme ganz gestreckt sind und Sie eine angenehme Dehnung in Ihrer rechten Körperseite spüren. Strecken Sie Ihr linkes Bein.**

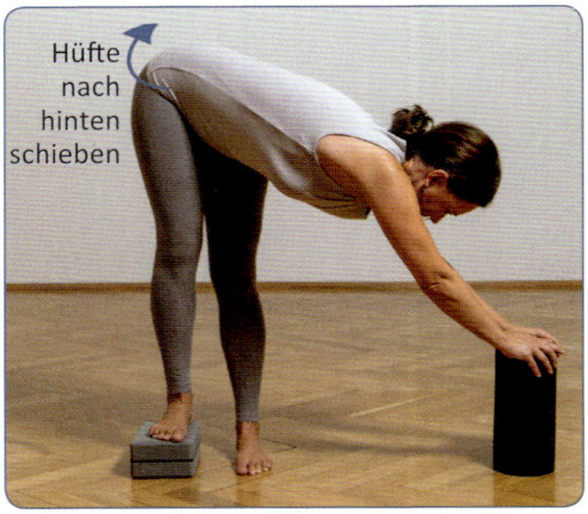

3. **Beginnen Sie nun langsam, auch Ihr rechtes Bein zu strecken, aber nur so weit, dass die Dehnung noch angenehm ist. Bleiben Sie in dieser Haltung etwa eine halbe Minute und atmen entspannt in den Bauch.**
4. **Lösen Sie die Haltung, indem Sie die Beine wieder beugen und beide Füße zurück auf den Boden bringen. Bleiben Sie für einen Moment mit gebeugten Beinen in der Vorwärtsbeuge und wechseln dann die Seite.**

Blockade im Iliosakralgelenk

Das Iliosakralgelenk (ISG) verbindet die Wirbelsäule mit dem Becken. Man versteht darunter die flächigen Gelenkverbindungen zwischen dem Kreuzbein am unteren Ende der Wirbelsäule und dem rechten und linken Darmbein (Beckenschaufel). Es handelt sich hier um sehr straffe Gelenke mit einer Beweglichkeit von nur wenigen Millimetern. Die Gelenksspalten werden von kräftigen Bändern und Faszien zusammengehalten, die für Stabilität sorgen und stoßdämpfende Wirkung haben. Das ISG ist im Körper ein neuralgischer Punkt, das heißt, dass hier aufgrund seiner zentralen Lage verschiedenste Kräfte aufeinander wirken und ein optimales Zusammenspiel von Bändern, Muskeln, Faszien, Zwerchfell und Beckenboden erforderlich ist. Fasziale oder muskuläre Disbalancen können zu einer ISG-Blockade führen. Sie entstehen durch chronische Fehlhaltungen, Verspannungen oder kurzfristige Krafteinwirkung bei einem Unfall. Aber auch Verspannungen des Zwerchfells, zum Beispiel durch schlechte Atemmuster, können die Ursache sein. Bei einer ISG-Blockade verkanten sich die Gelenksflächen und reiben aneinander, was zu Schmerzen im unteren Rücken, in Hüfte, Gesäß und Leiste führen kann und manchmal sogar bis in die Beine ausstrahlt. Mit der folgenden Übung mobilisieren Sie durch sanften Druck in Abduktion (von der Mitte weg) und Adduktion (zur Mitte hin) die Bänder und Faszien um das ISG, wodurch sich Blockaden lösen lassen.

ÜBUNG ZUM ISG – RESET

Was Sie hierfür brauchen: Einen Gurt, einen Block

> Wichtig: Diese Übung entfaltet Ihre Wirkung bei wenig Krafteinsatz von maximal 20 – 30%, üben Sie daher mit voller Aufmerksamkeit! Wenn Sie zu stark gegen den Block oder den Gurt drücken, dann kann das den gegenteiligen Effekt haben und die Beschwerden verschlimmern.

So geht's:

Schritt 1:

1. **Kommen Sie in die Rückenlage. Stellen Sie Ihre Füße vor sich auf, so dass die Fersen etwas vor den Knien sind. Knöchel und Knie berühren einander. Legen Sie den Gurt um die Mitte Ihrer Oberschenkel und zurren ihn fest. Den Block legen Sie griffbereit neben sich.**
2. **Mit etwa 20 – 30 % Krafteinsatz schieben Sie Ihre Oberschenkel und Füße von der Mitte weg nach außen gegen den Widerstand des Gurtes. *Wichtig: Drücken Sie dabei die Innenkanten der Füße in den Boden!* Halten Sie die Position einige Augenblicke und lösen dann den Druck wieder. Wiederholen Sie diese Druckbewegung fünf Mal.**
3. **Lösen Sie jetzt den Gurt so weit, dass Sie Ihre Füße hüftbreit auseinander stehen. Der Gurt sollte nach wie vor unter Spannung sein, so dass Sie gegen seinen Widerstand drücken können. Führen Sie nun erneut fünf Mal die Druckbewegung aus, wie sie in Punkt 2 beschrieben ist.**
4. **Im letzten Schritt lösen Sie den Gurt so weit, dass Ihre Füße etwas weiter als hüftbreit auseinanderstehen. Wiederholen Sie die Druckbewegung wieder fünf Mal.**

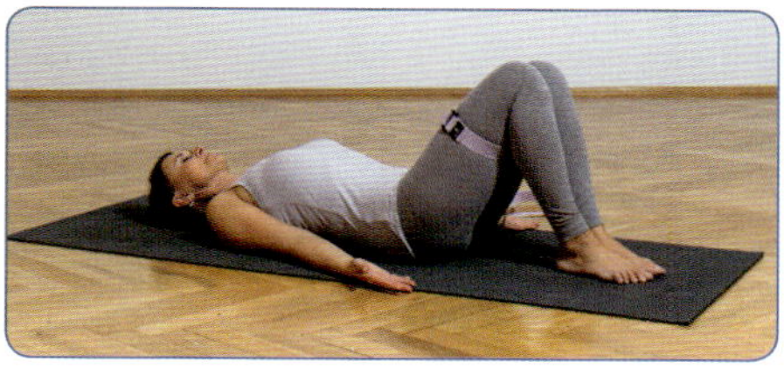

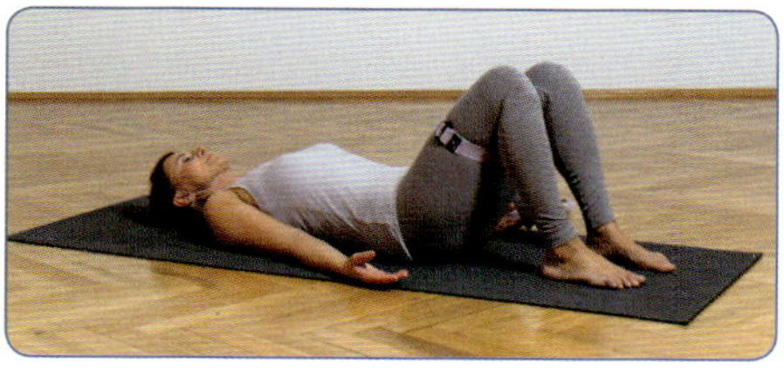

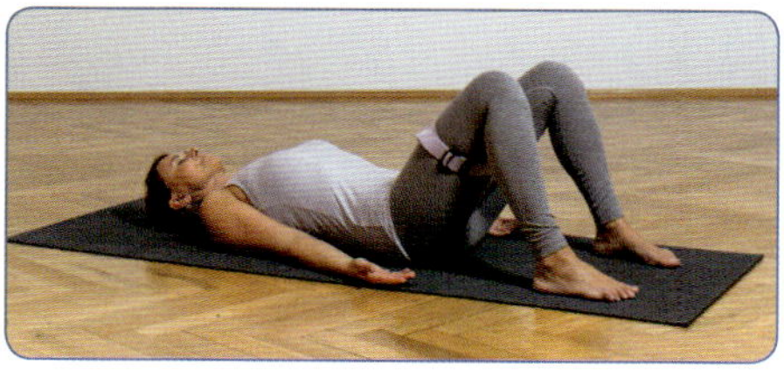

*Die Bewegung ist eine **Abduktion** des gesamten Beines, das heißt, Sie drücken nicht nur Ihre Knie gegen den Gurt, sondern schieben Ihr gesamtes Bein, also auch Ihre Füße, von der Mitte weg nach außen!*

Schritt 2:

Lösen Sie den Gurt nun weit genug, dass er in einer lockeren Schlaufe um Ihre Oberschenkel liegt, Sie benötigen ihn erst am Ende der Übung wieder.

1. **Klemmen Sie den Block mit der breitesten Seite zwischen Ihre Oberschenkel, gerade oberhalb der Knie, Ihre Füße stehen im entsprechenden Abstand zueinander.**
2. **Mit 20 – 30 Prozent Krafteinsatz schieben Sie nun sowohl Ihre Oberschenkel als auch Ihre Füße zur Mitte hin gegen den Widerstand des Blocks. *Wichtig: Drücken Sie dabei die Außenkanten der Füße in den Boden!* Halten Sie diese Position einige Augenblicke und lösen dann den Druck wieder. Wiederholen Sie diese Druckbewegung fünf Mal.**
3. **Klemmen Sie den Block nun mit der zweitschmalsten Seite zwischen Ihre Oberschenkel. Ihre Füße rücken Sie entsprechend näher zusammen. Führen Sie erneut fünf Mal die Druckbewegung aus, wie sie in Punkt 2 beschrieben ist.**
4. **Klemmen Sie den Block nun mit der schmalsten Seite zwischen Ihre Oberschenkel und rücken Ihre Füße entsprechend näher zusammen. Wiederholen Sie die Druckbewegung wieder fünf Mal.**

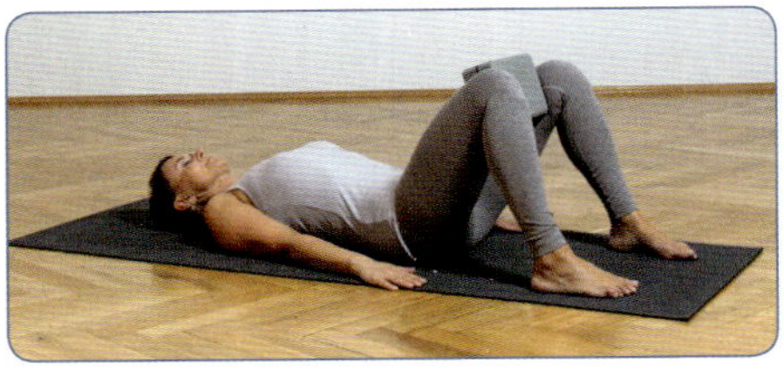

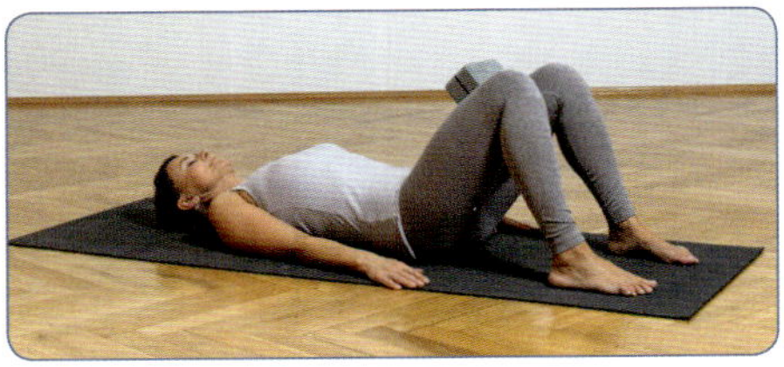

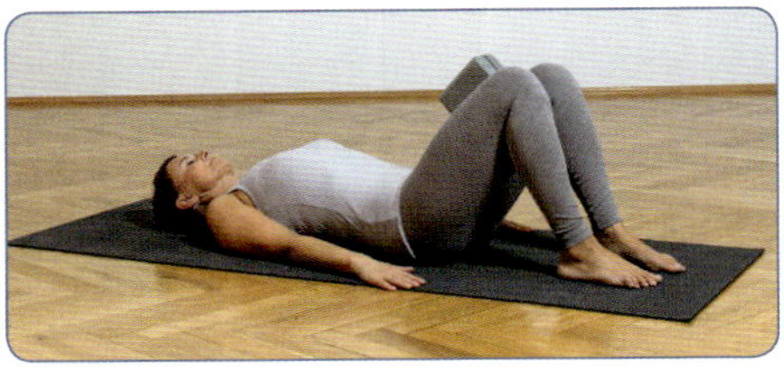

*Die Bewegung ist eine **Adduktion** des gesamten Beines, das heißt, Sie drücken nicht nur Ihre Knie gegen den Block, sondern schieben Ihr gesamtes Bein, also auch Ihre Füße, zur Mitte hin nach innen!*

Schritt 3:

1. **Zum Abschluss klemmen Sie den Block wieder in der zweitschmalsten Seite zwischen Ihre Oberschenkel, legen aber zusätzlich noch den Gurt um Ihre Oberschenkel und zurren ihn fest.**

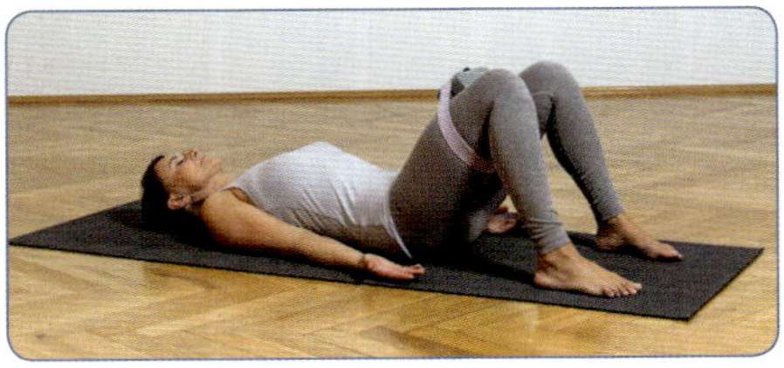

2. **Drücken Sie nun, wie in den vorangegangenen Schritten beschrieben, Ihre Beine abwechselnd fünf Mal von der Mitte weg nach außen gegen den Gurt**

und fünf Mal zur Mitte hin nach innen gegen den Block. Nach jedem Drücken entspannen Sie sich für einen Moment. Am Ende der Übung strecken Sie die Beine aus und spüren nach.

ÜBUNG FÜR SCHULTER-IMPINGEMENT-SYNDROM

Etwa 10% der Bevölkerung leidet unter einem Impingement-Syndrom (Impingement = Einklemmung) in der Schulter.[72] Darunter versteht man Schmerzen im Schultergelenk, die durch eine Verengung zwischen Oberarmkopf und Schulterdach entstehen. Die Beschwerden treten nicht nur bei starker Beanspruchung der Arme auf, wie das beispielweise bei bestimmten Arten von Leistungssport der Fall ist, sondern auch, wenn man ständig in schlechter Haltung vor dem Computer sitzt. Wie erklärt sich das? Wenn wir mit rundem Rücken und vorgeschobenem Kopf die Unterarme auf einem Tisch abstützen, dann wird der Oberarmknochen nach oben ins Schultergelenk geschoben und Muskeln, Sehnen und Schleimbeutel gegen das Schulterdach gedrückt. So kommt großer Druck auf das Gelenk, der sich noch erhöht, wenn es mit der Zeit zu Verkürzungen der entsprechenden Muskeln und Faszien kommt. Die Folge sind Entzündungen, Schmerzen und die damit einhergehenden Bewegungseinschränkungen in der Schulter. Um ein Schulter-Impingement zu vermeiden, ist es wichtig, die sogenannte Rotatorenmanschette zu trainieren, eine Gruppe von vier Muskeln, die vom Schulterblatt zum Oberarmkopf verläuft und dort eine feste Sehnenkappe bildet. Sie ist hauptverantwortlich für die Zentrierung des Oberarmknochens im Schultergelenk. Mithilfe der Schulterübungen im Kapitel Kontraktion und Expansion trainieren wir die Rotatorenmanschette.

Mit der folgenden Übung können wir den Druck auf das Gelenk reduzieren und Beschwerden lindern, indem wir mehr Raum schaffen zwischen Oberarmkopf und Schulterdach.

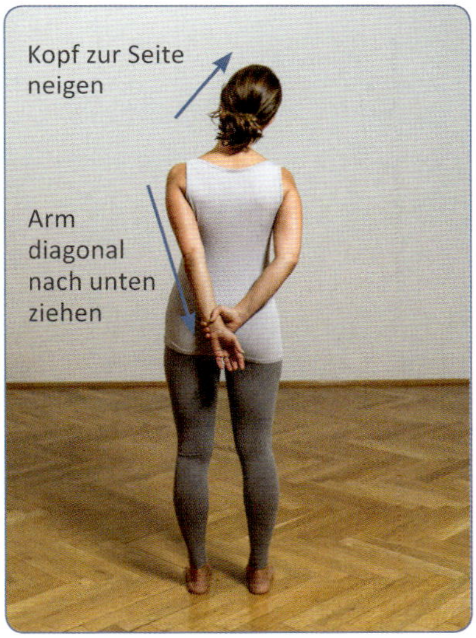

So geht's:

1. **Legen Sie Ihren gestreckten linken Arm hinter den Rücken, so dass Ihr Handrücken zu Ihrem Körper zeigt. Rollen Sie die linke Schulter nach hinten und ziehen Ihr Schulterblatt in Richtung Wirbelsäule.**

2. **Greifen Sie mit der rechten Hand das linke Handgelenk und ziehen den Arm sanft diagonal nach unten rechts. Durch diesen Zug wird der linke Oberarmknochen vom Schulterdach weggezogen.**
3. **Gleichzeitig kippen Sie den Kopf nach rechts. Schauen Sie dabei gerade nach vorne und lassen das Kinn nicht in Richtung Boden sinken, so dass Sie eine Dehnung im seitlichen linken Nacken spüren. Durch diesen Zug heben Sie Ihr Schulterdach etwas an.**
4. **Bleiben Sie in dieser Haltung etwa 30 Sekunden und atmen sanft in den Bauch. Wechseln Sie dann die Seite.**

Unspezifische Schmerzen in Unterarm und Ellenbogen

Wer viel am Computer schreibt, belastet nicht nur Rücken und Schultern, sondern auch die Muskeln und Faszien der Arme. Nicht selten treten dadurch Schmerzen in den Unterarmen und im Ellenbogengelenk auf. Für die folgende einfache Übung brauchen Sie keinerlei Hilfsmittel, Sie können Sie jederzeit zwischendurch an Ihrem Schreibtisch machen!

MASSAGE FÜR DIE UNTERARME

So geht's:

1. **Legen Sie den linken Unterarm, der möglichst unbedeckt sein sollte, quer vor sich auf den Tisch, so dass die Handfläche nach unten zeigt. Drehen Sie den Unterarm etwas nach innen zu sich hin, so dass sich die Außenseite leicht anhebt.**

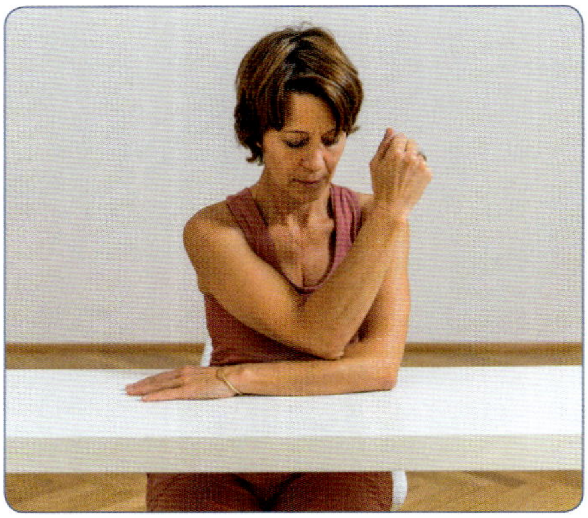

2. **Platzieren Sie nun den rechten Ellenbogen auf den Muskeln gerade unterhalb des linken Ellenbogens und beginnen Sie, den Unterarm mit etwas Druck und kleinen kreisenden Bewegungen zu massieren. Wenn die Verspannungen stark sind, kann es sein, dass der Muskel etwas „hin- und herspringt“ und schmerzempfindlich ist. Passen Sie den Druck entsprechend an.**
3. **Massieren Sie auf diese Weise Schritt für Schritt den ganzen Unterarm bis zum Handgelenk.**
4. **Da diese Körperhaltung geschlossen ist, falten Sie am Ende der Übung die Hände hinter Ihrem Rücken, rollen die Schultern nach hinten und öffnen Ihre Brust bewusst wieder.**

Teil III: Body Principles Übungssequenzen

In diesem Kapitel finden Sie zehn verschiedene Sequenzen von unterschiedlicher Länge und Schwerpunkt, die alle Übungen beinhalten, die im zweiten Teil ausführlich beschrieben sind. Nicht oder nur teilweise darin enthalten sind die Übungen aus dem Kapitel *SOS für spezifische Beschwerden,* da diese für spezielle Problematiken gedacht sind.

Eine Auflistung aller Übungen finden Sie auf Seite 201 und 202.

Bevor Sie die Sequenzen üben, versichern Sie sich, dass Sie die einzelnen Haltungen verstanden haben und wissen, worauf es dabei ankommt. Bitte lesen Sie sich dazu die Beschreibungen im zweiten Teil genau durch und beachten auch die angegebenen Kontraindikationen. Sprechen Sie vorher mit Ihrem Arzt, wenn Sie sich unsicher sind, ob eine Übung für Sie geeignet ist!

Viele der Übungen werden zunächst auf der rechten, dann auf der linken Seite geübt und sind entsprechend mit „(R/L)" markiert. Beachten Sie auch, dass die Sequenzen 1 – 6 eher kräftigend und belebend wirken, 7 – 10 hingegen regenerierend und beruhigend. Am besten üben Sie sämtliche Übungssequenzen immer im Wechsel, so stellen Sie sicher, dass Sie alle Prinzipien und Strukturen Ihres Körpers berücksichtigen.

Die Übungen haben nicht alle den gleichen Schwierigkeitsgrad. Falls Sie eine Haltung nicht gleich ausführen können, dann lassen Sie sie zunächst weg und kommen zu einem späteren Zeitpunkt darauf zurück. Wenn Sie regelmäßig üben, wird Ihr Körper beweglicher und kräftiger werden. So werden Sie mit der Zeit auch Übungen meistern, die Ihnen vielleicht anfänglich nicht gleich zugänglich sind.

Natürlich können Sie die Abfolgen auch eigenständig erweitern, verlängern oder anspruchsvoller gestalten. Auch Variationen sind möglich, indem Sie beispielsweise die Dehnungen nicht nur statisch halten, sondern mit wippenden Bewegungen oder der Gegenspannung üben (siehe auch Teil 2, Kapitel Expansion). Stärkende Haltungen können Sie durch die konzentrische und exzentrische Kontraktion erweitern (siehe auch Teil 2, Kapitel Kontraktion). Je besser Sie mit den Übungen vertraut sind, desto leichter wird es Ihnen fallen, kreativ damit umzugehen und eigene Ergänzungen vorzunehmen.

Am besten ist es, wenn Sie die Körperpraxis zu einem regelmäßigen Bestandteil Ihrer

Alltagsroutine machen. Das kann zum Beispiel direkt morgens nach dem Aufstehen sein oder abends vor dem Schlafengehen. Machen Sie Ihr persönliches Ritual daraus! Dabei ist es nicht so wichtig, wie lange Sie üben oder wie anspruchsvoll Ihre Praxis ist, sondern lediglich, **dass** Sie üben und dies mit Aufmerksamkeit tun. An manchen Tagen wird Ihnen die Praxis leichterfallen, so dass Sie vielleicht sogar Lust haben, etwas mehr zu machen. An anderen Tagen wird es schwieriger sein, dann machen Sie etwas langsamer und weniger. Hören Sie auf Ihren Körper, und passen Sie Ihre Praxis an, wo es nötig ist. Aber bleiben Sie in jedem Fall dran, das ist das Geheimnis zum Erfolg…!

Und nun wünsche ich Ihnen viel Freude beim Üben!

1. COFFEESHOT (CA. 15 – 20 MINUTEN)

Prinzip Schwingung/Vibration

Diese Sequenz wirkt erfrischend auf Körper und Geist. Sie bringt die Energien zum Fließen und ist wunderbar, um in Schwung zu kommen. Ein koffeinfreier *Coffeeshot* für Zwischendurch!

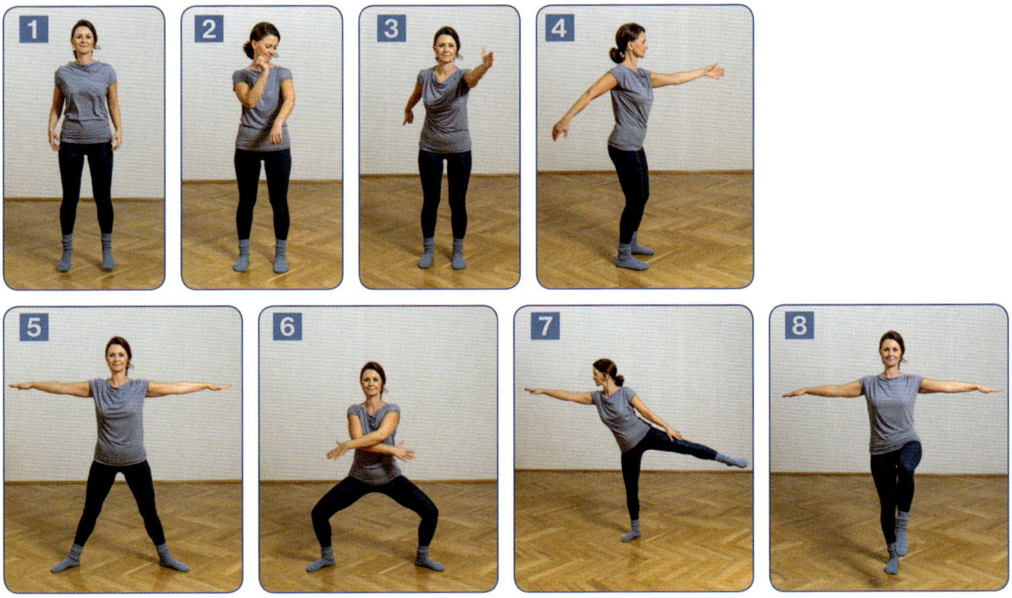

1 und 2: Schütteln – Abklopfen; 3 und 4: Einfacher Armschwung;
5 und 6: Armschwung in vier Schritten (nur Schritt 1 abgebildet); 7: Armschwung zur Seite;
8: Einfacher Beinschwung

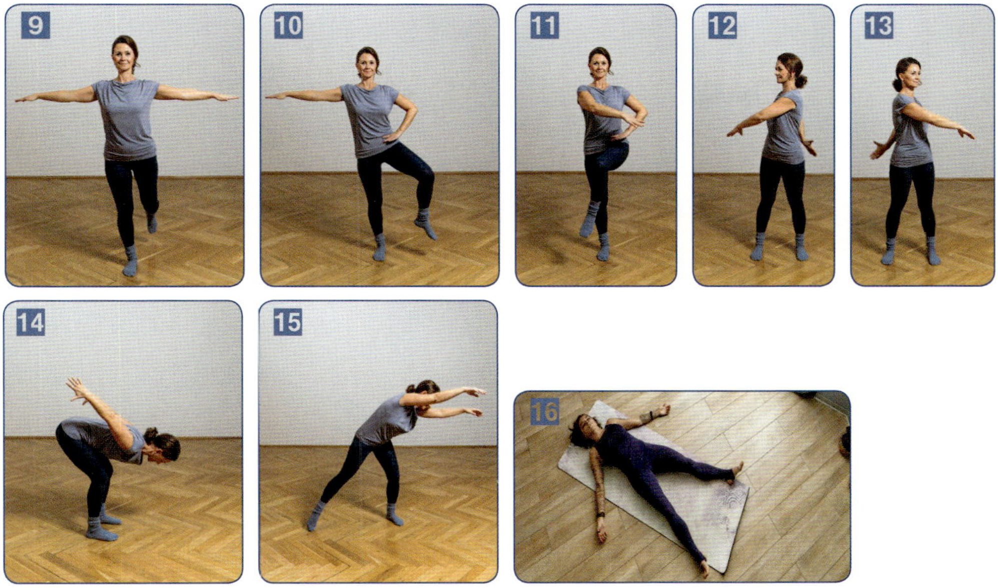

9: Einfacher Beinschwung; 10 und 11: Seitlicher Beinschwung (R/L); 12 und 13: Drehschwung;
14: Tiefer Rückenschwung; 15: Seitlicher Rückenschwung; 16: Schlussentspannung

2. STANDFEST (CA. 20 MINUTEN)

Prinzip Schwingung/Kontraktion/Expansion

In der folgenden Sequenz kräftigen wir Beine und Hüften und verbessern unsere Standfestigkeit. Die Dehnungen am Ende der Abfolge sorgen für Entspannung und Wohlsein. Eine Sequenz, die ausgleichend und erdend wirkt!

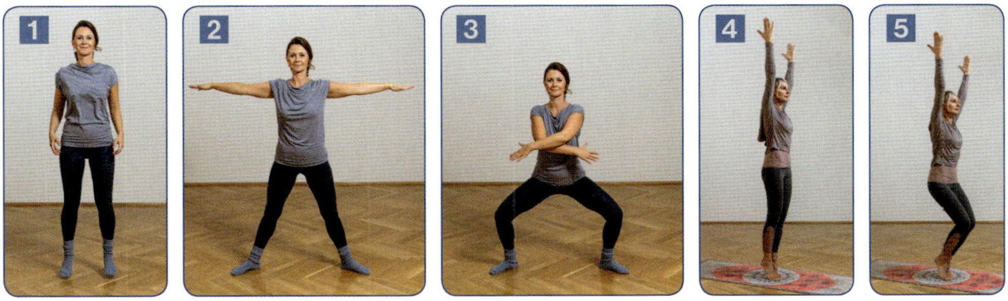

1: Schütteln; 2 und 3: Armschwung in 4 Schritten (nur Schritt 1 abgebildet);
4 und 5: Stärken der Waden und Fußmuskulatur

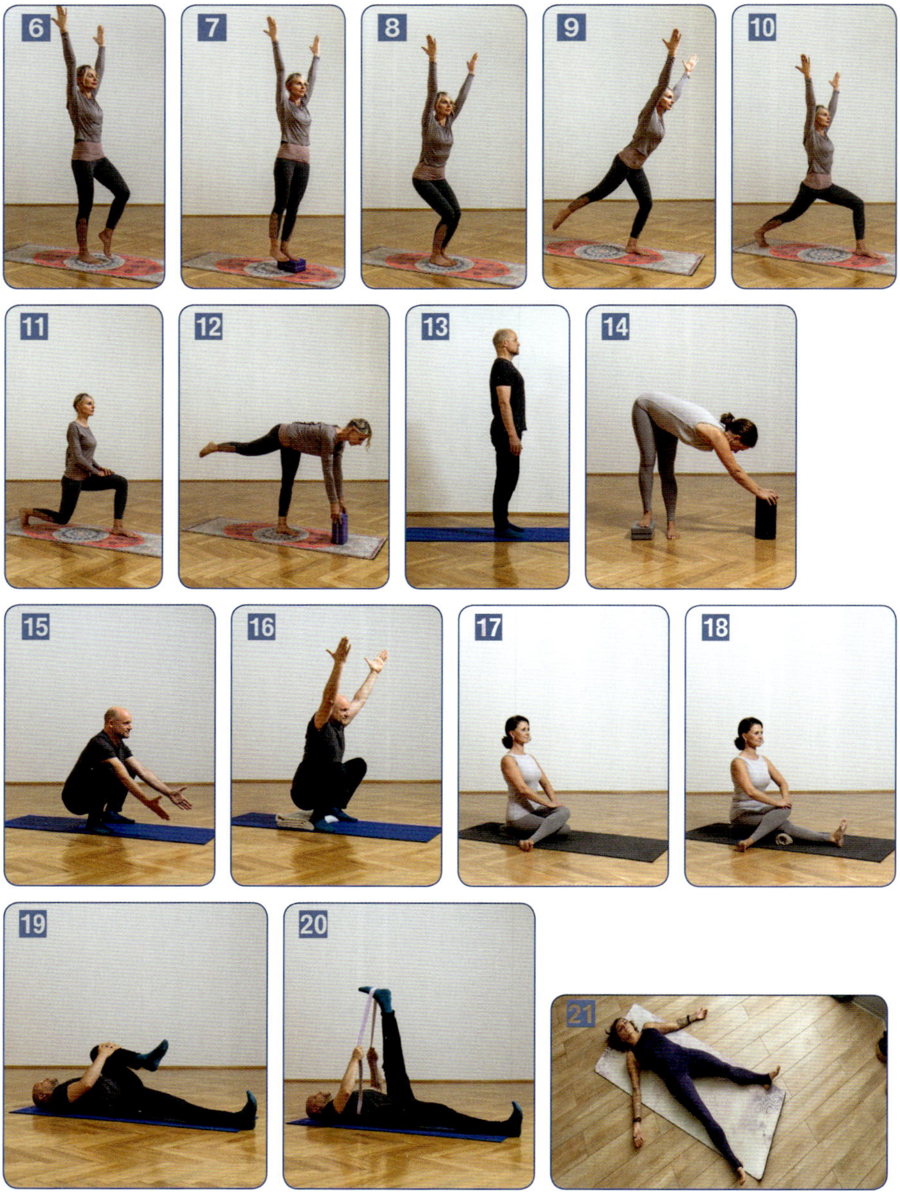

6: Gleichgewichtsübung (R/L); 7: Einfache Übung zur Stärkung der Hüfte (R/L);
8: Stabile Kniebeuge; 9, 10 und 11: Ausfallschritt (R/L); 12: Standwaage (R/L); 13: Aufrechtes Stehen;
14: Hilfe bei Hüftdysplasie(R/L); 15 und 16: Hocke; 17 und 18: Übung für den Piriformis-Muskel (R/L)
(alternativ: Nadelöhr); 19 und 20: Dehnung für die Rückseite der Oberschenkel (R/L);
21: Schlussentspannung

3. BEINFREIHEIT (CA. 15 – 20 MIN)

Prinzip Schwingung, Kontraktion, Expansion

Auch die folgende Sequenz dient der Kräftigung von Beinen und Hüften. Darüber hinaus lockern wir die Muskulatur mithilfe von Beinschwüngen. Die anschließenden Dehnungen sorgen für Wohlsein und Entspannung.

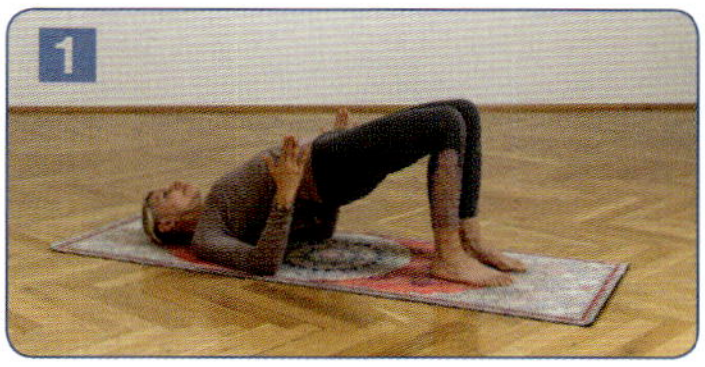

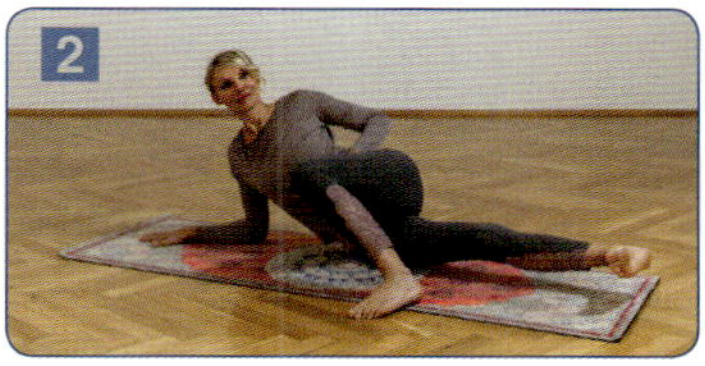

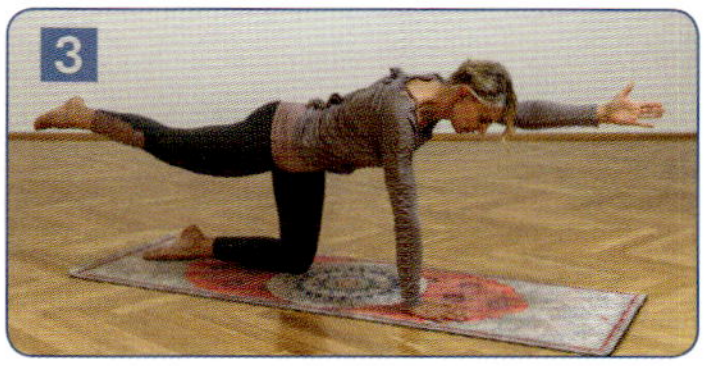

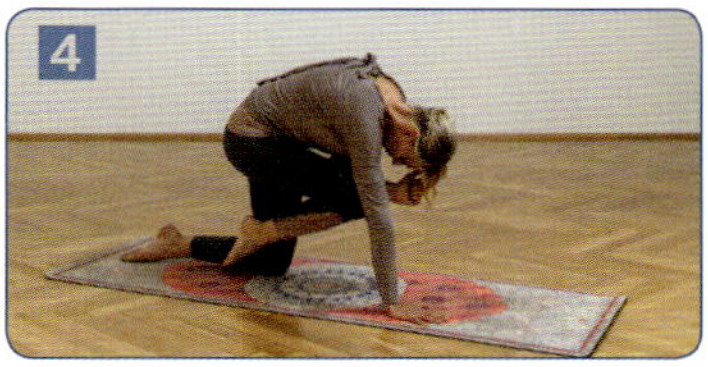

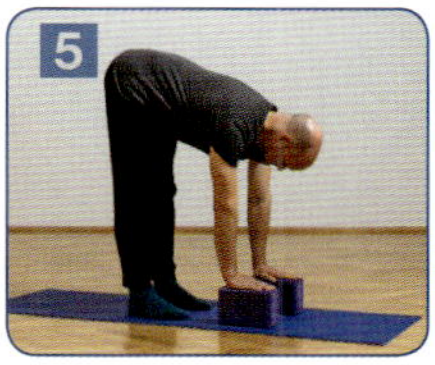

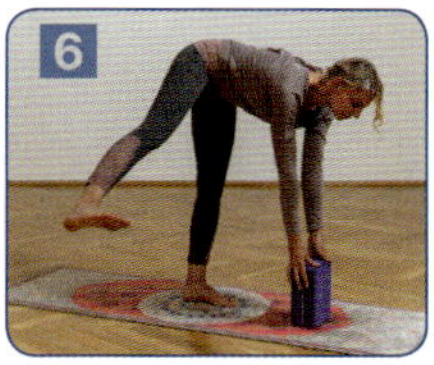

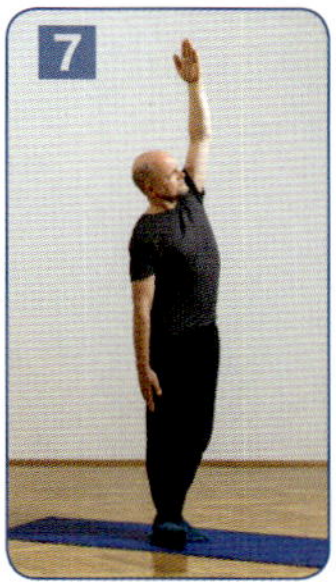

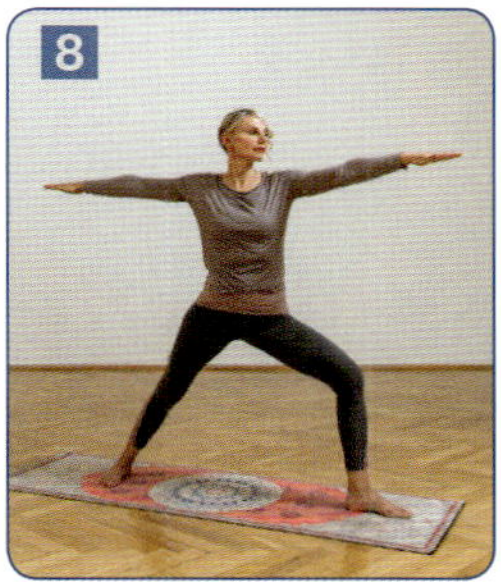

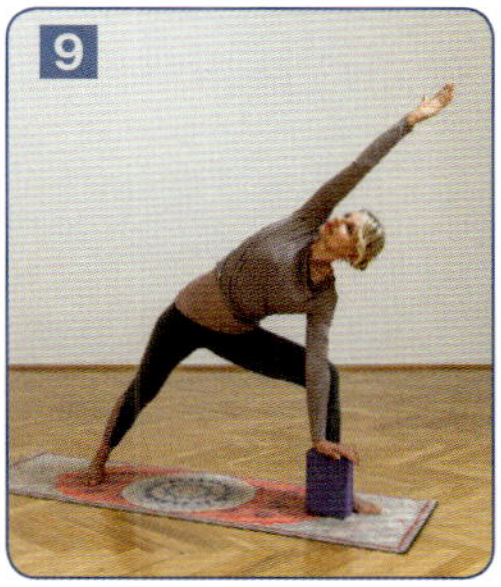

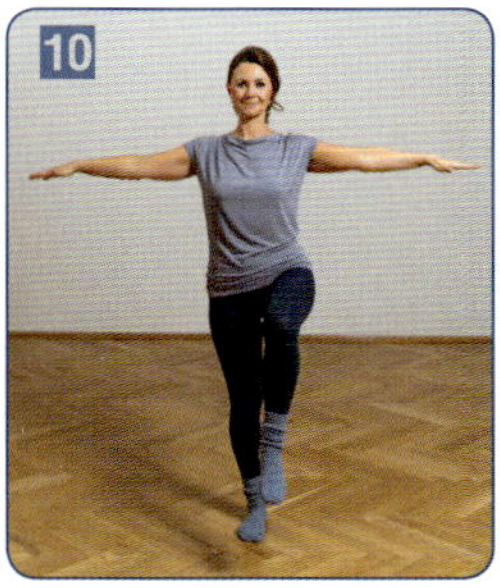

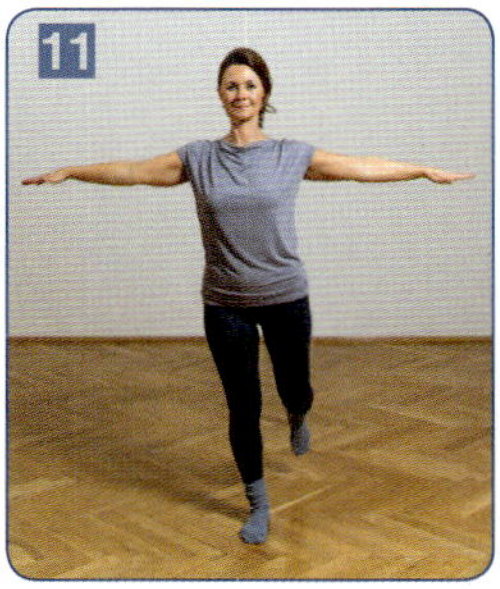

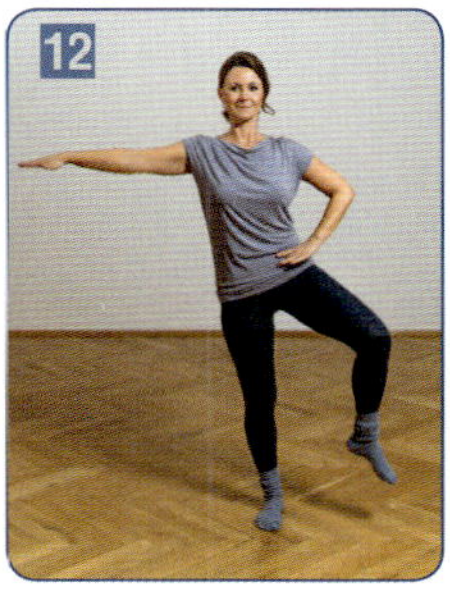

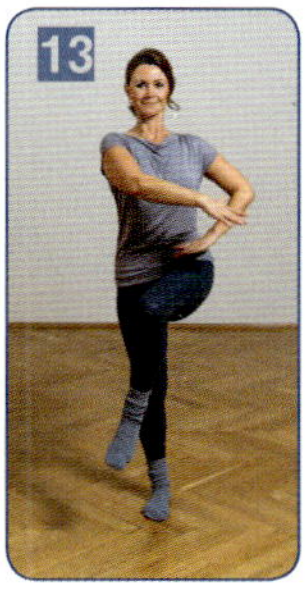

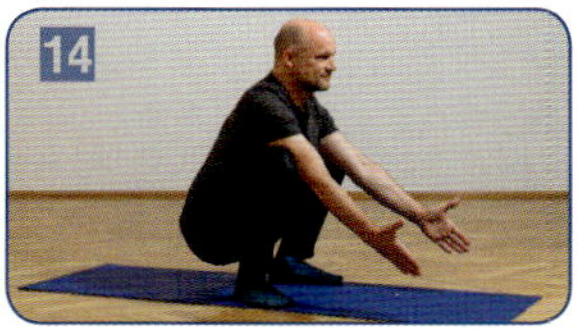

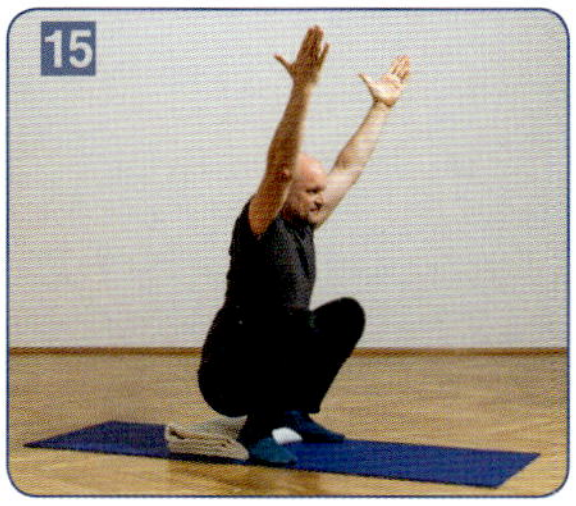

1: Schulterbrücke (dynamisch und halten); 2: Stärken der inneren Beinmuskulatur (R/L); 3 und 4: Kräftigung im Vierfüßlerstand (R/L); 5: Vorwärtsbeuge im Stehen; 6: Stärken der äußeren Beinmuskulatur (R/L); 7: Seitliche Dehnung im Stehen (R/L); 8: Kriegerhaltung (R/L); 9: Kriegerhaltung mit seitlicher Dehnung (R/L) (8 und 9 können auch direkt miteinander verbunden werden und zunächst beide auf der rechten, dann auf der linken Seite geübt werden.); 10 und 11: Einfacher Beinschwung (R/L); 12 und 13: Seitlicher Beinschwung (R/L); 14 und 15: Hocke

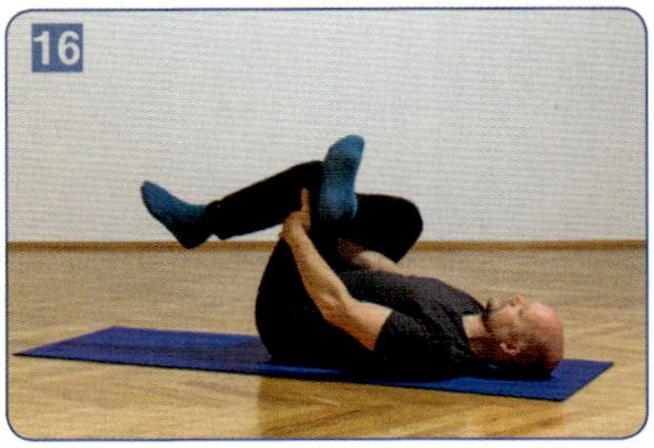

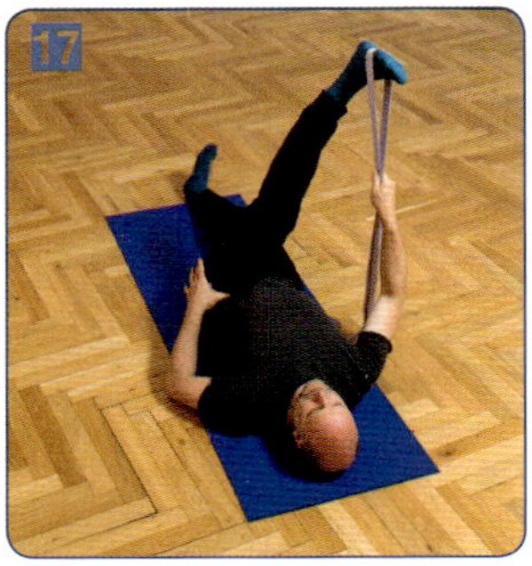

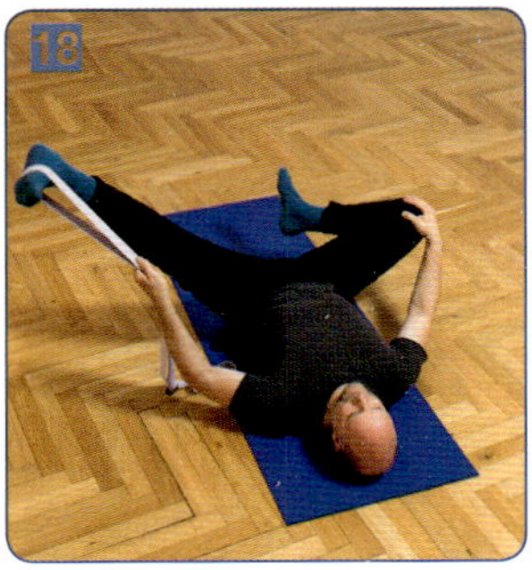

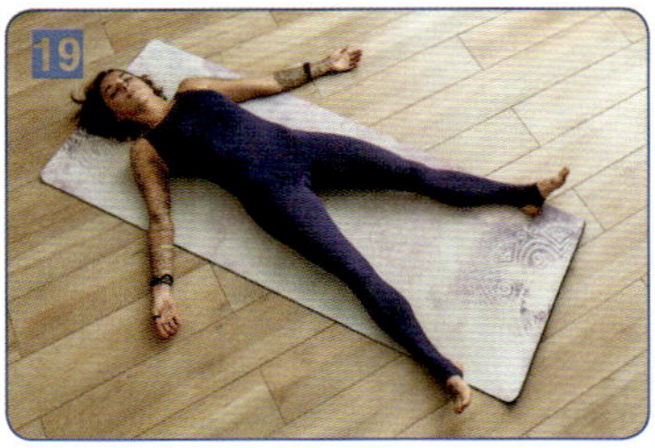

16: Nadelöhr (R/L); 17 und 18: Dehnung für die inneren und äußeren Oberschenkel (R/L) – dann beide Knie zur Brust ziehen (ohne Abbildung); 19: Schlussentspannung

4. STARKE MITTE (CA. 15 – 20 MINUTEN)

Prinzip Kontraktion/Expansion

In dieser Sequenz stärken wir Rücken und Bauch und verbessern so die Core-Stabilität. Am Ende der Sequenz entspannen wir diese Bereiche wieder, indem wir Länge in die Körpermitte bringen.

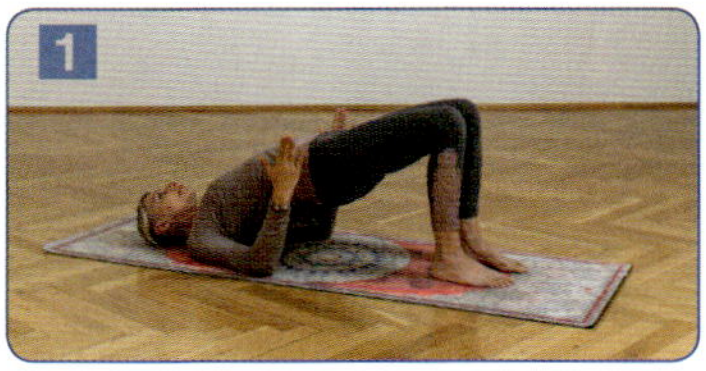

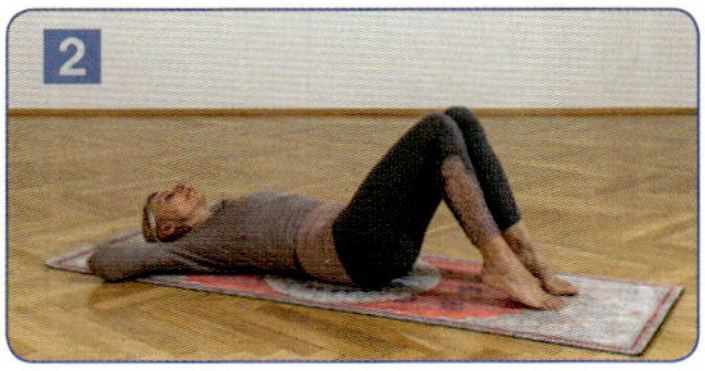

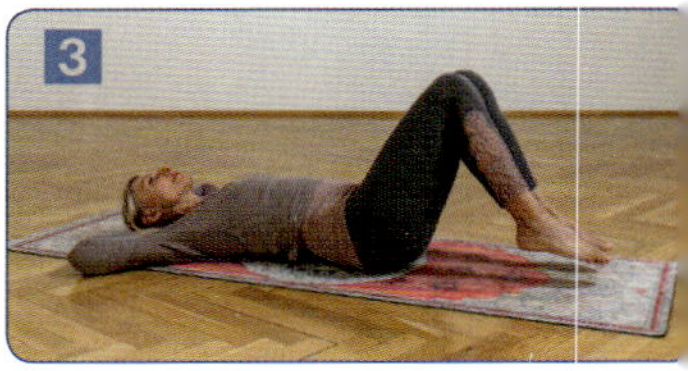

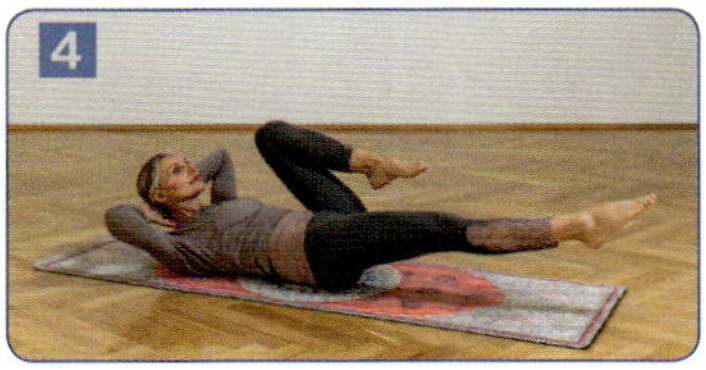

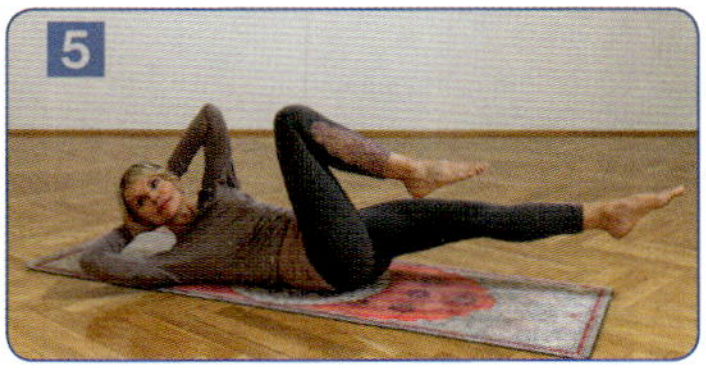

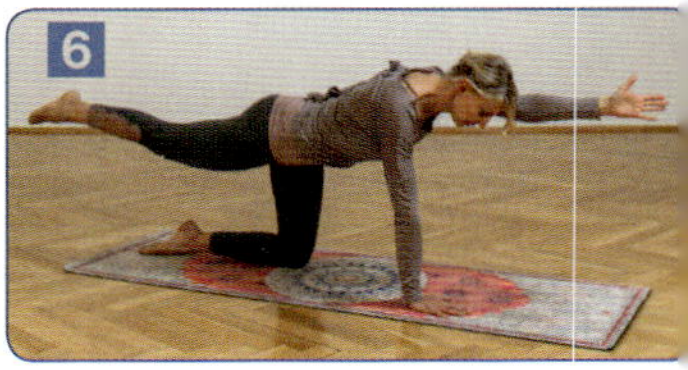

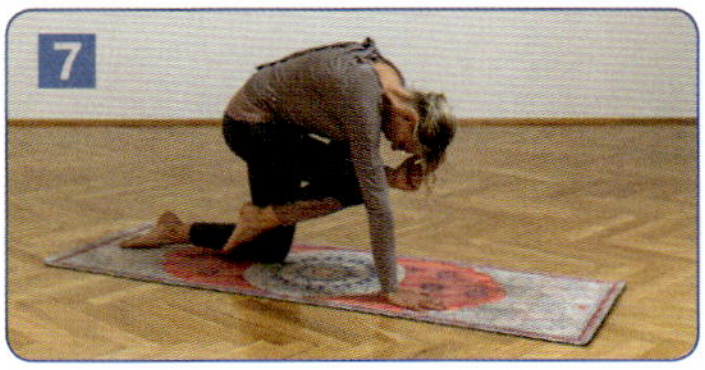

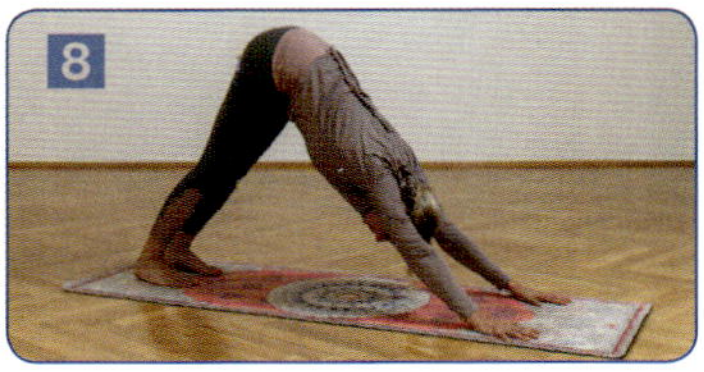

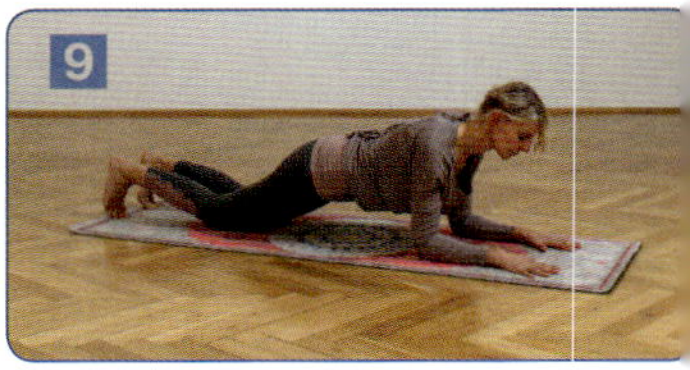

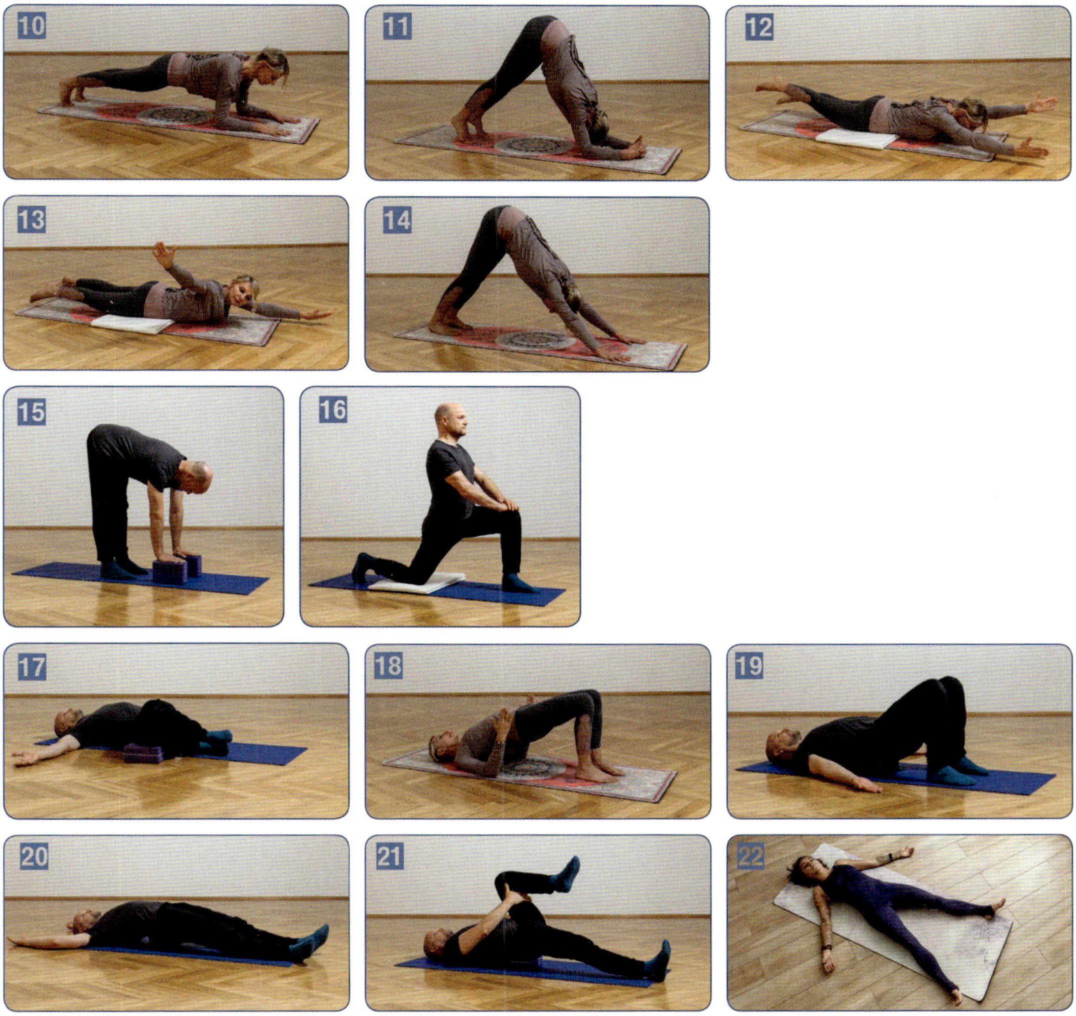

1: Schulterbrücke (dynamisch und halten); 2 und 3: Tiefe Bauchmuskeln stärken; 4 und 5: Gerade und schräge Bauchmuskeln stärken; 6 und 7: Kräftigung im Vierfüßlerstand (R/L); 8: Hund; 9, 10 und 11: Schiefe Ebene; 12: Schwimmer; 13: Drehender Schwimmer; 14: Hund; 15: Vorwärtsbeuge in Stehen; 16: Tiefer Ausfallschritt (R/L); 17: Easy Twist (R/L); 18: Schulterbrücke; 19, 20 und 21: Unterstützte Schulterbrücke; 22 Schlussentspannung

5. GUT GESCHULTERT (CA. 20 MIN)

Prinzip Schwingung/Kontraktion/Expansion

In der folgenden Sequenz konzentrieren wir uns ganz auf die Schultern und die Brustwirbelsäule. Wir mobilisieren, stärken und dehnen sie in allen ihren Bewegungsrichtungen, was uns ein Gefühl von mehr Raum und Leichtigkeit im Schultergürtel gibt!

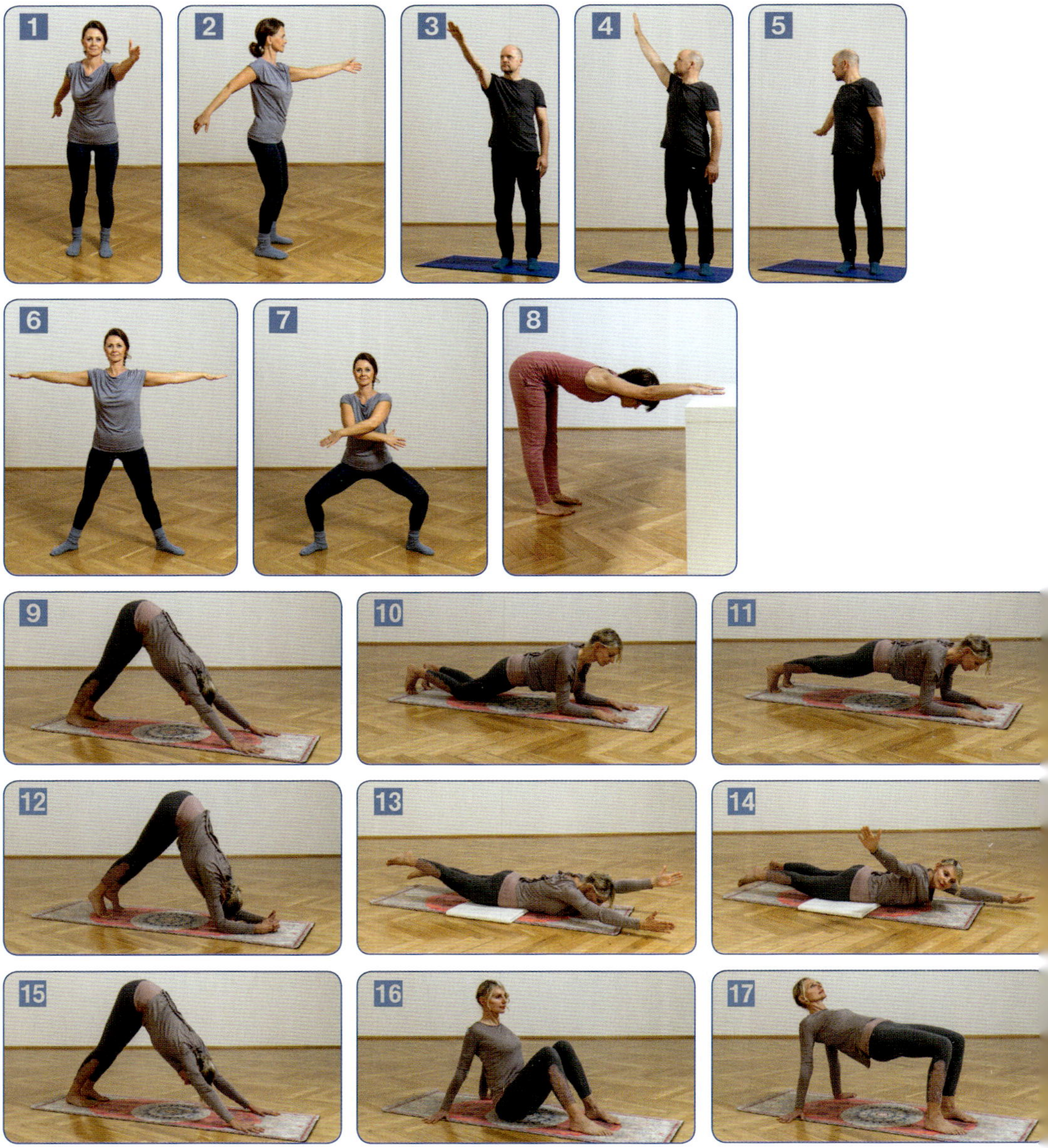

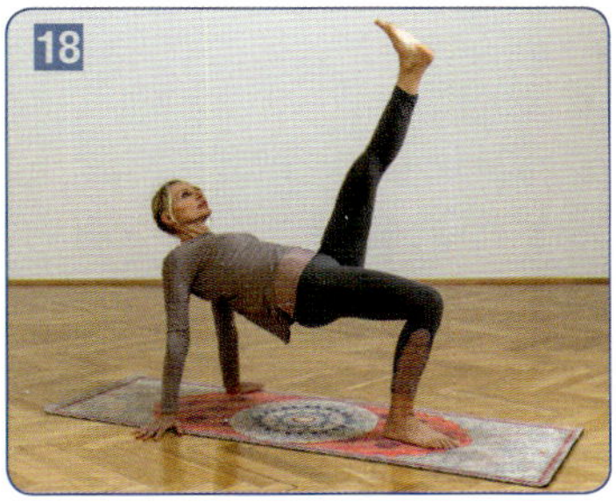

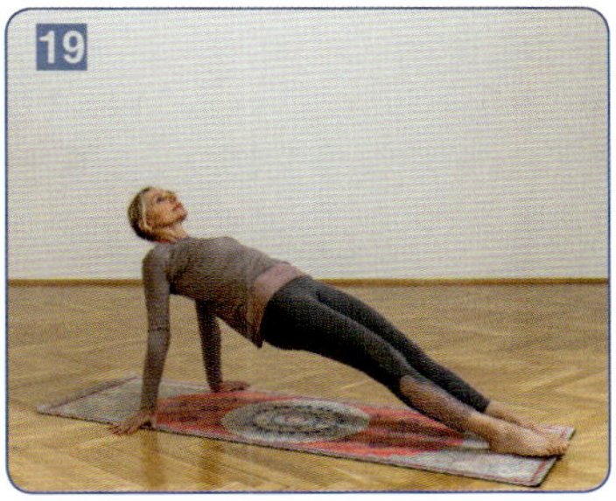

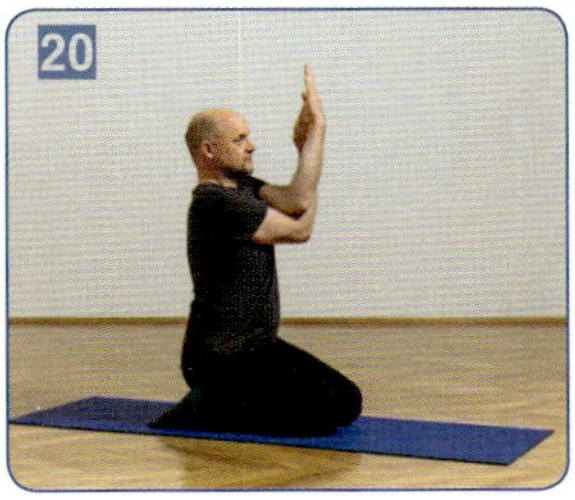

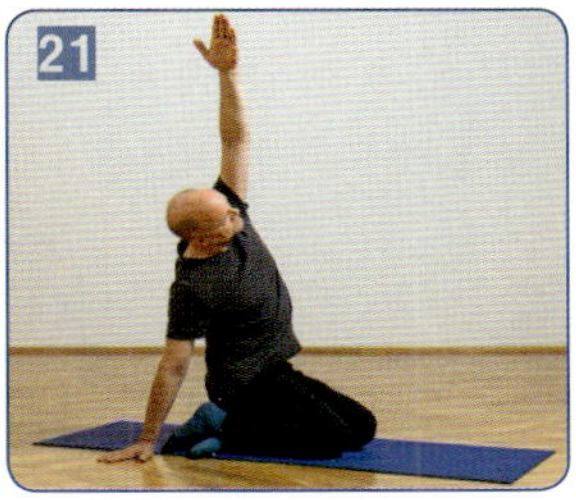

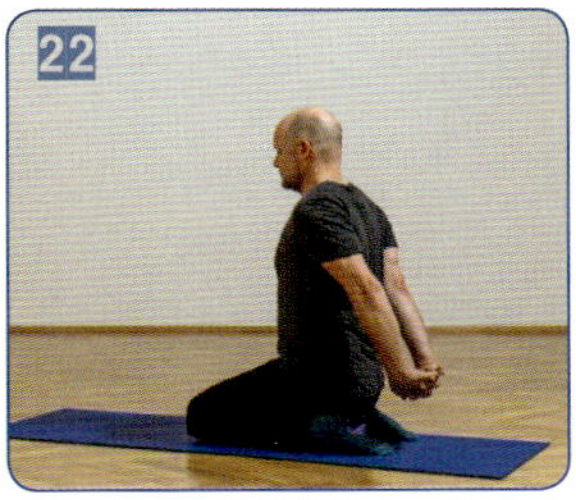

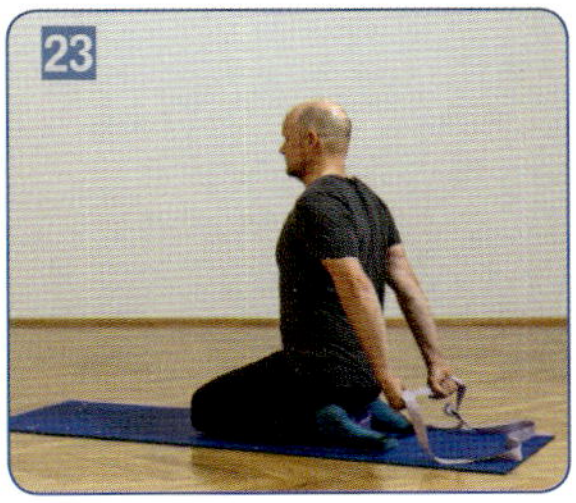

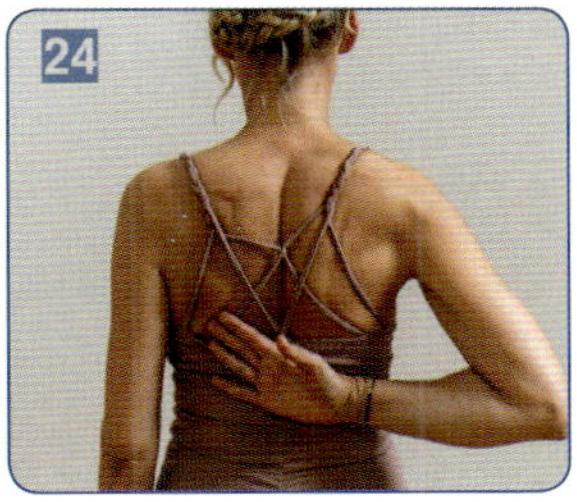

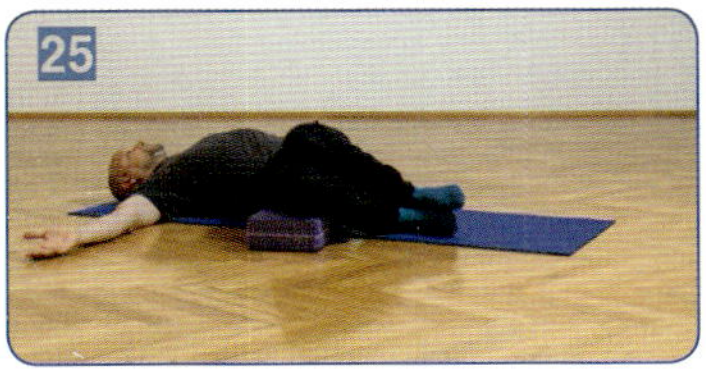

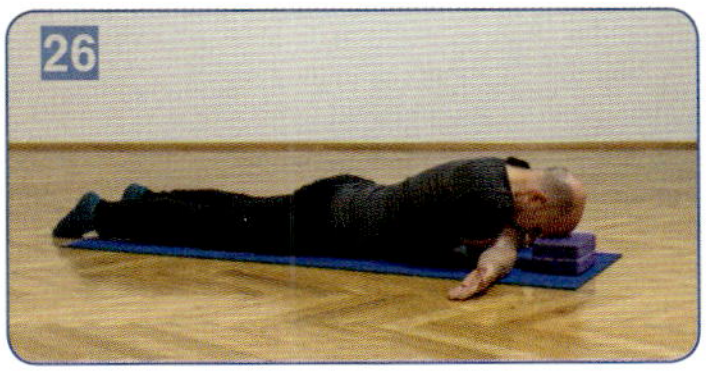

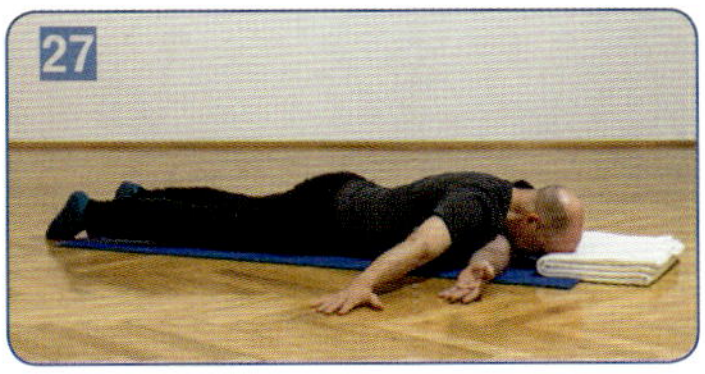

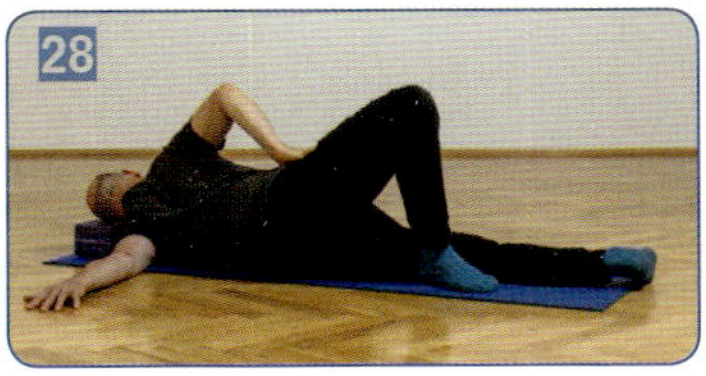

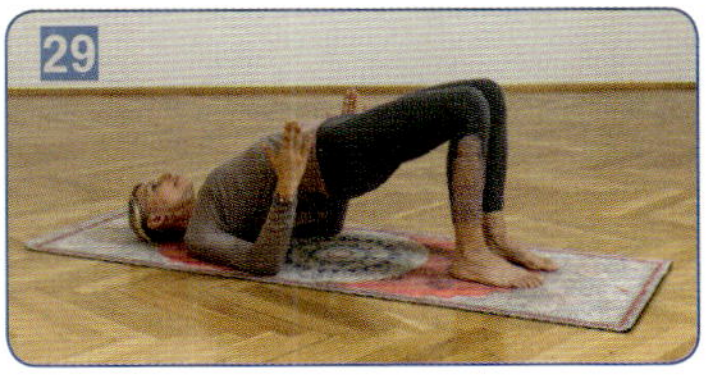

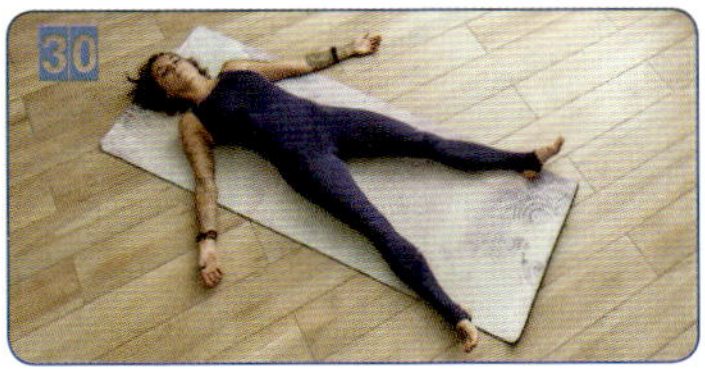

1 und 2: Einfacher Armschwung; 3, 4 und 5: Armkreisen im Stehen (R/L); 6 und 7: Armschwung in 4 Schritten (nur Schritt 1 abgebildet); 8: Schulteröffnung 1; 9: Hund; 10, 11 und 12: Schiefe Ebene; 13: Schwimmer; 14: Drehender Schwimmer; 15: Hund; 16, 17, 18 und 19: Tischposition; 20: Adlerflügel im Sitzen (R/L); 21: Seitliche Dehnung im Sitzen (R/L); 22 und 23: Schulteröffnung 2; 24: Kräftigung des Schürzenbindermuskels (R/L); 25: Easy Twist (R/L); 26 und 27: Adlerflügel im Liegen (R/L); 28: Dehnung des Brustmuskels (R/L); 29: Schulterbrücke – beide Knie zur Brust ziehen (ohne Abbildung); 30: Schlussentspannung

6. FOUR IN ONE (CA. 25 MIN)

Prinzip Schwingung/Kontraktion/Expansion/Kompression

In der folgenden Sequenz wird der ganze Körper von Kopf bis Fuß durchbewegt, wobei hier alle vier Prinzipien zur Anwendung kommen. Die Sequenz wirkt erfrischend und belebend und ist daher zum Beispiel ideal für die Übung am Morgen!

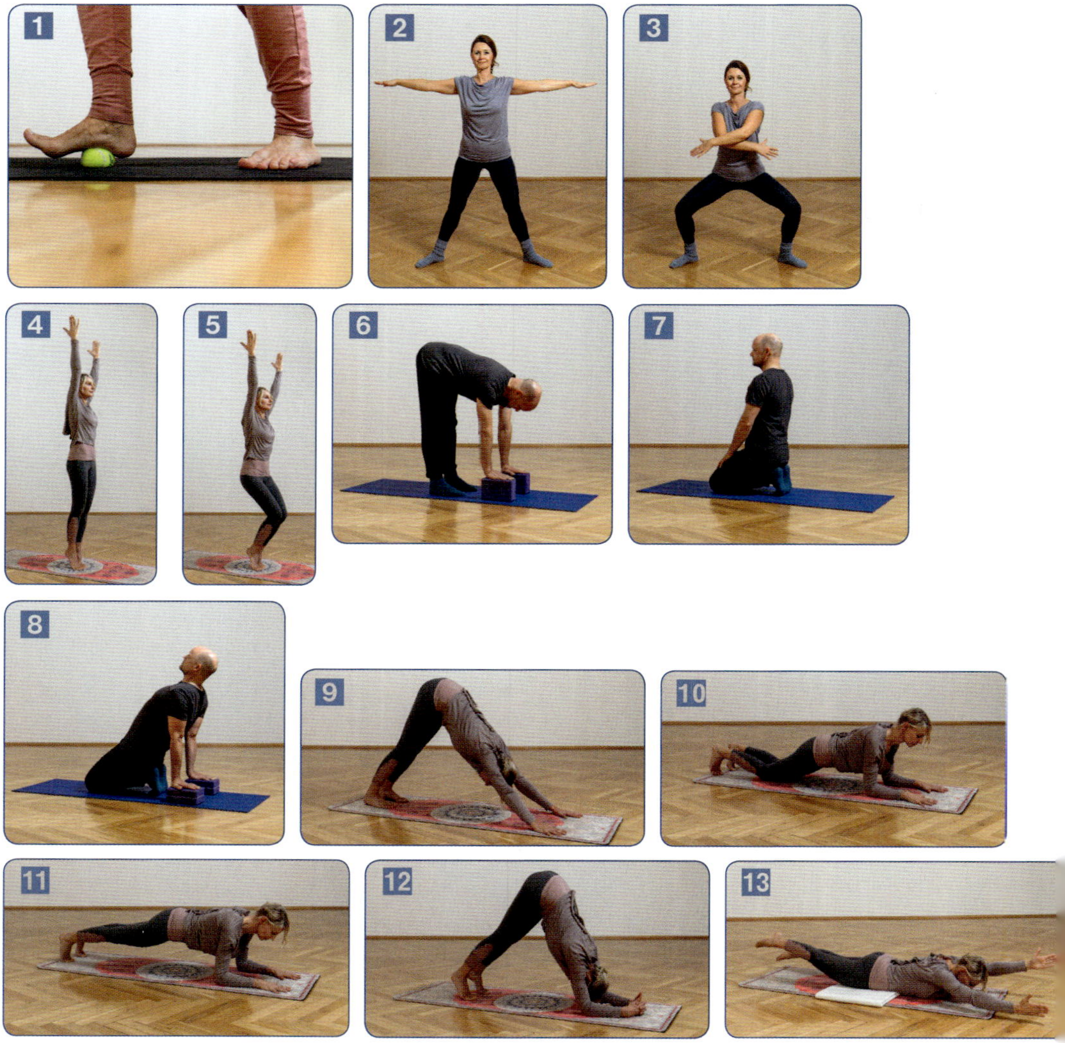

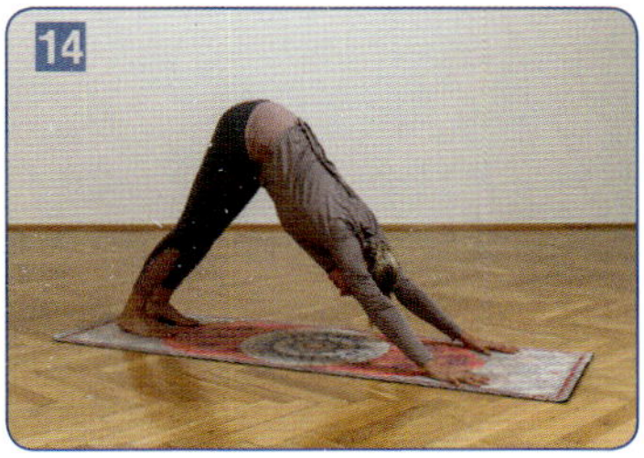

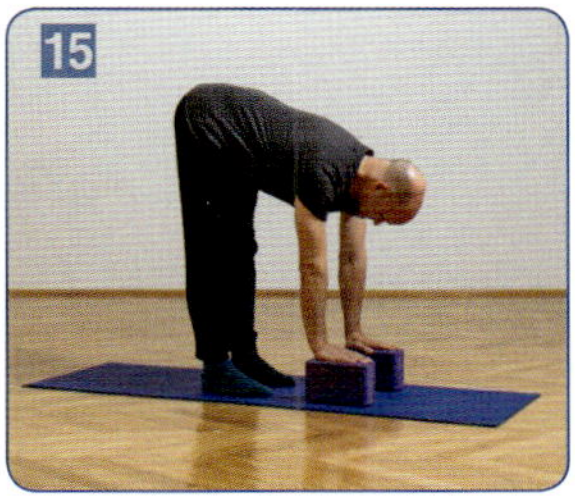

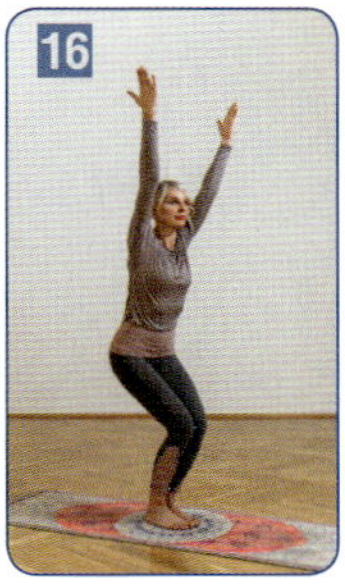

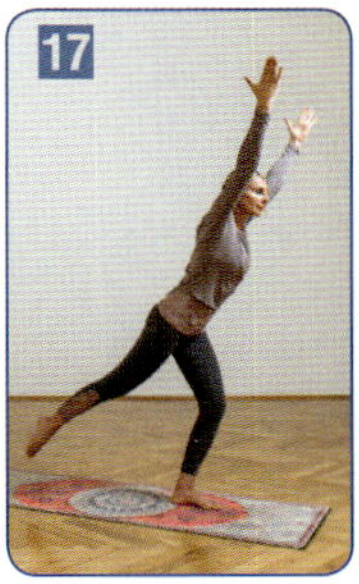

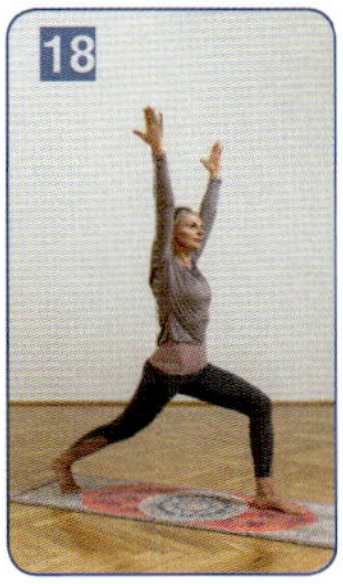

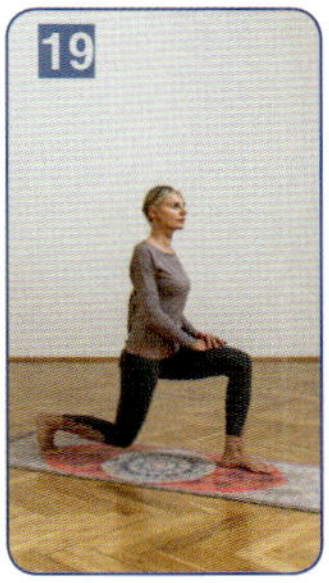

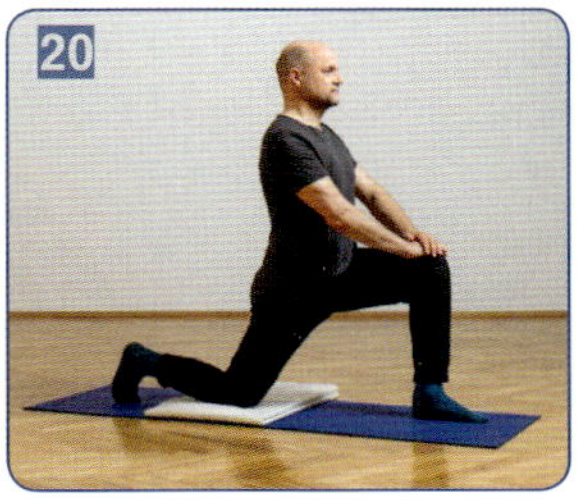

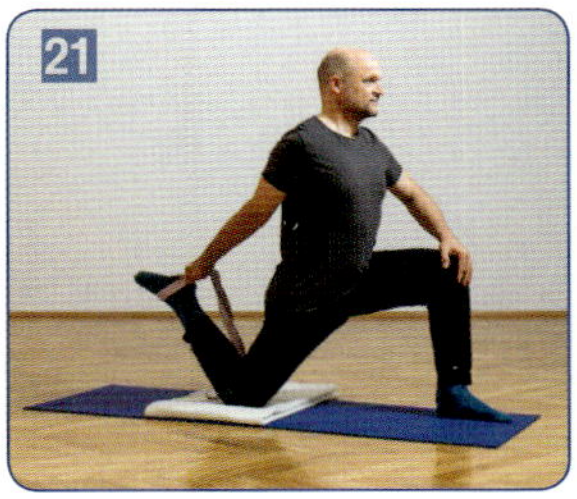

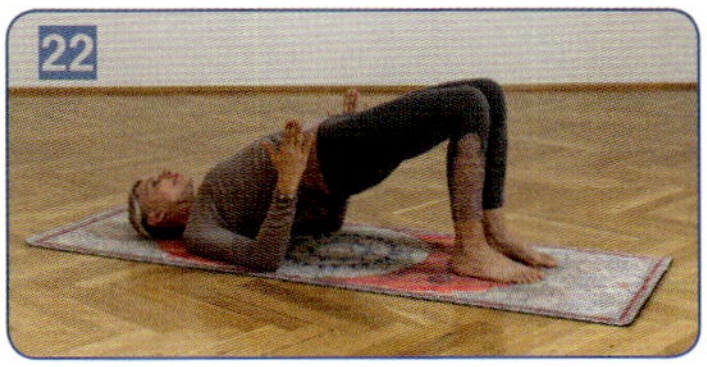

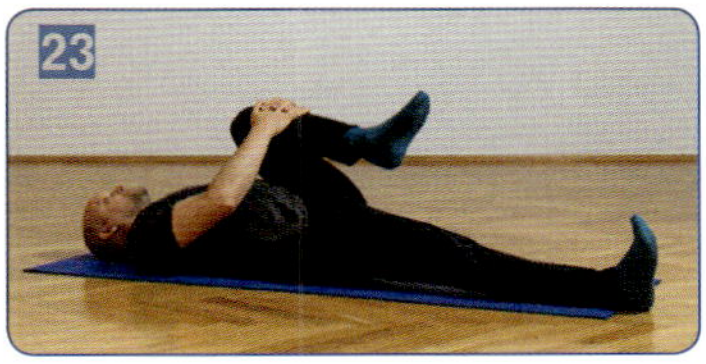

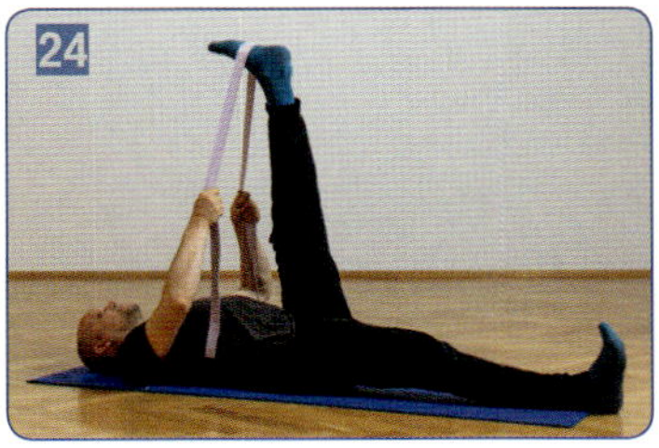

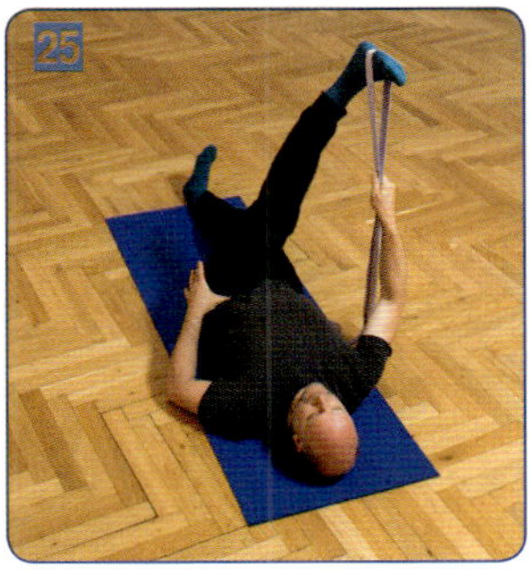

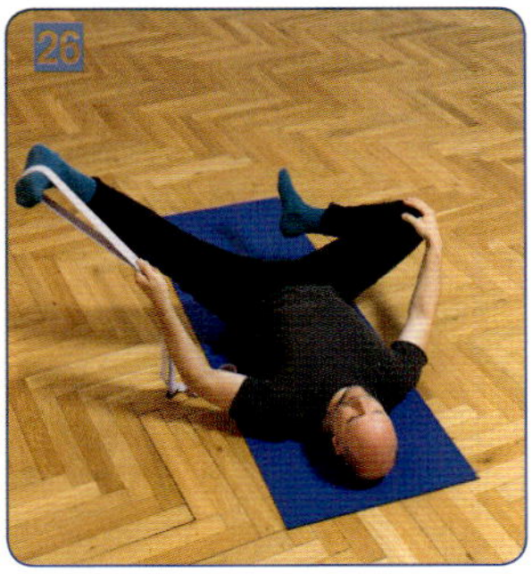

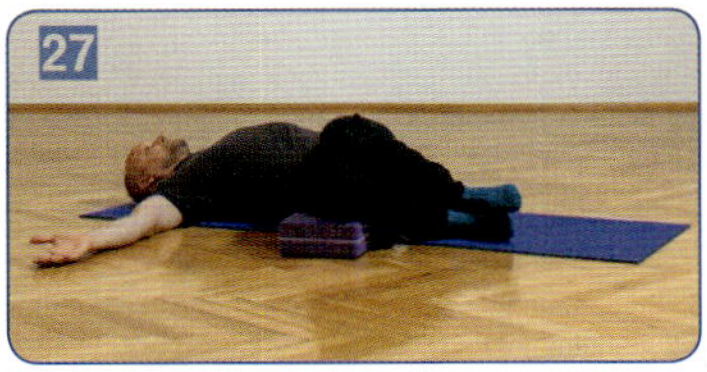

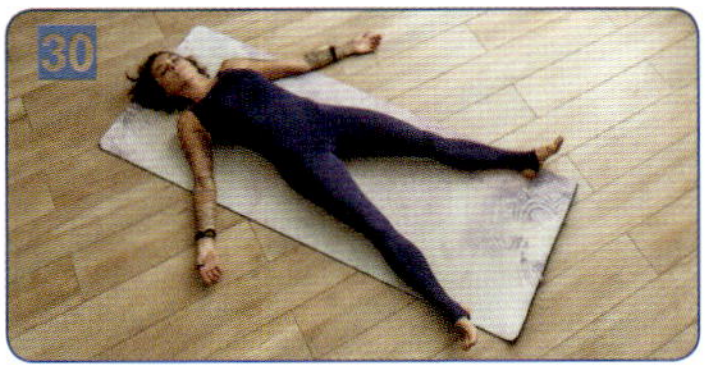

1: Fußsohlen abrollen (R/L); 2 und 3: Armschwung in 4 Schritten (nur Schritt 1 abgebildet); 4 und 5: Kräftigung der Waden und Fußgewölbe; 6: Vorwärtsbeuge im Stehen; 7 und 8: Zehenstand; 9: Hund; 10, 11 und 12: Schiefe Ebene; 13: Schwimmer; 14: Hund; 15: Vorwärtsbeuge im Stehen; 16: Stabile Kniebeuge; 17, 18 und 19: Ausfallschritt (R/L); 20 und 21: Tiefer Ausfallschritt (R/L); 22: Schulterbrücke (dynamisch und halten); 23 und 24: Dehnung für die Rückseite der Oberschenkel (R/L); 25 und 26: Dehnung für die inneren und äußeren Oberschenkel (R/L); 27: Easy Twist (R/L); 28: Schlussentspannung

7. HAPPY HIPS (CA. 15 – 20 MIN)

Prinzip Expansion

Bei dieser ruhigen und entspannenden Sequenz liegt der Fokus auf der Entspannung von Hüften und Beinen. Da die meisten Haltungen auf dem Boden stattfinden, wirkt diese Sequenz regenerierend und ist besonders wohltuend nach einem anstrengenden Tag mit vielen Stunden im Sitzen. Wenn Sie möchten, können Sie in dieser Sequenz auch gut das Prinzip der Gegenspannung anwenden. Besonders wirksam sind die Dehnungen, wenn Sie vorher die Beine mit der Faszien-Rolle massieren!

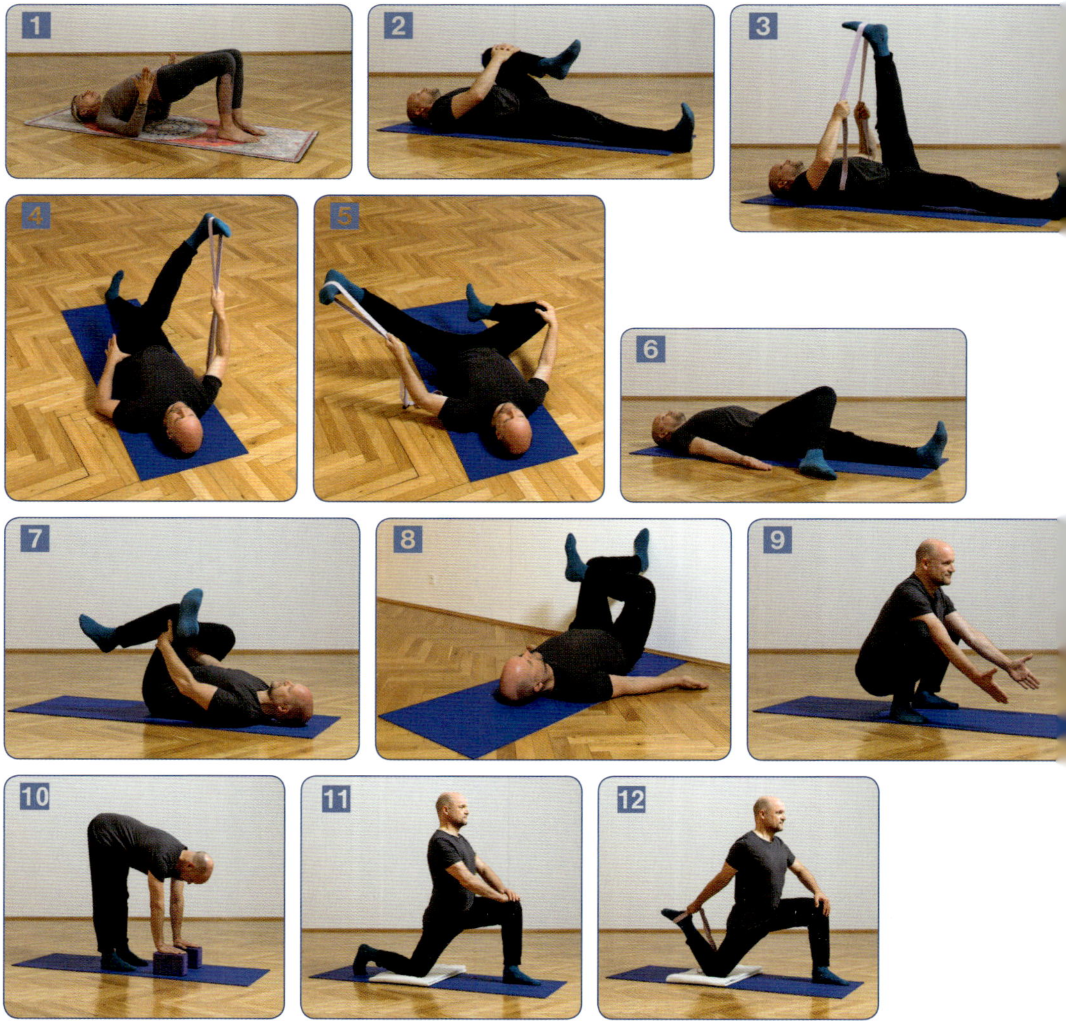

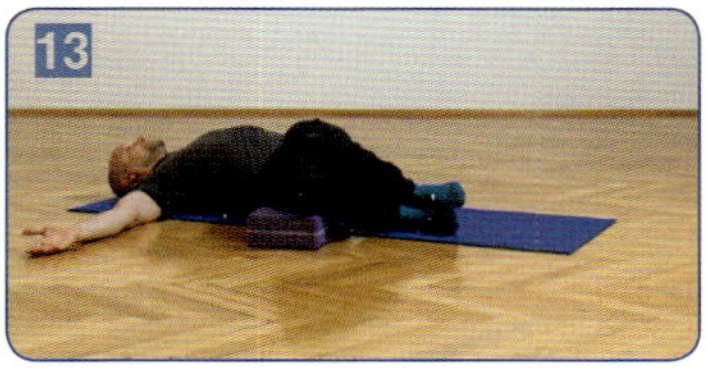
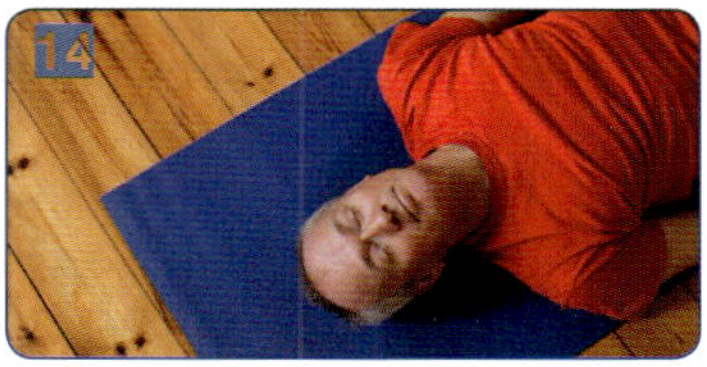

1: Schulterbrücke (dynamisch und halten); 2 und 3: Dehnung für die Rückseite der Oberschenkel (R/L); 4 und 5: Dehnung für die inneren und äußeren Oberschenkel (R/L); 6: Dehnung der Hüfte in Einwärtsdrehung (R/L); 7 und 8: Nadelöhr (R/L); 9: Hocke; 10: Vorwärtsbeuge; 11 und 12: Tiefer Ausfallschritt (R/L); 13: Easy Twist (R/L); 14: Schlussentspannung

8. NACKENWOHL (CA. 15 – 20 MIN)

Prinzip Kontraktion/Expansion

In dieser Sequenz mobilisieren und dehnen wir auf sanfte Weise Nacken, Schultern und Brust, wodurch sich Verspannungen lösen lassen. Da die Haltungen überwiegend im Sitzen und Liegen stattfinden, wirkt die Sequenz regenerierend. Üben Sie sie in aller Ruhe, zum Beispiel abends vor dem Schlafengehen.

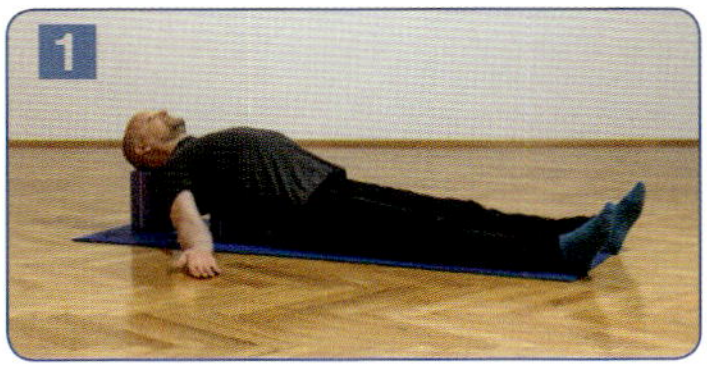
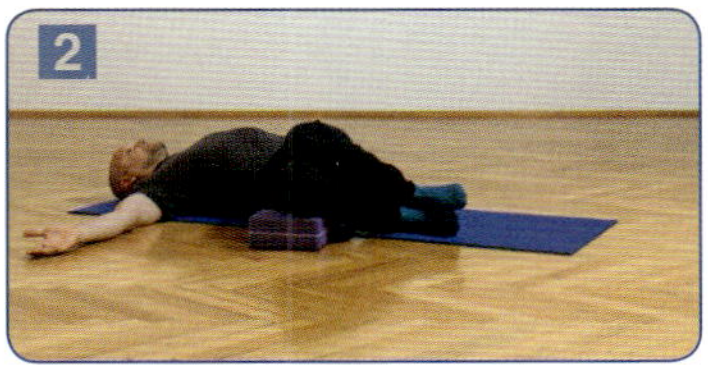
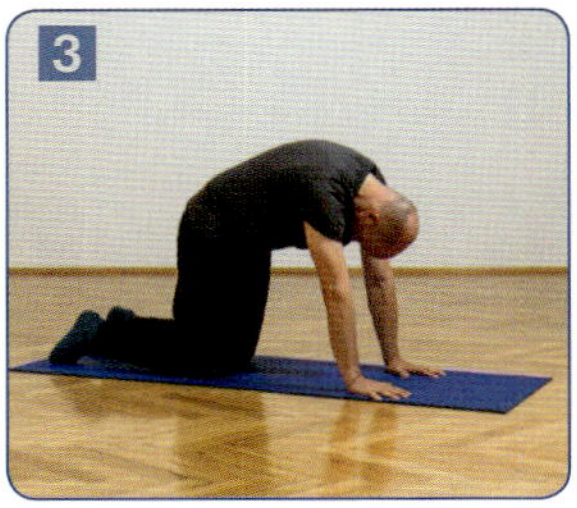
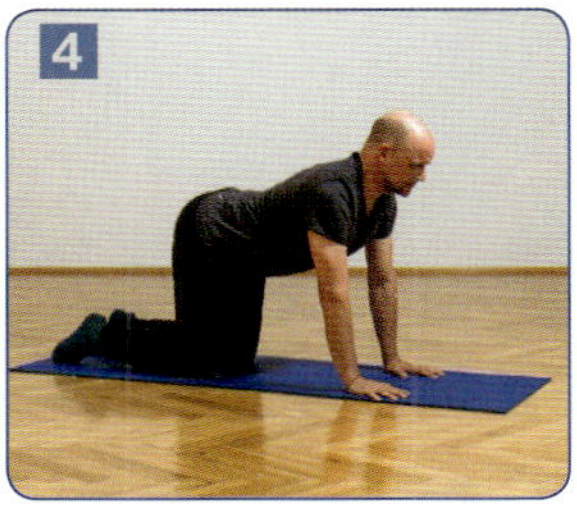
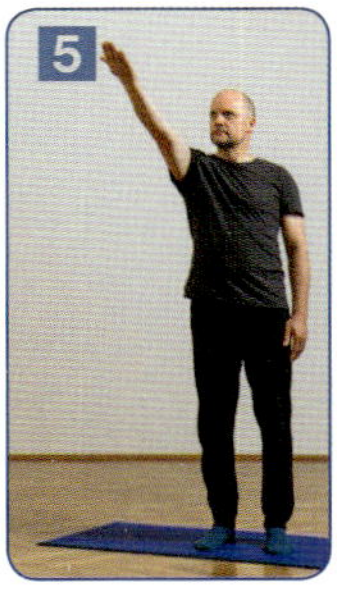
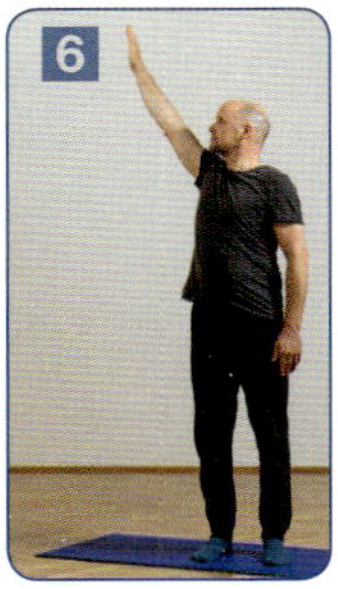
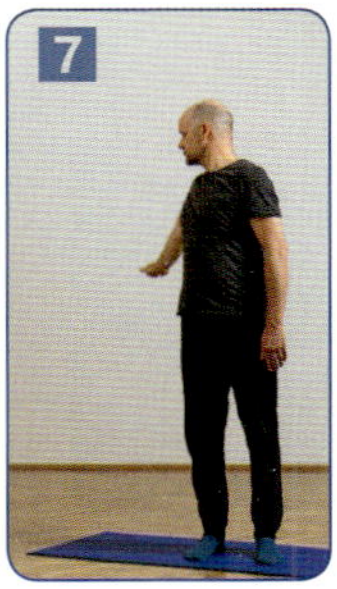

1: Passive Brustöffnung auf Unterlage; 2: Easy Twist (R/L); 3 und 4: Aktive Brustöffnung im Vierfüßlerstand; 5, 6 und 7: Armkreisen im Sitzen (hier im Stehen abgebildet) (R/L); (Fortsetzung nächste Seite)

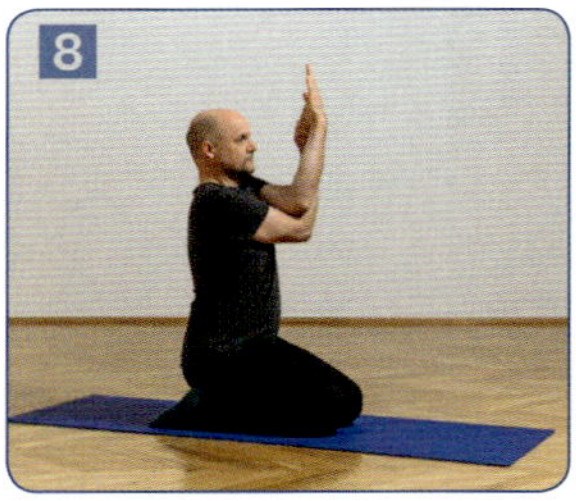
8

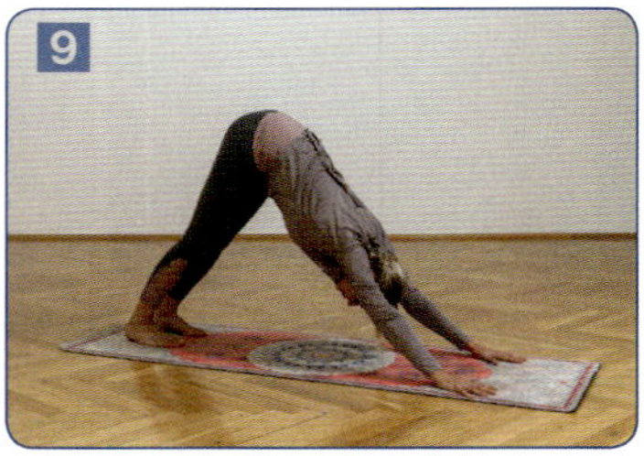
9

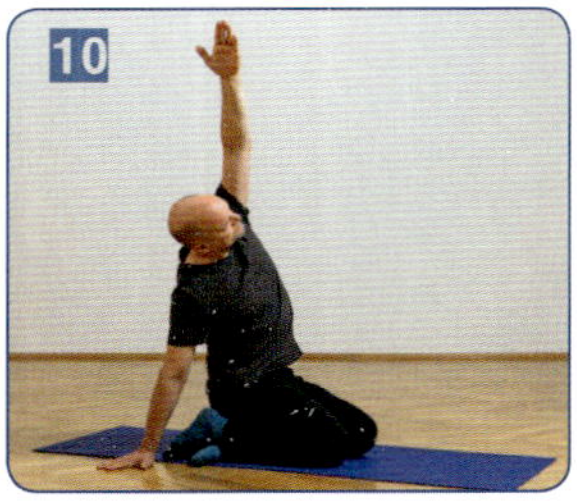
10

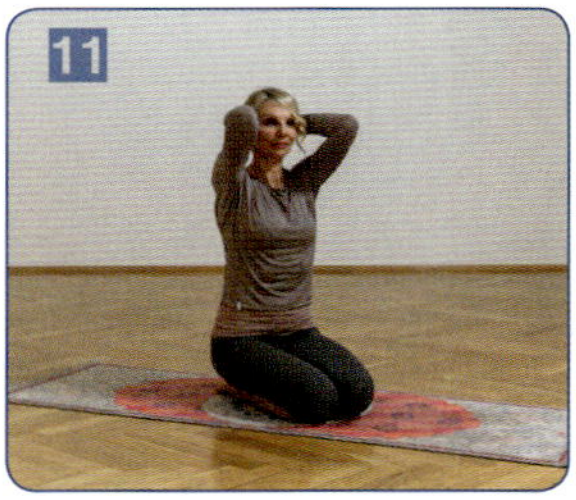
11

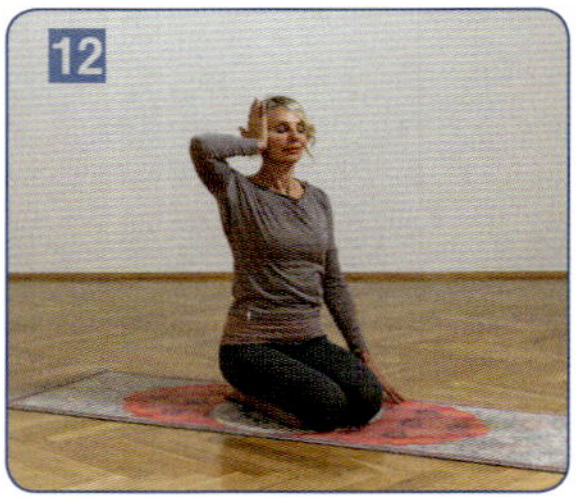
12

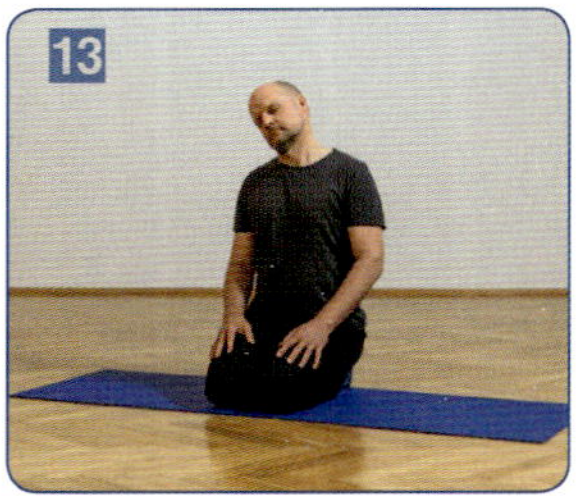
13

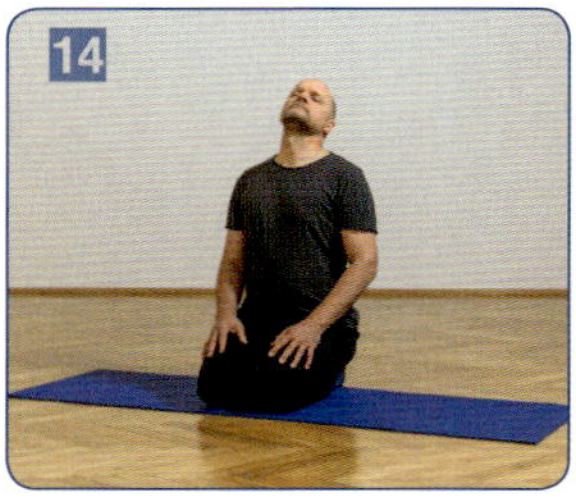
14

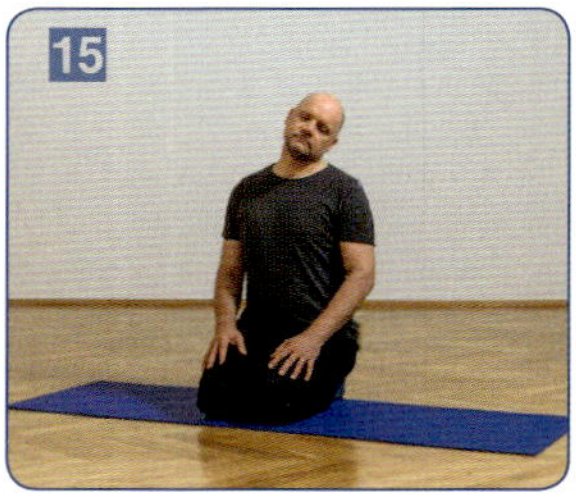
15

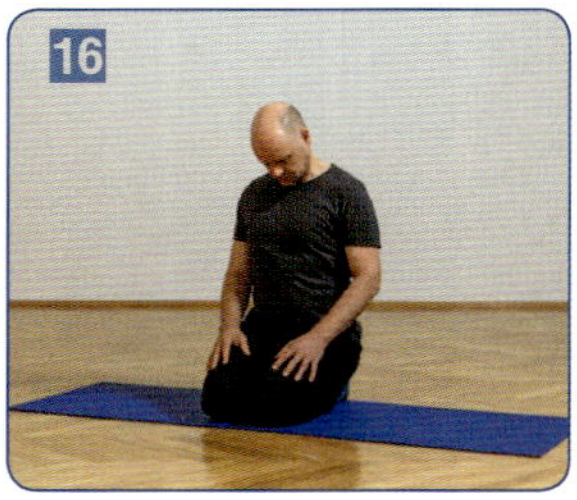
16

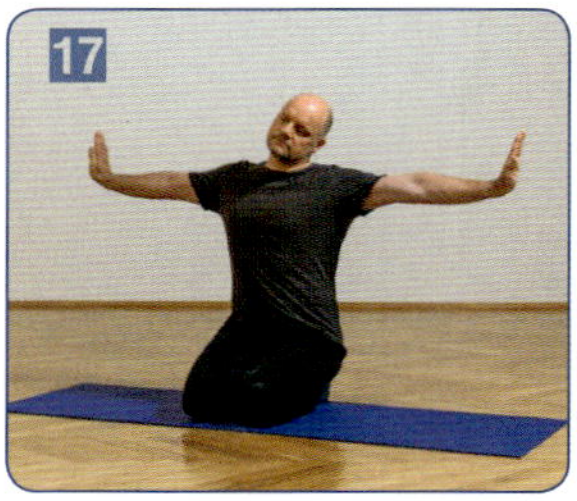
17

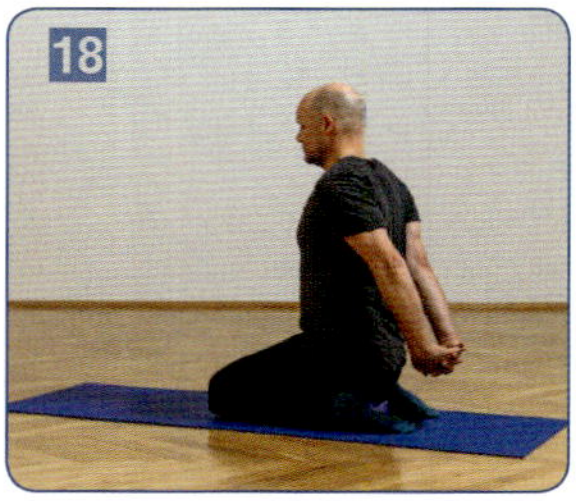
18

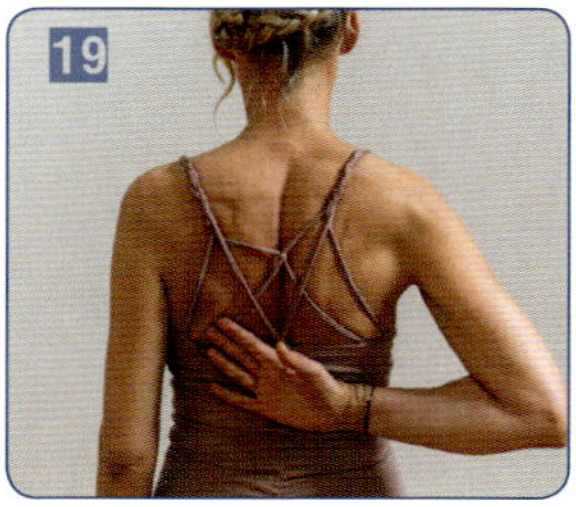
19

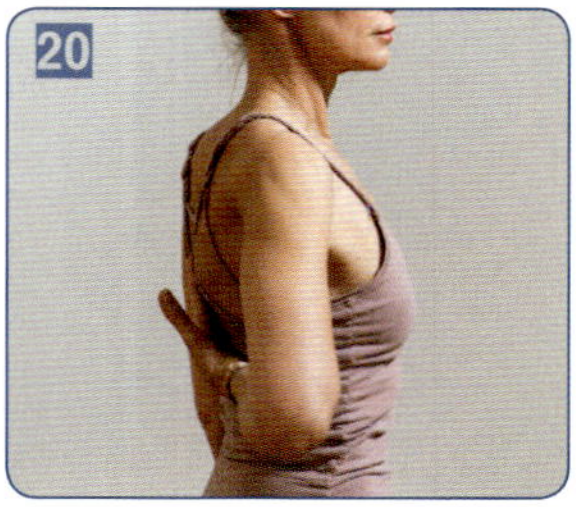
20

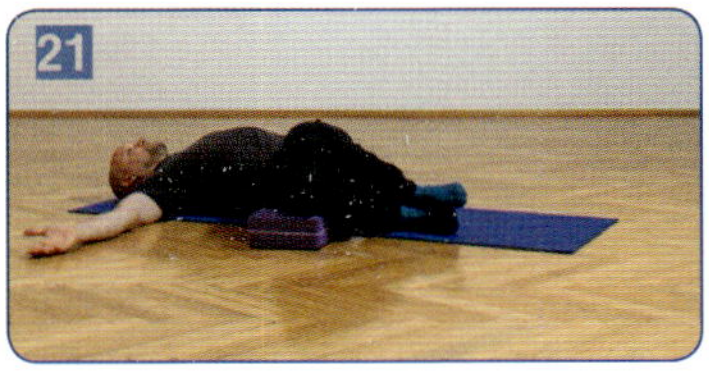

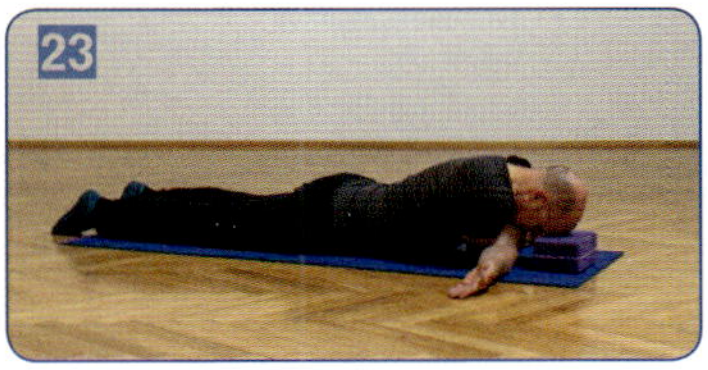

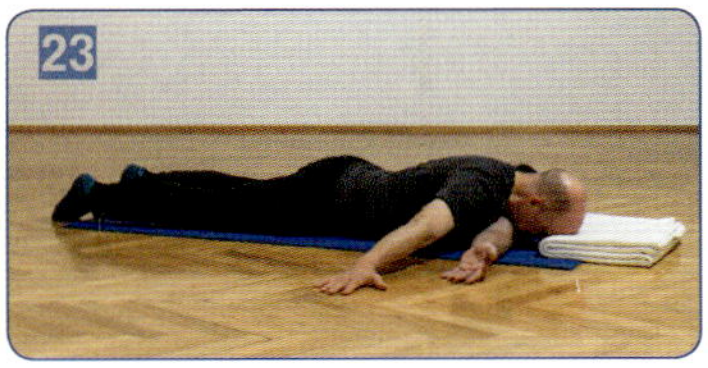

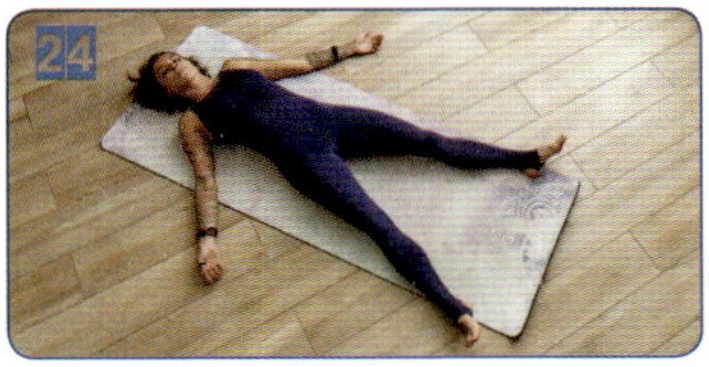

8: Adlerflügel im Sitzen (R/L); 9: Hund; 10: Seitliche Dehnung im Sitzen (R/L); 11 und 12: Aktivierung der Nackenmuskulatur (R/L); 13, 14, 15 und 16: Nackenkreisen; 17: Seitliche Nackendehnung (R/L); 18: Schulteröffnung 2; 19 und 20: Kräftigung des Schürzenbindermuskels (R/L); 21: Easy Twist (R/L); 22 und 23: Adlerflügel im Liegen (R/L); 24: Schlussentspannung

9. TIEFENENTSPANNT (CA. 30 MIN)

Prinzip Expansion

Diese Sequenz findet ausschließlich im Liegen statt und wirkt sehr regenerierend auf Körper und Geist. Passen Sie alle Haltungen mit Hilfsmitteln an, so dass Sie mindestens 3 – 5 Minuten darin verweilen können. Nehmen Sie sich genügend Zeit und üben in aller Ruhe, vielleicht auch mit einer sanften Musik im Hintergrund, wenn Ihnen dies hilft, sich zu entspannen.

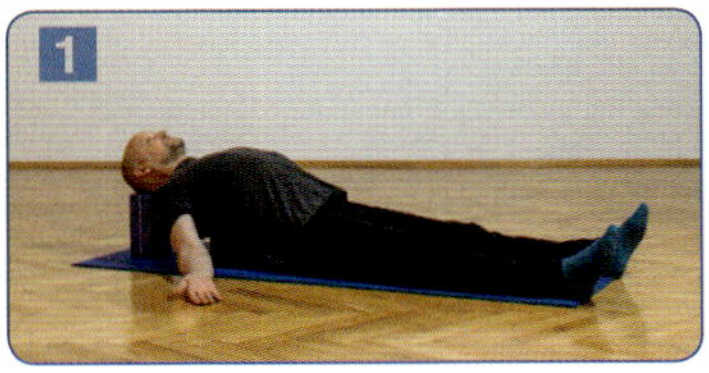

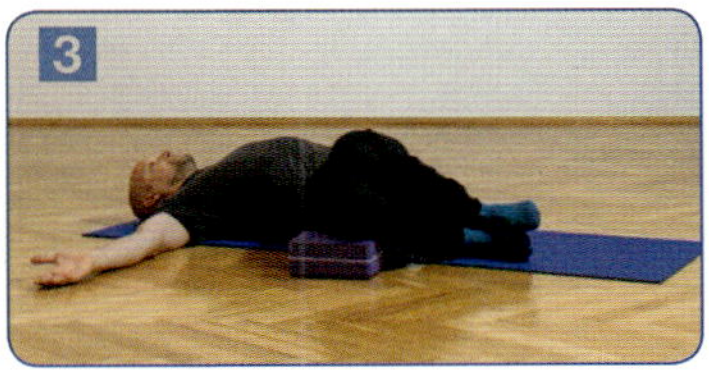

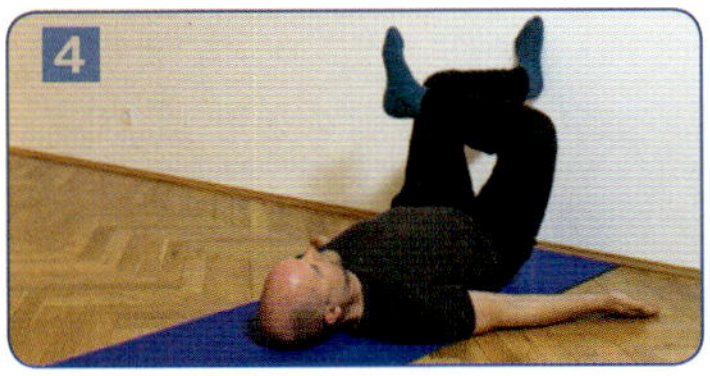

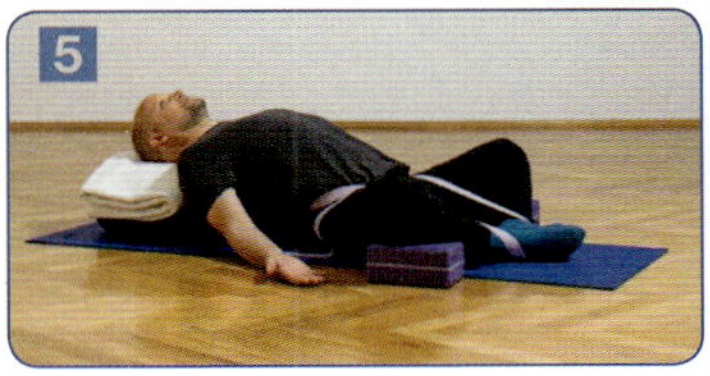

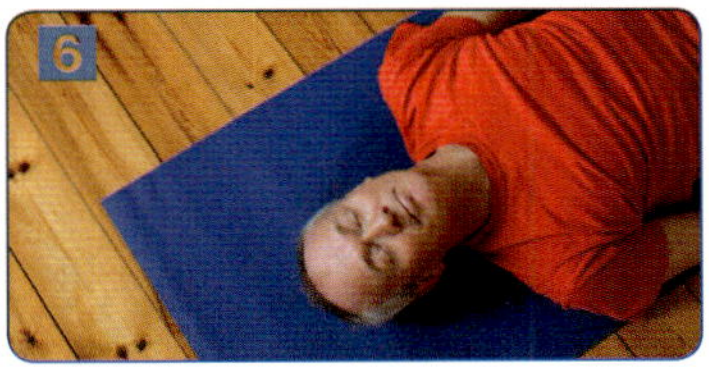

1: Passive Brustöffnung – dann Rückenlage (ohne Abbildung);
2: Easy Twist (R/L) – dann Rückenlage (ohne Abbildung);
3. Nadelöhr – regenerative Variante an der Wand (R/L) – dann Rückenlage (ohne Abbildung);
4: Frosch (im Liegen);
5: Schlussentspannung

- **Halten Sie jede Haltung mindestens drei Minuten.**
- **Lassen Sie sich *viel Zeit,* um von einer Haltung zur nächsten zu wechseln! Hektische Bewegungen stören die Ruhe und lenken ab.**
- **Unterscheiden Sie zwischen einem positiven Dehnungsschmerz, der Sie sanft fordert, und einem negativen Schmerz, der Sie stresst und überfordert!**
- **Kommen Sie nach jeder Haltung für etwa eine Minute in die Rückenlage und spüren nach.**
- **Atmen Sie während der gesamten Praxis sanft durch die Nase!**

10. GANZKÖRPERMASSAGE (CA. 20 MIN)

Prinzip Kompression

In der folgenden Sequenz massieren Sie Ihren ganzen Körper, wodurch Sie muskuläre Verspannungen und Verklebungen in den Faszien lösen können. Die Übungen finden alle im Sitzen oder Liegen statt, daher ist die Abfolge physisch nicht anstrengend. Wie wir jedoch wissen, kann das Lösen verklebter Faszien anfänglich unangenehm oder sogar schmerzhaft sein. Achten Sie während der Massage daher besonders auf Ihre Atmung und machen nach jeder Haltung eine kurze Pause, indem Sie sich auf den Rücken legen und sich bewusst wieder entspannen. Bitte beachten Sie auch die in Teil 2 beschriebenen Kontraindikationen!

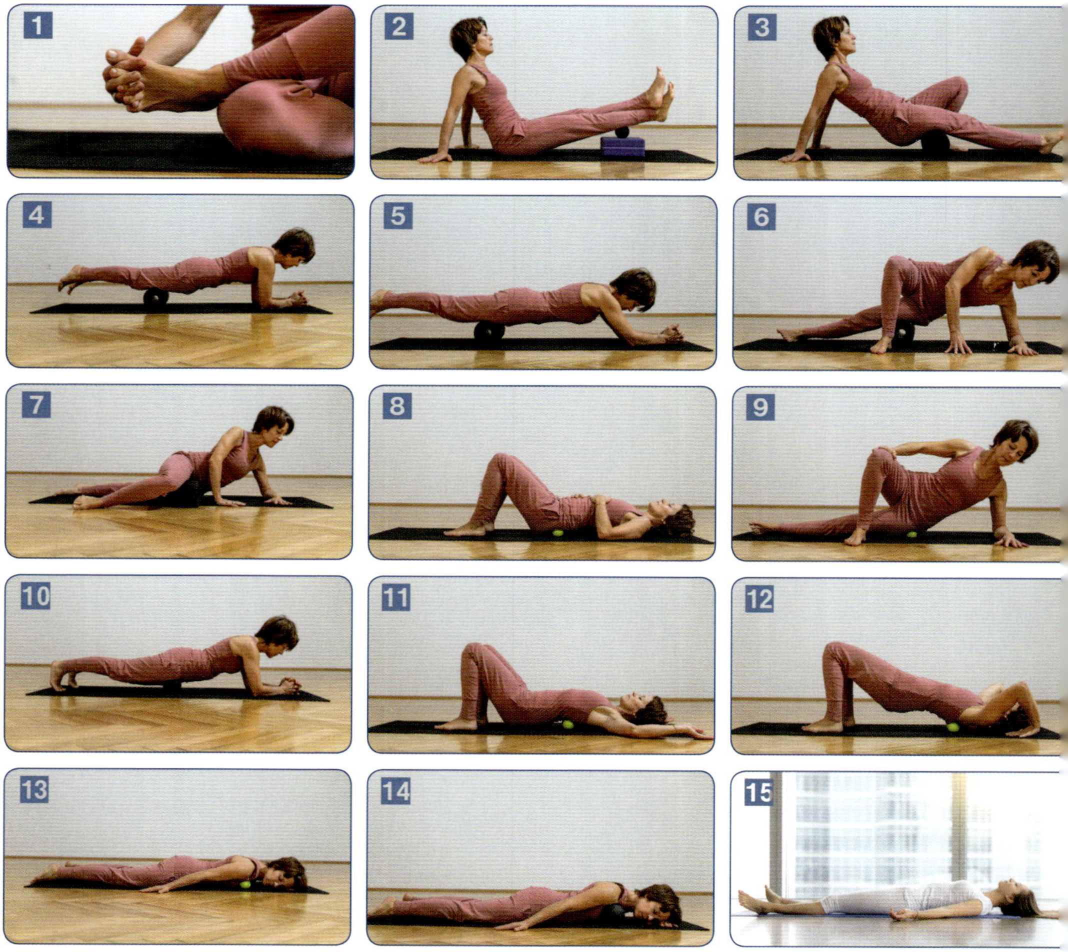

1: Fußmassage mit den Händen (R/L); 2: Massage für die Unterschenkel (R/L); 3: Massage für die Rüc seite der Oberschenkel (R/L); 4 und 5: Massage für die vorderen Oberschenkel (R/L); 6: Massage für die seitlichen Oberschenkel (R/L); 7: Massage für die Innenseite der Oberschenkel (R/L); 8: Massage für die Gesäßmuskulatur; 9: Massage für die seitliche Hüftmuskulatur (R/L); 10: Massage für die hüftbeugenden Muskeln (R/L); 11 und 12: Rückenmassage; 13 und 14: Massage für die Brustmuskulatur (R/L); 15: Schlussentspannung

Alle Übungen im Überblick

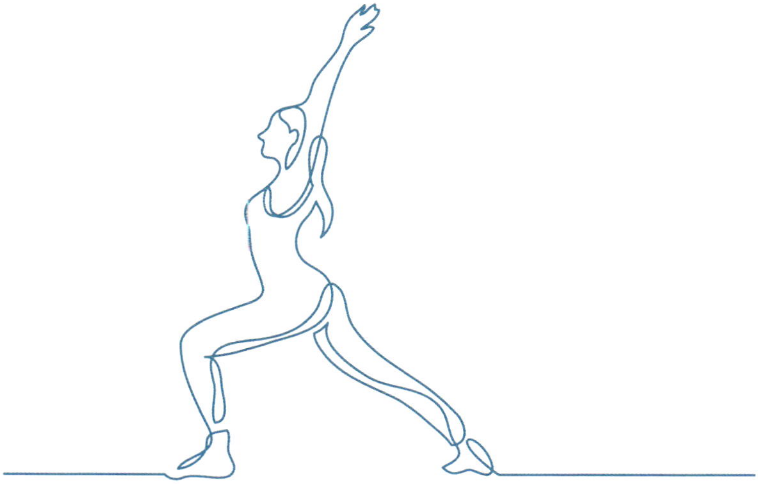

Weiterführende Literatur

Berceli, David: Shake it off naturally. Reduce stress, anxiety, and tension with TRE, 2015

Levine, Peter: Sprache ohne Worte, München 2011

Myers, Thomas: Anatomy Trains. Myofasziale Leitbahnen. Für Manual- und Bewegungstherapeuten, München 2015

Schleip, Robert und Bayer, Johanna: Faszien-Fitness. Vital, elastisch, dynamisch in Alltag und Sport, München 2019

Schleip, Robert und Baker, Amanda: Faszien in Sport und Alltag, München 2016

Skuban, Ralph: Die Buteyko-Methode. Wie wir unsere Atmung verbessern für mehr Gesundheit im Alltag, Beruf, Yoga und Sport, Amerang 2020

Skuban, Ralph: Atmen – heilt – entspannt – zentriert, München 2022

Stecco, Carla: Atlas des menschlichen Fasziensystems, München 2015

Danksagung

An der Entstehung dieses Buches waren direkt und indirekt viele Menschen beteiligt, denen ich hier meine tief empfundene Dankbarkeit ausdrücken möchte. Allen voran möchte ich mich bei Peter Michel vom Crotona Verlag für das entgegengebrachte Vertrauen bedanken, für das sorgfältige Lektorat und die Großzügigkeit, meinem Buch ein so schönes Gewand zu verpassen. Annette Wagner danke ich für das tolle und aufwendige Layout, die offene und herzliche Zusammenarbeit und die große Geduld im Angesicht der vielen Arbeit, die ich ihr zugemutet habe! Großer Dank auch an Florian Seidel vom Studio Seidel für die wunderbaren Fotos sowie für seine große Hilfsbereitschaft und unendliche Geduld während der Fotosession.

Großen Dank möchte ich auch meinen verschiedenen Lehrern aussprechen, die meinen Weg auf die eine oder andere Art begleitet haben: Richard Weber, dessen Schwunggymnastik und tiefes Verständnis von Körpersprache meine Sicht auf Haltung und Bewegung nachhaltig geprägt haben; Jean-Martin Moncero, dessen gebetsmühlenartig wiederholtes Mantra „sensazioni fisiche" (körperliche Empfindungen) im Improvisationsunterricht schließlich doch

Wirkung gezeigt hat; Szilard Szekely, der wie kein anderer Präsenz in der Bewegung einforderte; Corinna Vitale und Martin Bartelt für das wichtigste Feedback im ersten Jahr meiner Ausbildung. Bei Francis Albiero bedanke ich mich für die Einsicht, dass die bewusste Limitierung manchmal ungeahnte Möglichkeiten eröffnet; bei Ilse Fürst, dass sie mir schon im Kindesalter die Schönheit der lateinischen Sprache näherbrachte. Chad Hamrin danke ich für seine Freundschaft und dafür, dass er mich gelehrt hat, meine Augen zu benutzen (nach innen wie nach außen); Annie Carpenter, Mati Ezraty und Donna Fahri für die Inspiration sowie die lehrreichen und achtsamen Yogastunden. Thomas Myers und Dr. Robert Schleip danke ich für Ihre mitreißende Begeisterung für die Faszien, die sich inzwischen auf mich übertragen hat, und für ihre umfangreichen Bücher und Webinare zu diesem Thema. Besonders möchte ich mich auch bei Siegfried Fauland bedanken, der mir nicht nur während meiner artistischen Laufbahn immer wieder physiotherapeutisch zur Seite stand, sondern auch die Entstehung dieses Buches mit sachlichem und fachlichem Rat begleitet hat. Großen Dank auch an meine lieben Models, die Yoga-LehrerInnen Hilde Schmidt, Christian Edlinger, Evelin Figas und Christl Kupferschmidt für die Hilfe und den geduldigen Einsatz beim Fotoshooting. Bei Christl Kupferschmidt möchte ich mich außerdem ganz besonders für die herzliche Unterstützung, das akribische Lesen der Übungsanleitungen sowie das konstruktive Feedback bedanken. Lenelies Jeron danke ich für Ihre Verbundenheit, für den immer inspirierenden Austausch und die hilfreichen Literaturtipps; Rosmarie Maier und Alejandro Lubos für ihre kontinuierliche Unterstützung meiner Gesundheit; Margarita Brugger für die unglaubliche Heilerfahrung in den Schweizer Bergen; Uli und Babs für das Vertrauen in meine Arbeit während vieler Jahre. Meiner Familie und ganz besonders meinen Eltern bin ich sehr dankbar, dass sie meinen unkonventionellen Weg immer unterstützt und gefördert haben! Und schließlich möchte ich mich auch noch bei unserem geliebten Kater Puschel bedanken, der den Schreibprozess auf seine Weise unterstützt hat, indem er mich (schnurrend auf meinem Schoß liegend) immer wieder konkrekt daran erinnert hat, wie wichtig Vibration und Schwingung sind…

Doch das Beste kommt zum Schluss: Ohne Dich, lieber Ralph, wäre dieses Buch nicht entstanden. Nicht nur, weil Du mir mit Rat und Tat praktisch und konstruktiv zur Seite gestanden hast, sondern weil erst durch Dich alles in meinem Leben erstrahlt: Denn da, wo Du bist, ist mein Himmel.

Anmerkungen

1 Vgl. Schleip, Robert und Bayer, Johanna: Faszien-Fitness. Vital, elastisch, dynamisch in Alltag und Sport, München 2019, S. 99
2 Vgl. "The unused Arc Theory" https://thebodymechanic.com/active-release-technique-blog/arthritis-is-not-a-wear-and-tear-problem/ [zuletzt besucht am 10.08.2021]
3 Vgl. Schleip, Robert und Bayer, Johanna: Faszien-Fitness. Vital, elastisch, dynamisch in Alltag und Sport, München 2019, S. 70
4 Vgl. Schleip, Robert und Bayer, Johanna: Faszien-Fitness. Vital, elastisch, dynamisch in Alltag und Sport, München 2019, S. 71
5 Myers, Thomas: Anatomy Trains. Myofasziale Leitbahnen. Für Manual- und Bewegungstherapeuten, München 2015, vgl. S. 13
6 Wulf, Andrea: Alexander von Humboldt und die Erfindung der Natur, München 2018, S. 24
7 Vgl. Schleip, Robert in seinem Online-Webinar: https://yogaonline.lpages.co/tom-myers-2021-how-new-discoveries-in-fascia-research-is-revolutionizing-our-understanding-of-health-and-healing-3 (Stand Januar 2021)
8 Myers, Thomas: Anatomy Trains. Myofasziale Leitbahnen. Für Manual- und Bewegungstherapeuten, München 2015, vgl. S. 30
9 Schleip, Robert und Bayer: Johanna: Faszien-Fitness. Vital, elastisch, dynamisch in Alltag und Sport, München 2019, S. 29
10 Vgl. https://www.tk.de/presse/themen/medizinische-versorgung/ambulante-versorgung/ruecken-operation-zweitmeinung-2102746?tkcm=aaus (Stand: 12.03.2021)
11 Myers, Thomas: https://www.functional-training-magazin.de/das-tensegrity-modell (8. Februar 2016)
12 Vgl. Myers, Thomas: Anatomy Trains. Myofasziale Leitbahnen. Für Manual- und Bewegungstherapeuten, München 2015, vgl. S. 51
13 Vgl. Myers, Thomas: Anatomy Trains. Myofasziale Leitbahnen. Für Manual- und Bewegungstherapeuten, München 2015, Anhang
14 Vgl. Schleip, Robert und Bayer, Johanna: Faszien-Fitness. Vital, elastisch, dynamisch in Alltag und Sport, München 2019, S. 64
15 Schleip, Robert und Bayer, Johanna: Faszien-Fitness. Vital, elastisch, dynamisch in Alltag und Sport, München 2019, S. 65
16 Vgl. Schleip, Robert und Bayer, Johanna: Faszien-Fitness. Vital, elastisch, dynamisch in Alltag und Sport, München 2019, S. 78
17 Myers, Thomas: Anatomy Trains. Myofasziale Leitbahnen. Für Manual- und Bewegungstherapeuten, München 2015, vgl. S. 15
18 Vgl. Schleip, Robert und Baker, Amanda: Faszien in Sport und Alltag, 2016, S. 17
19 Myers, Thomas: Anatomy Trains. Myofasziale Leitbahnen. Für Manual- und Bewegungstherapeuten, München 2015, vgl. S. 31
20 Myers, Thomas: Anatomy Trains. Myofasziale Leitbahnen. Für Manual- und Bewegungstherapeuten, München 2015, S. 64
21 Vgl. Myers, Thomas: Anatomy Trains. Myofasziale Leitbahnen. Für Manual- und Bewegungstherapeuten, München 2015, S. 30
22 Schleip, Robert und Baker, Amanda: Faszien in Sport und Alltag, 2016, S. 20
23 Vgl. Schleip, Robert und Baker, Amanda: Faszien in Sport und Alltag, 2016, S. 20

24 Myers, Thomas: Anatomy Trains. Myofasziale Leitbahnen. Für Manual- und Bewegungstherapeuten, München 2015, S. 18
25 Myers, Thomas: Anatomy Trains. Myofasziale Leitbahnen. Für Manual- und Bewegungstherapeuten, München 2015, S. 61
26 Vgl. Myers, Thomas: Anatomy Trains. Myofasziale Leitbahnen. Für Manual- und Bewegungstherapeuten, München 2015, S. 60
27 Myers, Thomas: Anatomy Trains. Myofasziale Leitbahnen. Für Manual- und Bewegungstherapeuten, München 2015, S. 61
28 Schleip, Robert und Bayer, Johanna: Faszien-Fitness. Vital, elastisch, dynamisch in Alltag und Sport, München 2019, S. 48
29 Langevin, Helene et al: How research in Facia Biology can impact integrative Oncology, 2016 American Association for Cancer Research
30 Berceli, David: Shake it off naturally. Reduce stress, anxiety, and tension with [TRE], 2015, S. 81
31 Schindler, Sonia: „Einfluss von Stickstoffmonoxid auf TGF-β induzierte Fibrosebildung", Dissertation an der Klinik für Rheumatologie und Immunologie der Friedrich-Alexander-Universität Erlangen-Nürnberg
32 Vgl: Schleip, Robert und Bayer, Johanna: Faszien-Fitness. Vital, elastisch, dynamisch in Alltag und Sport, München 2019, S. 85
33 Vgl: Schleip, Robert und Bayer, Johanna: Faszien-Fitness. Vital, elastisch, dynamisch in Alltag und Sport, München 2019, S. 39
34 Schleip, Robert und Bayer, Johanna: Faszien-Fitness. Vital, elastisch, dynamisch in Alltag und Sport, München 2019, S. 41
35 Cole, Jonathan: Losing touch. A man without his body, Oxford University Press, 2016
36 Myers, Thomas: Anatomy Trains. Myofasziale Leitbahnen. Für Manual- und Bewegungstherapeuten, München 2015, S. 61
37 Cannon, Walter: Bodily Changes in Pain, Hunger, Fear and Rage, D. Appleton and Company 1915
38 Vgl. Porges, Steven: Die Polyvagal-Theorie und die Suche nach Sicherheit. Lichtenau 2017
39 Skuban, Ralph: Die Buteyko Methode. Wie wir unsere Atmung verbessern für mehr Gesundheit im Alltag, Beruf, Yoga und Sport. München 2020, S. 34
40 Vgl: Eder, Ursula und Sperlich, Franz: Das Parasympatikus Prinzip. Wie wir mit nur wenigen Atemzügen unseren inneren Arzt fit machen. München 2019, S. 18
41 Levine, Peter: Sprache ohne Worte. München 2011, S. 61
42 Levine, Peter: Sprache ohne Worte. München 2011, S. 229
43 Heinrich-Clauer, Vita und v. Schlippe, Arist: „... dem Körper zu erlauben, sich laufend selbst zu heilen." In: *Psychotherapie im Dialog.* Heft 2-2006, Thieme-Verlag
44 Berceli, David: Shake it off naturally. Reduce stress, anxiety, and tension with [TRE], 2015, S. 84
45 Rüegg, Johann Caspar: Gehirn, Psyche und Körper, Stuttgart 2011, S. 1
46 Rüegg, Johann Caspar: Gehirn, Psyche und Körper, Stuttgart 2011, S. 2
47 Herrigel, Eugen: Zen in der Kunst des Bogenschießens, München 2011, S. 41
48 Wulf, Andrea: Alexander von Humboldt und die Erfindung der Natur, München 2018, S. 117
49 Frank, Viktor Emil: Trotzdem Ja zum Leben sagen: Ein Psychologe erlebt das Konzentrationslager. München 1977

50 Vgl. Ralph Skuban: Die Buteyko-Methode. Wie wir unsere Atmung verbessern für mehr Gesundheit und Leistungsfähigkeit im Alltag, Beruf, Yoga und Sport, Amerang 2021

51 William Walker Atkinson (aka Yogi Rama Charaka): Science of Breath, Anodos Books 2019

52 Vgl. hierzu detailliert: Ralph Skuban: Atmen – heilt – entspannt – zentriert, München 2022

53 Vgl. hierzu detailliert: Ralph Skuban: Atmen – heilt – entspannt – zentriert, München 2022 und Die Buteyko-Methode. Wie wir unsere Atmung verbessern für mehr Gesundheit und Leistungsfähigkeit im Alltag, Beruf, Yoga und Sport, Amerang 2021

54 Myers, Thomas: Anatomy Trains. Myofasziale Leitbahnen. Für Manual- und Bewegungstherapeuten, München 2015, S. 251

55 Vgl. Schleip, Robert und Bayer, Johanna: Faszien-Fitness. Vital, elastisch, dynamisch in Alltag und Sport, München 2019, S. 113

56 Myers, Thomas: Anatomy Trains. Myofasziale Leitbahnen. Für Manual- und Bewegungstherapeuten, München 2015, S. 235

57 Vgl. Schleip, Robert und Bayer, Johanna: Faszien-Fitness. Vital, elastisch, dynamisch in Alltag und Sport, München 2019, S. 114

58 Schleip, Robert und Bayer, Johanna: Faszien-Fitness. Vital, elastisch, dynamisch in Alltag und Sport, München 2019, S. 115

59 Vergin, Julia: Wie Sport der Psyche auf die Sprünge hilft. Https://www.dw.com/de/wie-sport-der-psyche-auf-die-spr%C3%BCnge-hilft/a-48965645 (Stand: 13.09.2021)

60 Vgl. Havener, Thorsten: Ich sehe das, was du nicht sagst. Körpersprache verstehen – Menschen lesen, München 2020

61 Molcho, Samy: ABC der Körpersprache, München 2006, S. 12

62 Molcho, Samy: Körpersprache, München 1983

63 Der dänische Wissenschaftler Dr. Gerhard Nielsen untersuchte in einer Studie die Dauer unseres Blicks und fand heraus, dass wir uns bei Gesprächen tatsächlich nur wenig ansehen, jedenfalls dann nicht, wenn wir selber sprechen. Wenn wir dagegen zuhören, schauen wir unserem Gesprächspartner ins Gesicht. (Quelle: Thorsten Havener: Ich sehe das, was du nicht sagst. Körpersprache verstehen – Menschen lesen. München 2020, S. 42)

64 Havener, Thorsten: Ich sehe das, was du nicht sagst. Körpersprache verstehen – Menschen lesen. München 2020, S. 30

65 Lecoq, Jacques: Der poetische Körper. Eine Lehre vom Theaterschaffen, Berlin 2000, S. 58

66 Peper, Erik, I-Mei, Lin, Harvey, Richard und Perez, Jakob: How posture effects memory recall and mood, Artikel in *Biofeedback* 2017

67 Havener, Thorsten: Ich sehe das, was du nicht sagst. Körpersprache verstehen – Menschen lesen. München 2020, S. 20

68 Ianì F., Burin D., Salatino A., Pia L., Ricci R. und Bucciarelli M.: The beneficial effect of a speaker's gestures on the listener's memory for action phrases: The pivotal role of the listener's premotor cortex, Brain and Language, 2018

69 Molcho, Samy: Körpersprache, München 1983, S. 74

70 Liebscher-Bracht, Roland und Bracht, Petra: Ischias und ISG Schmerzen selbst behandeln. Bei Ischialgie, ISG- und Piriformis-Syndrom, Gesäßschmerzen. München 2019, S. 23

71 Liebscher-Bracht, Roland und Bracht, Petra: Ischias und ISG Schmerzen selbst behandeln. Bei Ischialgie, ISG- und Piriformis-Syndrom, Gesäßschmerzen. München 2019, S. 15

72 https://www.endoprosthetics-guide.com/schulter/impingement-syndrom/ (Stand: 15.09.2021)

Weniger atmen – mehr leben!

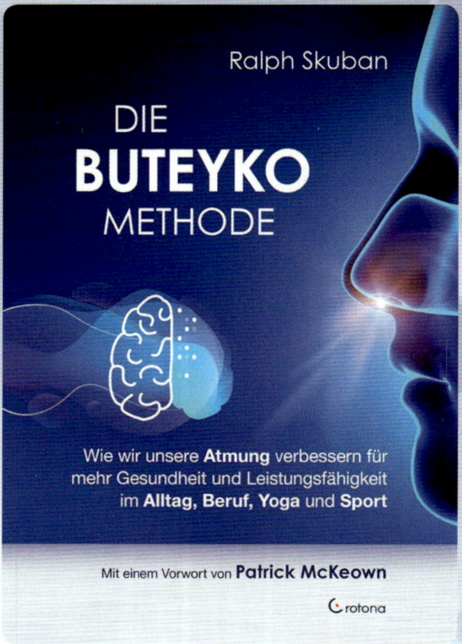

Ralph Skuban
Die Buteyko-Methode
Wie wir unsere Atmung verbessern für mehr Gesundheit und Leistungsfähigkeit im Alltag, Beruf, Yoga und Sport

Der russische Arzt Dr. Konstantin P. Buteyko (1923-2003) zählt zu jenen zu Lebzeiten nicht wahrhaft erkannten genialen Menschen, dessen Zeit offensichtlich erst heute gekommen ist! Der bedeutende Mediziner war vielleicht der tiefschürfendste Atem-Forscher, den der Westen jemals hervorgebracht hat.
Dr. Buteyko erkannte aufgrund seiner Forschungsergebnisse, welche nachhaltigen Gesundheitsschädigungen durch ein permanent beschleunigtes und intensiviertes Atmen (Chronische Hyperventilation) eintreten. Die Ursachen dafür liegen in einer ungesunden Lebensweise, vor allem im täglichen Stress, dem die meisten Menschen ausgesetzt sind. Wird nun, so sein therapeutischer Ansatz, dieses falsche Atemverhalten korrigiert, treten außergewöhnliche Heilungen selbst langjähriger Erkrankungen auf.
Dr. Ralph Skuban, ein ausgewiesener Atem-Forscher und Pranayama-Experte, stellt Buteykos Ansatz in Theorie und Praxis vor. Er bezieht dazu auch die neueste Atem-Forschung mit ein und baut Brücken zu traditionellen Atemtechniken wie zum Beispiel im Yoga.
Die „Buteyko-Methode" ist nicht nur eine wertvolle Ergänzung zu den bisher existierenden Atemtechniken, sondern ein revolutionärer Ansatz für mehr Gesundheit und Lebensqualität auf allen Ebenen – körperlich, emotional und geistig!
Weniger atmen – mehr leben!
ISBN: 978-3-86191-120-3, durchgehend vierfarbig illustriert

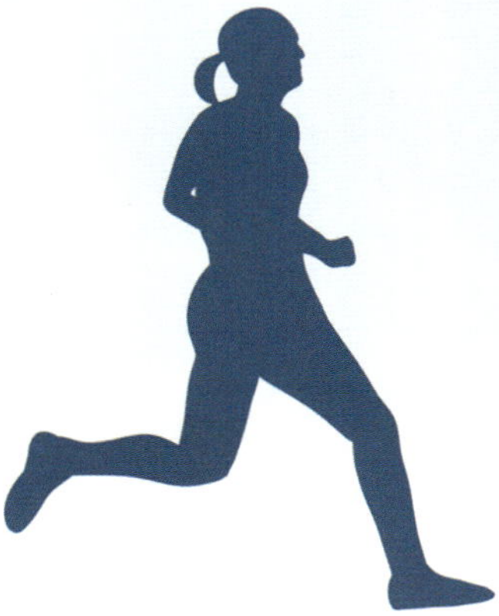

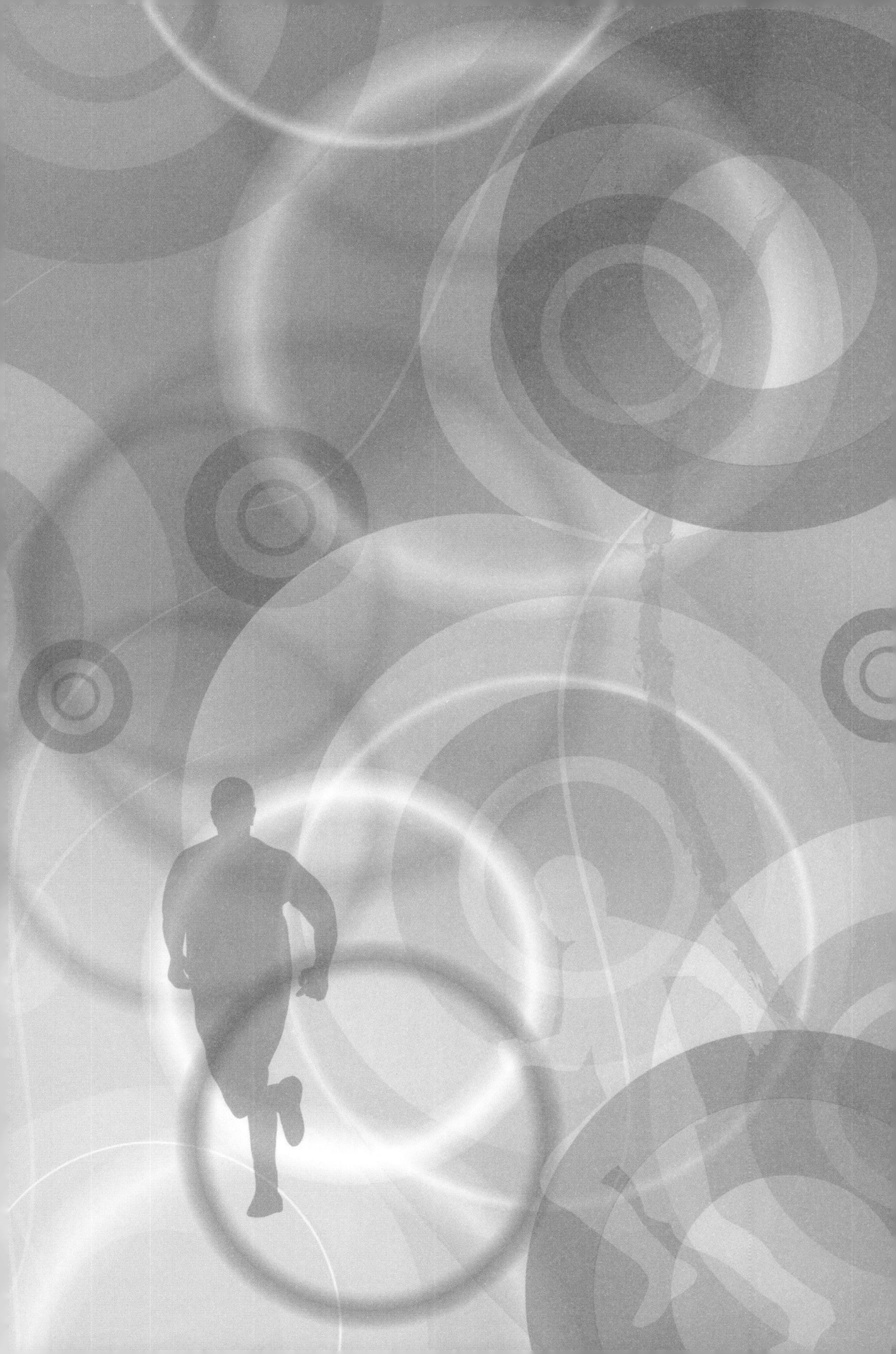

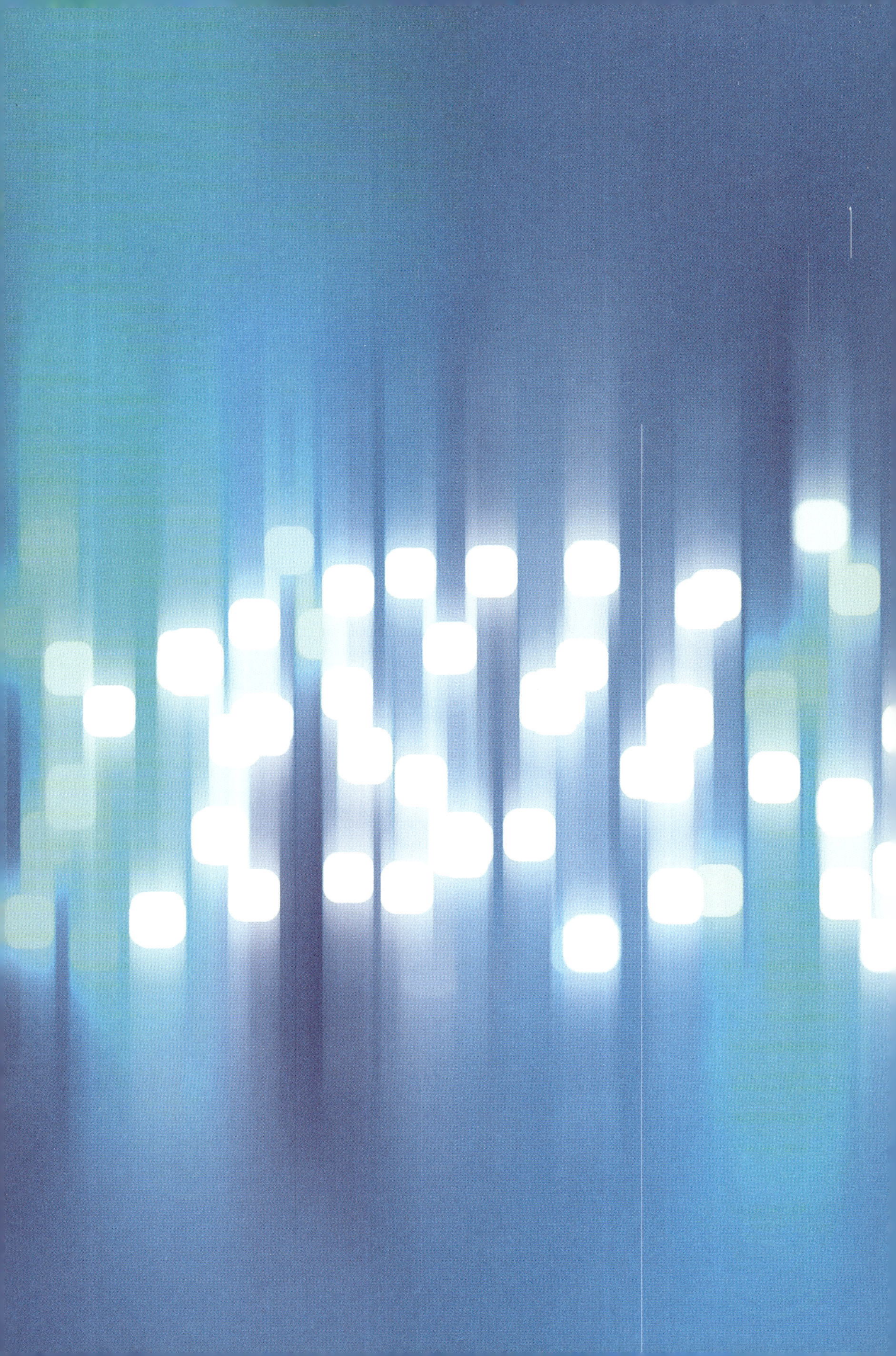